新看護学

4

保健医療福祉のしくみ
看護と法律

● 執筆

田中　良明　　埼玉県春日部保健所長

工藤　恵子　　帝京平成大学教授

高橋　郁子　　帝京平成大学教授

猪股　久美　　帝京平成大学准教授

尾之上さくら　関東学院大学教授

森山　幹夫　　聖マリア学院大学客員教授

田中　瞳　　　新潟青陵大学准教授

医学書院

発行履歴

1970 年 2 月 1 日	第 1 版第 1 刷	1999 年 5 月 1 日　第 9 版新訂版第 3 刷
1971 年 2 月 1 日	第 1 版第 2 刷	2000 年 1 月 6 日　第 10 版第 1 刷
1972 年 2 月 1 日	第 2 版第 1 刷	2001 年 2 月 1 日　第 11 版第 1 刷
1974 年 2 月 1 日	第 2 版第 4 刷	2002 年 2 月 1 日　第 11 版第 2 刷
1975 年 2 月 1 日	第 3 版第 1 刷	2003 年 1 月 6 日　第 12 版第 1 刷
1977 年 2 月 1 日	第 3 版第 4 刷	2009 年 2 月 1 日　第 12 版第 10 刷
1978 年 2 月 1 日	第 4 版第 1 刷	2010 年 1 月 6 日　第 13 版第 1 刷
1980 年 4 月 1 日	第 4 版第 4 刷	2013 年 2 月 1 日　第 13 版第 6 刷
1981 年 1 月 6 日	第 5 版第 1 刷	2014 年 2 月 15 日　第 14 版第 1 刷
1983 年 2 月 1 日	第 5 版第 4 刷	2015 年 2 月 15 日　第 15 版第 1 刷
1984 年 1 月 6 日	第 6 版第 1 刷	2016 年 2 月 15 日　第 16 版第 1 刷
1987 年 1 月 6 日	第 6 版第 7 刷	2017 年 2 月 15 日　第 17 版第 1 刷
1988 年 1 月 6 日	第 7 版第 1 刷	2018 年 2 月 15 日　第 18 版第 1 刷
1989 年 2 月 1 日	第 7 版第 2 刷	2019 年 2 月 15 日　第 19 版第 1 刷
1990 年 1 月 6 日	第 8 版第 1 刷	2020 年 2 月 15 日　第 20 版第 1 刷
1992 年 2 月 1 日	第 8 版第 4 刷	2021 年 2 月 15 日　第 21 版第 1 刷
1993 年 1 月 6 日	第 9 版第 1 刷	2022 年 2 月 15 日　第 22 版第 1 刷
1997 年 2 月 1 日	第 9 版第 6 刷	2023 年 2 月 15 日　第 23 版第 1 刷
1998 年 1 月 6 日	第 9 版新訂版第 1 刷	

新看護学 4　保健医療福祉のしくみ　看護と法律

発　　　行　2024 年 2 月 15 日　第 24 版第 1 刷 ©

著者代表　　田中良明

発 行 者　　株式会社　医学書院

　　　　　　代表取締役　金原　俊

　　　　　　〒113-8719　東京都文京区本郷 1-28-23

　　　　　　電話　03-3817-5600（社内案内）

　　　　　　　　　03-3817-5657（販売部）

印刷・製本　大日本法令印刷

はしがき

看護を取り巻く環境

　私たちを取り巻く社会は目ざましい発展をとげ，治療法や医療技術，医療情報処理装置などの進歩も日々ととどまるところを知らない。しかし一方では，高齢化・少子化の著しい進行と疾病構造の変化，労働力人口の逓減，世界規模での経済的な環境の変化など，広く社会構造に根ざし，医療界に波及する大きな問題が重くのしかかっている。

　それに伴って保健医療においても，法律・制度面だけでなく，業務の内容・運用や従事者の教育方針に関して真剣な検討や対応を迫られており，看護業務あるいは看護教育のあり方にもその影響が及びはじめている。

　このように情勢が大きくかわろうとしているいま，みなさんは「看護」という専門領域に進もうとしている。

看護の役割と専門基礎分野

　看護とは，「病んでいる」人，つまり患者を対象とし，その生命の維持，健康への回復を援助する専門業務である。そのような患者を対象としたとき，看護技術を単に覚えたというだけでは，本当の看護は実践できない。患者の身体の内部で生じている異常の意味を科学的に理解し，患者が示す症状や状態がなにに，どのように由来するのかということを追究しようとする姿勢が，看護実践の背景として必要とされるのである。

　専門基礎分野は，医学・生物学領域の知識の習得を通して，患者を正しく，正確に見る基礎を養うことを目的としている。学ぶ内容は，正常な人体のしくみ（身体の構造・解剖）とはたらき（機能・生理），およびそれらが異常をきたした場合（疾患），異常のおこり方や原因（病態生理），あるいは疾患からの回復を促進する方法（治療）などである。また，看護を行うにあたっては，保健医療福祉のしくみや，看護に関係する法律について学ぶことも重要である。

　本書をもとに十分に学習し，しっかりとした知識を土台として，病む人の状態が理解でき，よい看護のできる看護職者になられることを願ってやまない。

改訂の経過とカリキュラムの変遷

本書は，1970（昭和 45）年に准看護学生のための教科書として初版が刊行された。以来，その役割とその重要性に鑑みて，医学・看護学および周辺諸科学の発展・分化や，社会の変化などをいち早く読み取りながら，看護の質の向上に資するべく定期的に改訂を重ねてきた。あわせて，学習者の利便を考慮しながら，記載内容の刷新・増補，解説の平易化をはかり，より学びやすい教科書となるように努めてきた。幸い，このような編集方針は全国の教育施設から評価をいただき，本書を幅広く利用していただくこととなった。

2022（令和 4）年度より適用となった新カリキュラムでは，これまで専門基礎分野に設定されていた「看護と倫理」および「患者の心理」が専門分野へと統合された。また「感染と予防」が「疾病のなりたち」に包含され，「薬理」は時間数が倍増された。

これら専門基礎分野を担う『新看護学』の各巻は，准看護師教育の基本的考え方にあげられている「保健・医療・福祉チームにおける各職種の役割を理解し，准看護師としての役割を果たす基礎的能力」が養えるよう，構成や情報量を考慮して改訂を進めている。

改訂の趣旨

「保健医療福祉のしくみ」は，現在のわが国の保健，医療，福祉の制度の全体像が理解されることを主眼としている。人は疾病や障害により健康だけでなく生活もそこなう。看護職を目ざすみなさんが，患者の社会的な背景を理解し，幅広い視点で看護を実践できるよう，看護にかかわりが深い制度に重点をおくなど，構成を工夫したつもりである。

「看護と法律」は，法の基本をはじめ，看護に携わる者にとって最も重要な法である保健師助産師看護師法から説き，順次周辺に広げ，医事法，保健衛生法，薬務法，環境衛生法・環境法，社会保険法，福祉・労働・生活・社会基盤に関する法の順番で各関係法令を掲載している。第 24 版では，新型コロナウイルス感染症対策，働き方改革と子育て支援，地域の医療と介護を確保する地域包括ケアシステム・地域共生社会の構築の一連の動き，医療保険制度の長期的改正の方向などをふまえて改訂を行った。

本書は，准看護師教育だけでなく，広く看護学の学習内容にも配慮した有用で使いやすい教科書を目ざしていく所存である。本書を准看護師教育にご活用いただき，各位の忌憚ないご意見をお寄せいただければ幸いである。

2024 年 2 月

著者ら

目次

保健医療福祉のしくみ

第3章 医療のしくみ

工藤恵子・高橋郁子・猪股久美　60

第 **4** 章

社会保障と社会福祉のしくみ

尾之上さくら　　　　　　**88**

看護と法律　　　森山幹夫・田中瞳

第 **4** 章
保健衛生法

190

第 **8** 章

福祉・労働・生活・社会基盤に関する法

243

保健医療福祉の
しくみ

第1章 健康と保健・医療・福祉

A 健康とは

1 健康の定義

　人は誰しも，健康な生活を送りたいと望んでいる。疾病や障害で痛みや苦しみを背負って生きていくのではなく，できる限り苦痛のない，快適で健康な生活を望む。しかし，あらためて「健康とはなにか」を問うと，「病気がないこと」「いきいきと暮らしていること」「快食・快眠・快便」……などと，人それぞれの答えが返ってくる。

WHO の●
健康の定義　このように，健康の概念はさまざまであるが，世界保健機関（WHO[1]）の憲章の前文は，健康について次のように定義している。

「健康とは，ただ疾病や虚弱がないだけでなく，身体的，精神的ならびに社会的に完全に良好な状態である」

　つまり，健康とは単に「病気（疾病）などがない」というレベルだけではなく，身体も良好な状態であり，精神的にも満たされており，社会的な存在としても不平等や不利益のない，「完全にすぐれてよい状態」とされている。
　WHO の 1999（平成 11）年の総会では，これに「スピリチュアル spiritual な健康」と「ダイナミック dynamic な状態」という言葉を加えることが提案されたが，結論は出ていない。「spiritual な健康」をどうとらえるかはやや議論のあるところであり，「霊的な健康」と訳す人もいる。ただ，霊的な健康といっても具体的にはよくわからないので，「いきいきと生きている状態」というとらえ方もある。もっと意訳すれば，「地域やコミュニティのなかで前向きに自分らしく生きていること」とも考えることができる。

1）WHO：World Health Organization の略。

2 健康のさまざまなかたち

1 主観的健康感

　WHO は健康をかなり理想的な状態としてとらえているが，私たちが実際に健康と感じるのは，完全に良好な状態にあるかないかよりも，自分で健康と思っているかどうかによって左右されるだろう。

　たとえば，歩行に障害をかかえた高齢者がいて，近所の子どもたちに囲まれながら，車椅子に乗って楽しく花見をしていたとする。もし高齢者が「足が不自由というほかはとくに苦痛もなく，こうして楽しく花見もできるし，私は健康である」と認識していれば，そのような健康も存在する。

主観的健康感●　他人が客観的にみた評価ではなく，自主的な判断で健康を自己評価することを**主観的健康感**とよび，健康のあり方として重視する考え方がある(⊙図1-1)。自分の状態を「とても健康」と評価する人は，「健康ではない」と評価する人に比べてその後の死亡率が低い，という追跡調査の結果があり，主観的健康感が人間の寿命や健康に影響を与えていることを示唆している。

　また，地域やさまざまなコミュニティとのつながりがある人(ネットワークをもつ人)は，そのようなつながりがない人よりも死亡率や寝たきりになる率が低い，という調査結果もある[1]。これは，気のおけない仲間たちと楽しくいきいきと生きることが，健康にとってプラスであることを示唆している。

　この主観的健康感は，人の考え方や生き方とも密接にかかわるものであり，後述する「健康寿命」の1つの指標にもなっている。

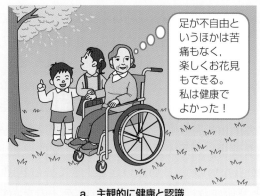

a. 主観的に健康と認識

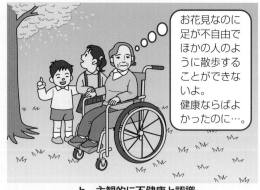

b. 主観的に不健康と認識

⊙ 図1-1　主観的健康感の例

---

1) アメリカのアラメダ研究による。アラメダ研究は，ブレスローの7つの習慣などで有名な研究である。

❷ 無病息災と一病息災

　　主観的健康感のような考え方が生まれる背景には，現代の健康に対する考え方の変化がある。

　　かつては長い間，病気や障害などの災いがなく長生きするという，「無病息災（むびょうそくさい）」が理想と考えられてきた。しかし近年，先ほどの車椅子に乗った高齢者の例からもわかるように，病気や障害とうまく付き合い，それをコントロールし，「生き方としての健康」をより高めよう，という考え方に移行してきている。また，病気や障害をなにか 1 つかかえることによって，かえって自分の健康に気を配るようになり，病気や障害がなかったときよりも健康的な生き方ができる，という例も指摘されている。

　　このような考え方にたった健康観を端的にあらわす言葉が「一病息災（いちびょうそくさい）」であり，近年では新しい健康のあり方を示すものとして，定着しつつある。

❸ 長寿社会と健康

　　わが国は，平均寿命が男性 81.05 歳，女性 87.09 歳（2022 年）と，世界有数の長寿国となっている。しかし長生きしても，入院生活を送ったり，介護施設で暮らしたりと，もともと私たちが望む自宅でのびのびと自由で健康な暮らしができない人も多い。また，高齢者の医療費は後期高齢者ほど高くなっており，医療保険や介護保険の破綻（はたん）が危惧されるようにもなってきている。

健康寿命●　　そのため近年では，ただ「長く生きる」ことだけを追求するのではなく，「健康で長く生きる」ことが重視されている。日常的に介護を必要とせず，自立した生活ができる生存期間を**健康寿命**とよび，この健康寿命の延伸が国をあげての大きな課題となっている。言いかえれば，健康指標として，平均寿命をのばすことから健康寿命をのばすことに，保健・医療・福祉の施策が移ってきているのである。

③ 健康障害と人間

　　健康を害すると，人間は大きな不利益をこうむる。これまで述べてきたように，健康は有意義な人生を送るための資産であり，健康の保持は人間にとって非常に重要な課題である。

　　大きな病気にかかれば，生命の危機だけでなく，社会的な役割が中断し，自分の生活も思うようにいかなくなる。また，病気ではなくても，主観的に「不健康である」との健康感をもつことにより，積極的に生きられなくなったり，人間関係がうまくいかなくなったりすることがある。

　　このように，健康障害は人間にとって，私たちが日常考えている以上に大きな影響を与えるものである。健康の保持，良好な健康感は，人生をいきいきと楽しく生きるためにも，欠くことができない。

B 健康をまもるしくみ

1 疾病の要因

人間が「病気(疾病)になる」のは，どんなときであろうか。

外部環境要因● まず，病原体や有害物質，環境破壊などの自然環境の悪化，健康を維持するには適さない社会環境などがあげられるであろう。これらを，**外部環境要因**といい，ストレス要因も含まれる。

遺伝要因● 次に，人間の DNA の中に組み込まれた，病気を発生させる遺伝子の存在もあげられる。これを**遺伝要因**といい，加齢も含まれる。とくに，生活習慣病の多くは，この遺伝要因の影響を無視することができない(たとえば，糖尿病，がんなど)。

生活習慣要因● 続いて，食事や運動の習慣，睡眠・休養の不足なども病気の原因となる。メタボリックシンドロームは，こうした生活習慣の乱れから内臓脂肪型肥満をおこし，動脈硬化を経て，脳梗塞や心筋梗塞，狭心症といった病気になる危険性が高まるものである。このような生活習慣に起因する要因を**生活習慣要因**という。

これら疾病の要因は，私たちの生活やその周囲につねに存在している。私たちは，疾病の要因と共存しながら生きていかなければならないが，その際，つねに，こうした要因の影響をできるだけ小さくするような生活を送っていくことが肝要である。

2 疾病の予防

私たちは，前述のとおり疾病の要因に取り囲まれて生活をしている。そのため，みずから気をつけなければ，いつ疾病に罹患するかわからない状況にあるといえる。「病気にならないよう気をつけること」を一般に**予防**というが，予防医学や看護学の分野では，予防を3段階に分けて考えている。すなわち，**一次予防，二次予防，三次予防**の3段階である(○表1-1)。

現在，脳血管疾患，糖尿病などの**生活習慣病**の発生予防として，一次予防に重点をおいた対策が進められている。この生活習慣病は，以前は成人病とよばれてきたが，長い期間の生活スタイルが関与しているものが多く，適正な生活習慣による一次予防を重視する観点から，この名称に改められた。

3 疾病の治療と療養，疾病からの回復

私たちは身体に不ぐあいを感じたり，なんらかの症状を感じたら，市販の薬を買って飲んだり，病院・診療所を受診する。健康診断で異常を指摘された場合も同様である。受診の結果，病気と判明した場合は治療を受け，治療

⊙ 表 1-1　予防の 3 段階

段階	概念	具体的な内容
一次予防	疾病の発生を未然に防ぐ行為	適切な食生活，栄養指導，健康教育，生活習慣の改善などの健康増進と，予防接種，事故防止，職業病(塵肺など)の予防などの特異的予防が含まれる。
二次予防	疾病を早期に発見・治療する行為	健康診査やがん検診，人間ドックなどが含まれる。
三次予防	重症化した疾病から社会復帰するための行為	後遺症予防，再発予防などの機能障害防止と，理学療法，作業療法，機能回復訓練，言語聴覚療法，職業訓練などのリハビリテーションが含まれる。

の期間や内容，病状によっては入院や自宅療養をすることになる。私たちは一般的に，このような流れで疾病から回復していく。

　現代社会では，疾病からの回復に**医療**は必要不可欠になっている。医療とはなにかを含め，そのしくみを第 3 章(⊙60 ページ)で学ぶ。また，私たちの健康増進と健康管理，疾病の要因の除去，疾病の予防にかかわる総合的な取り組みが，第 2 章(⊙9 ページ)で学ぶ**公衆衛生**および**保健**である。

C 生活をまもるしくみ

生活とは●　私たちは，単独の存在として生きているのではない。家族とともに生きる**家庭生活**，地域や自治体，学校などといった社会システムの中で生きる**社会生活**，職場の仲間や上司・部下，その人たちの健康をまもる産業保健スタッフなども含めた企業体の中で生きる**職業生活**と，個人を取り巻くさまざまな人々や環境の中で生きている。この家庭生活，社会生活，職業生活を，生活の 3 分野とよぶ。

生活をまもる● 社会保障　しかし，私たちの多様な生活も，健康障害や家計の破綻などの原因により，崩壊の危機に直面することがある。こうした危機に対処するには，個人の力では限界があり，個人の生活を支え，まもるしくみが必要となる。これが**社会保障**(および**社会福祉**)である。

　社会保障は，たとえば「病気になったときに十分な治療が受けられない」，「貧困によって最低限の生活も送ることができない」などといったことがないよう，私たちの命と暮らしをまもるしくみの総称である。医療保険，年金，生活保護などが，社会保障の代表的な例といえる。この社会保障の具体的な制度について，第 4 章(⊙88 ページ)で学ぶ。

生活をまもる● 視点　生活をまもるため，バリアフリーやユニバーサルデザインなどの考え方の浸透が重要である。福祉の制度を利用する人々は生活弱者・健康弱者であり，こうした弱者への配慮が必要である。

たとえば，第2章(➲13〜14ページ)の「コロナ禍の経験」にもデジタル化の推進の必要性について述べているが，ここでも落とし穴がある。デジタル化を進め，生産性の向上や人間の仕事の代替などを進めることは必須の重要課題であるが，その一方でそれについていけず，デジタル弱者になる人々がたくさん生じてきている。デジタル化一辺倒で進めるのではなく，アナログ等による補完機能を残すことも忘れてはならない。

社会改革をするときには，ある方向へ盲目的に推進しがちであるが，その影に新しい制度からこぼれ落ちる弱者がいることを忘れてはならない。誰ひとり取り残さない社会にしていくため，つねに社会から取り残されがちな弱者への配慮が欠かせない。

まとめ

- WHO は健康を，「身体的・精神的・社会的に完全に良好な状態」と定義している。
- 日常的に介護を必要とせず，自立した生活ができる生存期間を健康寿命という。
- 疾病の要因には，外部環境要因，遺伝要因，生活習慣要因がある。
- 予防は，一次予防，二次予防，三次予防の3段階に分けられる。

復習問題

❶〔 〕内の正しい語を選びなさい。

▶日本人の平均寿命は〔①70・80・90〕歳代であり，〔②男・女〕性のほうが長い。

▶日常的に介護を必要とせずに自立した生活ができる生存期間を，〔③平均・健康〕寿命という。

❷ 疾病の要因に関して，左右を正しく組み合わせなさい。

①外部環境・　　　　　・Ⓐ加齢
②遺伝　　　・　　　　・Ⓑ食事
③生活習慣・　　　　　・Ⓒストレス

❸ 予防の段階に関して，左右を正しく組み合わせなさい。

①一次予防・　　　　　・Ⓐ理学療法
②二次予防・　　　　　・Ⓑ予防接種
③三次予防・　　　　　・Ⓒがん検診

公衆衛生と保健のしくみ

A 公衆衛生・保健とは

1 公衆衛生・保健の定義

公衆衛生の定義● 「公衆衛生とはなにか」を考える際，よく引用されるのが**ウィンズロー** Winslow, C. E. A. による公衆衛生の定義である。

> 「公衆衛生とは，環境衛生の改善，伝染病の予防，個人衛生の原則についての衛生教育，疾病の早期診断と治療のための医療と看護サービスの組織化，および地域社会のすべての人に，健康保持のための適切な生活水準を保障する社会制度の発展のために，組織的な共同社会の努力を通じて疾病を予防し，生命を延長し，肉体的，精神的健康と能率の増進をはかる科学 science であり，技術 art である」

ここで示されている「共同社会の組織的な努力として，地域住民や地域リーダー，専門家たちによる地域組織活動を通じ，疾病の予防と寿命の延長，肉体的・精神的な健康と能率の効果的な発揮を進めるもの」という考え方は，とくに重要である。

なお，地域組織活動とは，地域で自主的に健康づくりや栄養改善，体力づくり等に取り組む自主グループや地区組織をつくり，活動して発展させていくものである。こうした組織の活動は地域に健康づくりの気運を高め，実際に健康的な生活を送る地域の仲間づくりを推し進め，健康づくりにおける互助の力を高めることになる。

公衆衛生は，1人ひとりの個人の努力による健康保持・増進の範 疇 にとどまるものではない。人々が力を合わせ，健康の確保と向上をはかるものである。「日本国憲法」第 25 条でも，「公衆衛生の向上及び増進に努め」ることを国の責務としている。

保健の定義● 一方，保健は，非常に幅広く使われる言葉で，その定義はむずかしいが，

「人々の健康増進と健康管理，疾病予防を目的とする組織的・系統的な取り組み」を意味する。つまり，健康づくりはみずから健康な生活習慣を身につける「自助（じじょ）」，同じ地域に暮らす仲間と支え合いながら健康的な生活習慣や生活環境を獲得する「互助（ごじょ）」，医療保険など保険制度に代表される「共助（きょうじょ）」，行政など公的機関の提供するサービスや環境づくりを推進する「公助（こうじょ）」がバランスよく一体的に構築されることにより前進することができる。

以前は，医療と対置して用いられていたが，現在は疾病の治療と予防，健康増進は切り離せないという考え方から，医療も含む概念として用いられることも多い。

2 公衆衛生・保健の誕生と発展

1 世界における発展

古代より公衆衛生の向上をはかる取り組みは存在し，たとえば上下水道の設置，食品衛生対策，生活環境の改善などが行われていた。

近代公衆衛生の誕生● 近代公衆衛生は，産業革命期のイギリスで誕生した。世界で最も早く産業革命が進んだイギリスでは，人口の集中などによって都市の衛生環境が劣悪になり，労働者の間で疾病が蔓延（まんえん）していた。このような状況下で，王立救貧法問題調査会のメンバーだった**チャドウィック** Chadwick, E. は，疾病や貧困を根源的に解消するため，都市衛生の改善と衛生行政制度の導入を進めた。彼が 1842 年に貴族院に提出した「衛生報告」が端緒（たんちょ）になり，1848 年には世界初の公衆衛生条例が制定されている（1875 年には「公衆衛生法」に発展）。

衛生学の誕生● 衛生学の学問的体系をつくったのは，ドイツの化学者，**ペッテンコーフェル** Pettenkofer, M. である。彼は薬学・医学および化学の知識を総合して衛生学を創始し，ミュンヘン大学に初の衛生学講座を創設（1866 年）した。

イギリスで誕生した近代的な公衆衛生活動は，その後の衛生学・細菌学・免疫学・社会医学の成果を取り入れて発展し，20 世紀前半には各国に広がっていった。とくに，細菌学の進歩によって病原体と感染症との因果関係が明らかになり，予防接種という予防法が確立したことが大きく貢献した。

WHO の発足● 国際連合の保健衛生に関する専門機関である**世界保健機関（WHO）**は，1946（昭和 21）年にニューヨークで開かれた国際保健会議で世界保健憲章（➡ 3 ページ）が採択されたことを受け，1948（昭和 23）年 4 月 7 日に発足した（本部はスイスのジュネーブ）。これを記念して，毎年 4 月 7 日には世界保健デーとして各国でいろいろな行事が行われている。WHO の設立によって，これまで各国で個別に行われてきた公衆衛生・保健活動が，統一の基準による多国間協力によって推進されることになり，人類の健康水準の向上に大きく寄与している。WHO の活動の最大の成果とされるのが，1980（昭和 55）年の「**痘瘡（とうそう）（天然痘）根絶宣言**」である。

プライマリ●
ヘルスケア

　WHO は 1975（昭和 50）年，新たな保健医療戦略である**プライマリヘルス
ケア**を提唱し，1978（昭和 53）年には旧ソ連のアルマ-アタで開かれたプライ
マリヘルスケアに関する国際会議で「西暦 2000 年までに世界のすべての
人々に健康を（Health for All）」をスローガンとした**アルマ-アタ宣言**を採択
した。プライマリヘルスケアとは住民参加と公平を基本理念として，保健医
療サービスを医療者や医療機関が一方的に提供するのではなく，住民が主体
的に健康問題に取り組むことを目ざし，住民が必要とする保健医療を地域の
生活の中に定着させようとする運動である。

ヘルスプロ●
モーション

　さらに 1986（昭和 61）年，カナダのオタワで開かれた WHO の国際会議で，
すべての政策を健康の視点から見直そうとする**ヘルスプロモーション憲章
（オタワ憲章）**が採択された。ヘルスプロモーションとは，個別の健康教育よ
りも健康を支援する制度や環境を重視する考え方であり，疾病構造の変化に
対応した健康を維持していくための新しい方法論である。

　このプライマリヘルスケアとヘルスプロモーションは，わが国の公衆衛
生・保健を学ぶうえで，欠かすことができない概念である。

② わが国における発展

　わが国の近代公衆衛生は，明治維新後の近代化政策の推進のなかで誕生し
た。1873（明治 6）年には，衛生行政を担当する医務局（のち内務省衛生局）が
設置され，府県に衛生課がおかれた。また，翌年には医事制度を統一した最
初の法規である「**医制**」が公布され，衛生事業の基盤がつくられた。

保健所法の●
制定と改正

　昭和に入ると戦時色が濃くなり，国民体力の向上と保健医療体制の強化を
はかるため，1937（昭和 12）年，「**保健所法**」が制定され，全国に保健所が設
置された。翌 1938（昭和 13）年には厚生省が設置され，わが国の保健医療制
度の原型が整備されている。

　第二次世界大戦後，わが国は民主主義国家の設立のため，「日本国憲法」
を公布した（1946〔昭和 21〕年）。1947（昭和 22）年には「保健所法」の改正が
行われ，保健所は新憲法の理念のもとで公衆衛生活動を担う地方衛生行政機
関として，全国的に整備，拡充がなされていった。

Column

ニュルンベルク綱領とヘルシンキ宣言

　近年では患者の権利や個人情報の保護が重視されてきているが，その先がけとなる
活動戦略が①ニュルンベルク綱領（1947 年）と②ヘルシンキ宣言（1964 年）である。
これらは「人間を対象にした生物学的研究の基本原則」を提示している。さらにイン
フォームドコンセントの概念の提唱も患者の権利の尊重を推し進めている。

国民健康づくり●
対策
　やがて，わが国は高度成長期を迎え，がん，心疾患，脳血管疾患などの成人病(現在の生活習慣病)が死因の上位を占めるようになり，公衆衛生は結核など感染症対策中心から，生活習慣病対策中心へと大きな転換が迫られた。こうしたなか，1978(昭和53)年度から，栄養・運動・休養の3要素のバランスのとれた健康的な生活習慣の構築を目ざす「健康づくり対策(**第1次国民健康づくり対策**)」が推進された。その後，「第2次国民健康づくり対策(**アクティブ80ヘルスプラン**)」(1988年)を経て，2000(平成12)年に打ち出された「第3次国民健康づくり対策」において策定された「21世紀における国民健康づくり運動(**健康日本21**)」のもとで，一次予防に重点をおくさまざまな対策が推進されてきた。さらに，健康日本21(第二次)(2013年)を経て，2024(令和6)年度からは「第5次国民健康づくり対策」として「21世紀における第3次国民健康づくり運動(**健康日本21〔第三次〕**)」のもとで，国民の健康の増進が推進されている。

地域保健法●
　1994(平成6)年には，「保健所法」が大幅に改正され，名称も「**地域保健法**」に変更された。この改正により，保健所は地域保健の広域的・専門的・技術的拠点として機能強化がはかられることとなり，市町村に保健センターまたはこれに類似した機関の設置が法制化された。

③ 公衆衛生・保健の現状と課題

社会保障制度●
の危機
　少子高齢化に伴い，老年人口に対して，社会保障費を負担し，支える生産年齢人口の割合が減少してきている。そのため，社会保障の財源をいかに確保するかが大きな問題となってきている。とくに後期高齢者の医療費はそれまでの年齢層に比べ急激に多くなっている。そのため，医療保険・介護保険など，保健・医療・福祉を支えるさまざまな制度の破綻が危惧されている。

　社会保障費の収入を増やすため，社会保障費を負担する人口を増やすことや，寿命と健康寿命の差を縮めることは，これらの問題を解決するための糸口となる。このためには，たとえば女性が家庭と仕事を両立させやすい制度を整えたり，若年高齢者の労働力を活用するなど，さまざまな選択肢を用意しなければならない。「一億総活躍社会」においても，社会保障を支えることのできる立場にある人間は老若男女を問わず支える側になり，逆に支えてもらうべき立場の人間は支えてもらえるような，国民全体を視野に入れた社会保障制度の再構築が求められてくるであろう(全世代型社会保障制度)。

　そして，国の借金は対GDP比でみているため，GDPを増やせば(経済成長すれば)社会保障制度の負荷(重荷)は小さくなる。GDPは「人口×1人あたりGDP」であるため，上記のようにして働くことのできる人口を増やし，1人あたりGDPを増やす(すなわち，生産性を向上させる)と，社会保障制度をはじめ，国の借金問題を解決する1つの解決策につながりうる。生産性の向上と同時に必要なのは，増えた分の供給を受けとめるための需要拡大で

ある。「総需要＝消費＋設備投資＋政府支出＋（輸出−輸入）」であり，これを大きくしていく施策をとることが成長戦略においてまず必要なことである[1]。社会保障問題と考えられがちな失業問題の解消にもなる。GDPは，一定期間内に国内で生み出された付加価値の総額であるため，GDPを増やすために付加価値の高い生産物をつくり出すこと，産業の高度化も有効である。

　一方，社会保障費の支出を最小限に抑えるためには，元気な高齢者の増加（**健康寿命の延伸**）が欠かせない。そのためには一次予防の活動，すなわち，健康づくり運動がますます重要になってくる。また，少子化対策のため，子どもを産み育てたい人々に対する支援も重要な課題である[2]。

頻発する保健危機　近年，東日本大震災やそれに伴う放射性物質による環境汚染問題，新型インフルエンザの流行などの健康危機がおこり，医療・看護・保健の分野もいままで以上に積極的な役割を担う必要性が明らかになった。危機を未然に防ぎ，やむなく発生した場合には，被害の拡大防止や人命救助，地域住民の生活の確保などがすみやかに行われる必要がある。このため，今後の対策の充実が緊急の課題であり，国や都道府県はもちろん，保健所においても，健康危機管理の体制整備が急務となっている。インバウンドの増加や国際イベントの開催に伴い，海外から多数の外国人が訪れ，グローバル化に伴う輸入感染症の増加や，そうしたイベントに合わせたテロなどの発生も危惧される。健康危機管理体制の充実がさらに求められている。

コロナ禍の経験　2020（令和2）年には中国に端を発した新型コロナウイルス感染症が世界を席巻した。コロナ後の社会では，健康危機管理体制の見直しとともに，社会全体のしくみを見直すきっかけにすることが持続可能な社会の実現のためにも重要である。テレワークやオンライン授業などが実際に行われており，これを発展させれば，場所にしばられることなく人々が生活できる社会が実現する。医療過疎地域でもオンライン診療をじょうずに活用するなど，地方にいても安心して保健医療福祉のしくみや仕事・教育等を受けられるようにす

1）人口増加による今後の需要増が見込まれるインドへの輸出を考えると，この地域との国際協力の加速は意義が大きく，さらに先の時代を考えればアフリカとの貿易が重要となろう。これに伴い，これらの国を含めた国際保健が重要になる。

2）国立社会保障・人口問題研究所によれば，2050年前後からは，年齢3区分別人口割合は年少人口10％程度，生産年齢人口51％程度，老年人口38％程度で一定の値を維持しつづける。一方で，人口減少が本格的に問題になる。新しい人口構成に合わせた社会保障制度の確立を進めるとともに，それまでの移行期の人口ピラミッドの崩れによる社会保障費不足に対して，的確な政策プログラムを実行することが望まれる。人口ピラミッドを定常状態にするためにも，人口置換水準（合計特殊出生率2.07）は目標であろう。政府は希望出生率1.8の実現を目ざしている。合計特殊出生率は，フランスなど一部の欧米諸国では回復してきており（◑20ページ），わが国でも時間はかかっても少しずつ上昇させることが重要である。50歳まで一度も結婚したことのない人の割合を示す生涯未婚率は，1990年の男性5.6％，女性4.3％から，2015年の男性23.4％，女性14.1％まで高まっており，2035年には男性29.0％，女性19.2％まで上昇するという推計もある。

るべきである。こうしたことから政府はデジタル庁を設置した。VR[1]医療の進展にも期待がかかる。一方，交通事故死亡者の半数以上が高齢者であることから，高齢者に運転免許証を返納させる動きが進んでいるが，これは地方における移動手段を奪い，交通難民を増やすことになるので，自動運転技術の普及が望まれる。コロナ禍を契機に「分散型社会」が唱えられているが，同時に地域包括ケアシステム（◆40ページ）の構築と両立していく必要がある。地方都市・集落を中心としたコンパクトな街づくりがいままで以上に重要となるであろう。

がん対策● 　国民的な健康問題としては，死因の第1位である悪性新生物[2]による死亡を減らすことも，重要な課題である。2006（平成18）年に「**がん対策基本法**」が制定され，がんの一次予防として未成年などの喫煙防止，二次予防としてがん検診受診率の向上（受診率50％を目ざす）をはじめ，がんに対する正しい知識の普及，患者のQOLの向上など，さまざまな対策がたてられた。

　今日では国民の2人に1人ががんにかかり，3人に1人ががんで死亡する時代になっている。がん対策は国民的な大きな課題であり，一次予防，二次予防，三次予防の推進とともにがんの苦痛を少しでもやわらげる医療・看護も求められている。

　そのほかにも，臓器移植の推進や難病など治療法がまだ確立していない疾患の治療法の開発，尊厳死の扱いや終末期医療など，解決を求められる課題はつきない。また，医療・介護分野の改革は急を要する課題であるが，これについては◆84ページを参照してほしい。

　また，わが国はきたる2025年問題に対応すべく対策を講じてきているが，今後は2040年問題などへの対応も必要となるであろう[3]。

B　人口と衛生・健康の指標

指標とは● 　指標とは「ものさし」となる尺度のことであり，統計指標とはさまざまな統計資料を集約・加工してつくられる指標のことである。**疫学**（人間集団における疾病の分布，発生原因を研究する科学）において，統計指標は研究の

1）VR：virtual reality の略で仮想現実のこと。コンピューターなどによって本物のようにつくられた仮想空間を体感できる技術。
2）悪性新生物：悪性腫瘍のことで，がん腫（がん）と肉腫に大別される。
3）2025年は人口の多い第1次ベビーブーム世代（団塊の世代，1947〜1949年生まれ）が75歳前後になる年であり，社会保障費の増大，介護の担い手不足などが予測される。2040年は第2次ベビーブーム世代（団塊ジュニア，1971〜1974年生まれ）が65歳前後になる年であり，生産年齢人口の減少などが予測され，医療・介護・福祉のサービス提供や基礎自治体の存続可能性を問われる時代となることが考えられる。ただし，長期的には医療費ののびはおさまっていくと考えられている。従来の社会保障論とは違った議論も必要となるであろう。

基準となる数字として，非常に重視されている。

衛生・健康● の指標　死亡率，平均余命，有病率など，あるグループの健康の程度をはかる「ものさし」を**健康指標**，健康指標で示される健康の程度を**健康水準**という。国家間，国内では都道府県の間で比較が行われており，公衆衛生・保健活動の目標や評価によく用いられている。

　また，公衆衛生・保健活動は人口構造，家族構造，住民の生活実態など社会的な影響を大きく受けるため，人口静態，人口動態，国民生活基礎調査などの社会・人口統計指標も用いられる。

　これらに栄養調査などを加えた統計指標を**衛生指標**，あるいは**保健衛生指標**と総称している。

1 人口静態

　人口静態とは，ある時点における人口の状態をいい，わが国では全国で 5 年ごとに行われる**国勢調査**がこれにあたる。国勢調査は，10 年ごとの大規模調査と，その中間年の簡易調査に大別される。直近では，2020（令和 2）年に 21 回目が行われている。国勢調査が行われない年には，毎年 10 月 1 日現在の推計人口が示される。

1 総人口

　2022（令和 4）年 10 月 1 日現在のわが国の総人口は，1 億 2494 万 7 千人である。男女別では，男性 6075 万 8 千人，女性 6418 万 9 千人である。

総人口の推移●　1920（大正 9）年に行われた第 1 回国勢調査では，わが国の総人口は約 5600 万人で，人口増加率は 1.4% 前後と高い水準を維持していた。その後，戦中戦後の混乱期を経て，人口増加率はおおむね 1% 以上を維持し，1970（昭和 45）年には 1 億人を突破した。しかし，1971（昭和 46）〜1974（昭和 49）年の一時的な出生率の上昇（いわゆる**第 2 次ベビーブーム**）を終えると，人口増加率は長期的な低下傾向に入り，2005（平成 17）年には −0.01% となって，戦後はじめて人口が前年を下まわった。2006（平成 18）〜2014（平成 26）年はほぼ横ばいで推移していたが，人口は今後，長期的な減少傾向に入ることが危惧されている（●図 2-1）。

2 年齢別人口

　年齢別人口が指標として重視されるのは，その構造が社会・経済に大きな影響を与えるからである。特定の年齢層の割合だけでなく，それを指数化した指標も考案され，状況の把握に用いられている。その代表的なものを以下にあげる。

●年少人口割合＝（年少人口÷総人口）×100（%）
●生産年齢人口割合＝（生産年齢人口÷総人口）×100（%）

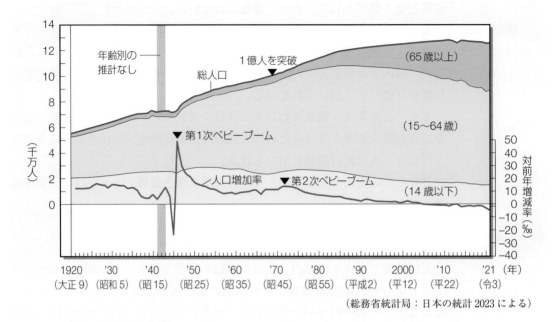

○ 図 2-1　総人口と人口増加率の推移

- ●老年人口割合＝（老年人口÷総人口）×100（％）
- ●年少人口指数＝（年少人口÷生産年齢人口）×100
- ●老年人口指数＝（老年人口÷生産年齢人口）×100
- ●従属人口指数＝{（年少人口＋老年人口）÷生産年齢人口}×100
- ●老年化指数＝（老年人口÷年少人口）×100

　年少人口とは0～14歳，生産年齢人口とは15～64歳，老年人口とは65歳以上の人口をさす。わが国の実態とは少々異なるが，生産年齢人口が「主たる働き手」を示し，年少人口と老年人口が「扶養される者」という位置づけである。このため，年少人口と老年人口との合計が従属人口となる。

　わが国の年少人口，生産年齢人口，老年人口の3区分別人口の推移を，**○ 表 2-1** に示す。このうち，とくに注目されるのが，年少人口割合の低下と老年人口割合の上昇である。少子高齢化については，社会保障制度との関連を示すため，第4章（○88ページ）で詳しく述べる。

人口割合と人口指数

　「～人口割合」は，総人口に対してその年齢層の人口がどれだけの割合を占めるかを示すもので，どの年齢層が現在多いか（少ないか）をあらわす。

　一方，「～人口指数」は，ある年齢層の人口に対する特定の年齢層の人口の比をあらわしている。

○ 表 2-1　年齢 3 区分別人口の推移

西暦(年号)	年齢 3 区分別人口(千人)			年齢 3 区分の構成割合(%)			指数			
	年少人口 (0〜14歳)	生産年齢人口 (15〜64歳)	老年人口 (65歳以上)	年少人口 (0〜14歳)	生産年齢人口 (15〜64歳)	老年人口 (65歳以上)	年少人口 指　数	老年人口 指　数	従属人口 指　数	老年化 指　数
1950(昭 25)	29,428	49,658	4,109	35.4	59.7	4.9	59.3	8.3	67.5	14.0
1960(昭 35)	28,067	60,002	5,350	30.0	64.2	5.7	46.8	8.9	55.7	19.1
1970(昭 45)	24,823	71,566	7,331	23.9	69.0	7.1	34.7	10.2	44.9	29.5
1980(昭 55)	27,507	78,835	10,647	23.5	67.3	9.1	34.9	13.5	48.4	38.7
1990(平 2)	22,486	85,904	14,895	18.2	69.5	12.0	26.2	17.3	43.5	66.2
2000(平 12)	18,472	86,220	22,005	14.6	67.9	17.3	21.4	25.5	46.9	119.1
2005(平 17)	17,521	84,092	25,672	13.7	65.8	20.1	20.8	30.5	51.4	146.5
2010(平 22)	16,803	81,032	29,246	13.2	63.8	23.0	20.7	36.1	56.8	174.0
2015(平 27)	15,950	77,354	33,790	12.6	60.9	26.6	20.6	43.7	64.3	211.8
2020(令 2)	15,032	75,088	36,027	11.9	59.5	28.6	20.0	48.0	68.0	239.7
2022(令 4)	14,503	74,208	36,236	11.6	59.4	29.0	19.5	48.8	68.4	249.9

1950(昭和 25)年から年少人口割合は半分以下，老年人口割合は 5 倍以上になっている。

（「各年国勢調査報告」「人口推計」による）

③ 将来推計人口

　　国立社会保障・人口問題研究所は，2023(令和 5)年に発表した「日本の将来推計人口(令和 5 年推計)」のなかで，総人口が今後，長期にわたって減少し，2056 年には 1 億人を割り，2070 年には 8700 万人になると推計している。また，2070 年には老年人口割合が 38.7% まで上昇，年少人口割合が 9.2% まで低下すると推計している(○図 2-2)。

② 人口動態

　　人口動態とは，一定期間における人口の増減をいい，毎年，通年で調査が行われる。人口動態統計は，1 年間の出生，死亡・死産，婚姻・離婚などの動態を集計してつくられる。

① 出生

　　出生の動向を観察する指標として，出生率と合計特殊出生率がある。
- ●**出生率＝(1 年間の出生数÷その年の人口)×1,000**
- ●**合計特殊出生率＝(母の年齢別出生数÷年齢別女子人口)の 15〜49 歳までの合計**

　　出生率とは，人口 1,000 人に対して 1 年間に何人の新生児が生まれたかを単純に示すもので，性や年齢は考慮されていないため，いわゆる粗率である。

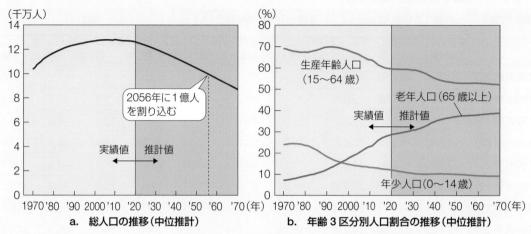

a. 総人口の推移（中位推計）

b. 年齢3区分別人口割合の推移（中位推計）

（国立社会保障・人口問題研究所：日本の将来推計人口（令和5年推計）による）

○ 図 2-2　将来推計人口

Column

人口ピラミッド

　人口ピラミッドは，性・年齢別の人口構成を積み重ねて描いたものである。わが国の人口ピラミッドは，戦前は「ピラミッド型」，1995年では「つりがね型」となり，現在は「2つのふくらみをもったつぼ型」である。これは，「つぼ型」の人口ピラミッドに第1次ベビーブーム（A）と第2次ベビーブーム（B）の突出が加わっているためである。

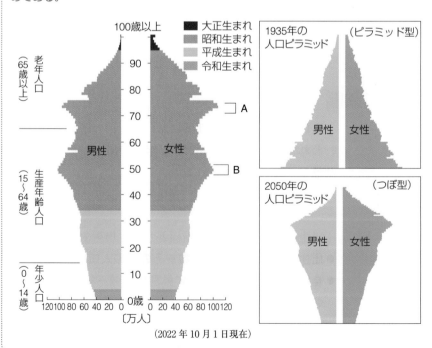

（2022年10月1日現在）

◯ 表 2-2　出生数・出生率・合計特殊出生率の推移

西暦(年号)	出生数	出生率 (人口千対)	合計特殊 出生率
1950(昭25)	2,337,507	28.1	3.65
1960(昭35)	1,606,041	17.2	2.00
1970(昭45)	1,934,239	18.8	2.13
1980(昭55)	1,576,889	13.6	1.75
1990(平2)	1,221,585	10.0	1.54
2000(平12)	1,190,547	9.5	1.36
2005(平17)	1,062,530	8.4	1.26
2010(平22)	1,071,306	8.5	1.39
2015(平27)	1,005,677	8.0	1.45
2020(令2)	840,835	6.8	1.33
2021(令3)	811,622	6.6	1.30

（「人口動態統計」による）

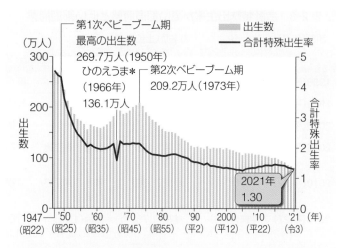

*ひのえうま(丙午)：干支(えと)の1つで，この年に女の子を産む
　と縁起がわるいという迷信があった。

（「人口動態統計」による）

◯ 図 2-3　出生数・合計特殊出生率の推移

　合計特殊出生率は，15〜49歳までの女子の年齢別出生率を合計したもので，**「1人の女性がその年の年齢別出生率で一生の間に生む平均の子どもの数」**に相当する。合計特殊出生率が2.07を割ると，将来の人口が減少することが予測される。

出生の推移●　わが国の出生数，出生率，合計特殊出生率の推移を◯ **表 2-2**，**図 2-3** に示す。出生数は，第2次ベビーブームをピークに長期的な低下傾向に入っており，2005(平成17)年には，最低の出生数，出生率，合計特殊出生率を記録した。近年はややもち直しているが，今後の推移が注目される。

　出生率の低下の要因は，結婚年齢および出産年齢の上昇，未婚率の上昇である。とくに20代の出生率の低下が大きく，30代の出生率は増加から近年は横ばいに推移している。

　最後に，都道府県別の合計特殊出生率を比較してみよう（◯ **表 2-3**）。沖縄が最も高く，東京が最も低い。

② 死亡

　死亡の動向を観察する指標として，死亡率と年齢調整死亡率がある。
- ●**死亡率＝(1年間の死亡数÷その年の人口)×1,000**
- ●**年齢調整死亡率＝基準集団の人口を分母とし，(年齢別死亡率×基準集団の年齢別人口)の全年齢についての総和を分子とする**

　死亡率(粗死亡率)は，出生率と同様，人口1,000人に対して1年間に何人死亡したかを単純に示すもので，年齢は考慮されていない粗率である。死亡

● 表 2-3　合計特殊出生率が高い都道府県と低い都道府県

西暦(年号)	高率県(上位3県)			低率県(下位3県)		
	1 位	2 位	3 位	45 位	46 位	47 位
1980(昭55)	沖縄(2.38)	島根(2.01)	福島(1.99)	高知(1.64)	北海道(1.64)	東京(1.44)
1990(平2)	沖縄(1.95)	島根(1.85)	鳥取(1.82)	神奈川(1.45)	北海道(1.43)	東京(1.23)
2000(平12)	沖縄(1.82)	佐賀(1.67)	島根(1.65)	京都(1.28)	北海道(1.23)	東京(1.07)
2005(平17)	沖縄(1.72)	福井・島根(1.50)	福島・鹿児島(1.49)	京都(1.18)	北海道(1.15)	東京(1.00)
2010(平22)	沖縄(1.87)	島根(1.68)	熊本・鹿児島(1.62)	京都(1.28)	北海道(1.26)	東京(1.12)
2015(平27)	沖縄(1.96)	島根(1.78)	宮崎(1.71)	秋田・京都(1.35)	北海道(1.31)	東京(1.24)
2020(令2)	沖縄(1.83)	宮崎(1.65)	長崎(1.61)	北海道(1.21)	宮城(1.20)	東京(1.12)
2022(令4)	沖縄(1.70)	宮崎(1.63)	鳥取(1.60)	北海道(1.12)	宮城(1.09)	東京(1.04)

沖縄県が1位，東京都が最下位を占めつづけている。ただし，沖縄県でも2.07を割っている。

（「人口動態統計」による）

する確率は，新生児期，乳児期を除くと，高齢になるほど高くなる。年齢調整死亡率は，死亡率を年齢構成で補正したものであり，集団間や経時的な死亡率を比較するには，年齢調整死亡率を用いる。

死亡の推移● 　年齢調整死亡率は，人口の高齢化の影響を受けない指標であるため，医療の進歩を反映して減少を続けている。これに対し，死亡率は人口の高齢化の影響などを受け，ゆるやかな上昇傾向を示している（●図2-4）。

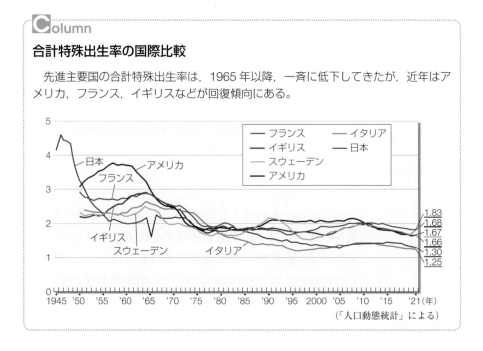

Column

合計特殊出生率の国際比較

　先進主要国の合計特殊出生率は，1965年以降，一斉に低下してきたが，近年はアメリカ，フランス，イギリスなどが回復傾向にある。

（「人口動態統計」による）

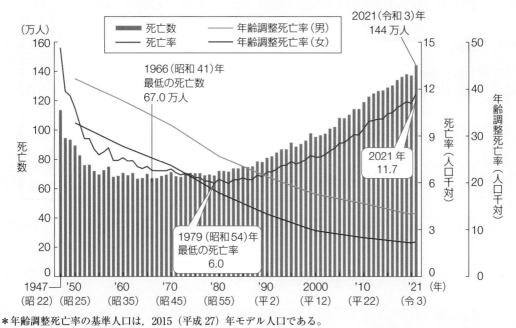

＊年齢調整死亡率の基準人口は，2015（平成 27）年モデル人口である。

（「人口動態統計」による）

◯ 図 2-4　死亡数・死亡率・年齢調整死亡率の推移

③ 死因

　　死亡診断書に記載された複数の疾患から，**国際疾病分類（ICD）**[1] に従って原死因を選び，統計処理を行ったものが死因統計である。

● 死因別死亡率＝（死因別死亡数÷人口）×100,000
● 死因別年齢調整死亡率＝死因別死亡率を年齢構成で補正したもの

　　死因別死亡率は，悪性新生物などの死因別にみた人口 10 万人に対する死亡率である。これは単純に，どの死因による死亡数が増えているかを示している。これに対して，死因別年齢調整死亡率は，人口の高齢化の影響を受けない指標であるため，どの死因が増えているかを示している。それぞれの年次推移を ◯ 図 2-5，6 に示す。

死因の推移●　1950（昭和 25）年以降，結核による死亡が大きく減少し，わが国の死因構造が伝染病から生活習慣病に大きく変化したことがわかる。このうち，悪性新生物，心疾患，脳血管疾患は死亡率の上位を占め，3 大生活習慣病とよばれる。脳血管疾患は 1960 年代をピークに減少し，悪性新生物は一貫して増加傾向にあることがわかる。心疾患は 1995（平成 7）年に死亡診断書の様式がかわったため，一時的に減少した。悪性新生物による死亡は，今後もさらに

1）国際疾病分類：世界保健機関（WHO）が作成した国際的に用いられる疾病・障害の分類。

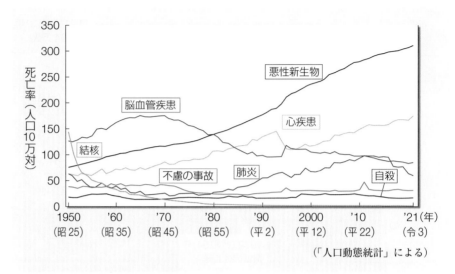

● 図 2-5　主要死因別死亡率の動向

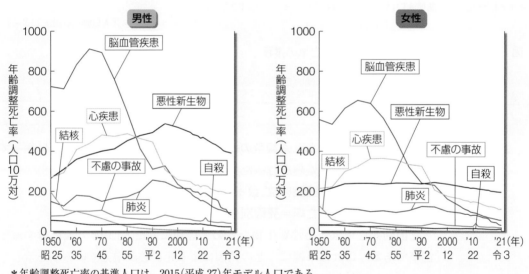

＊年齢調整死亡率の基準人口は，2015（平成27）年モデル人口である。

（「人口動態統計」による）

● 図 2-6　主要死因別の性別年齢調整死亡率の動向

増加を続けると考えられている。

　2021（令和3）年の死因順位を● 表 2-4 に示す。3大生活習慣病による死亡は，国民総死亡の約半数を占める。

主要死因の動向●　以下，部位別の悪性新生物を中心に，主要死因の動向を概説する。主要死因の動向はその原因がなんであり，それがどうなったから増えたのか，減ったのかを考えて理解するとよい。部位別の悪性新生物の死亡数の順位を● 表 2-5 に，年齢調整死亡率の推移を● 表 2-6 に示す。

⤵ 表 2-4　死因順位（2021 年, 第 10 位まで）

順位	死因	死亡率（人口 10 万対）	割合（%）
1 位	悪性新生物	310.7	26.5
2 位	心疾患	174.9	15.0
3 位	老衰	123.8	10.6
4 位	脳血管疾患	85.2	7.3
5 位	肺炎	59.6	5.1
6 位	誤嚥性肺炎	40.3	3.4
7 位	不慮の事故	31.2	2.7
8 位	腎不全	23.4	2.0
9 位	アルツハイマー病	18.7	1.6
10 位	血管性等の認知症	18.2	1.6

（「人口動態統計」による）

⤵ 表 2-5　部位別にみた悪性新生物死亡数の順位（2021 年）

順位	男性	女性
1 位	肺（53,278）	大腸（24,338）
2 位	大腸（28,080）	肺（22,934）
3 位	胃（27,196）	膵（19,245）
4 位	膵（19,334）	乳房（14,803）
5 位	肝（15,913）	胃（14,428）

（「人口動態統計」による）

⤵ 表 2-6　部位別にみた悪性新生物の年齢調整死亡率（人口 10 万対）の推移

		1950	1960	1970	1980	1990	2000	2010	2020	2021
男性	全悪性新生物	266.3	360.4	400.9	452.8	493.6	519.3	469.4	394.7	390.8
	食道	18.4	19.3	24.7	23.3	20.9	22.1	20.2	15.6	15.2
	胃	154.4	187.9	177.9	150.6	115.4	97.0	73.8	49.6	47.9
	肝・肝内胆管	30.6	37.2	35.7	40.4	55.0	59.0	44.6	28.9	27.9
	膵	2.0	6.8	14.0	20.3	27.7	28.8	30.6	33.0	33.4
	気管・気管支・肺	6.7	26.2	45.4	79.1	107.8	116.5	112.2	94.3	92.8
	大腸	15.8	21.1	26.8	39.6	51.6	57.9	52.7	49.4	49.3
女性	全悪性新生物	199.6	238.2	240.0	241.7	237.6	236.1	216.2	196.4	195.5
	食道	6.2	7.2	6.5	5.3	3.8	3.2	2.9	2.6	2.7
	胃	84.2	98.1	90.6	71.3	48.9	36.9	26.0	17.5	17.0
	肝・肝内胆管	18.9	23.2	18.4	16.2	18.0	21.3	17.1	10.1	9.5
	膵	1.1	4.2	8.2	12.1	17.5	18.1	20.5	23.5	23.7
	気管・気管支・肺	2.1	8.8	14.1	21.9	27.4	30.3	29.5	27.3	27.6
	大腸	13.4	16.9	21.1	26.8	32.0	33.3	30.8	29.2	29.0
	乳房	8.2	8.2	9.2	10.9	12.0	16.1	19.4	20.6	20.6
	子宮	42.4	32.8	25.7	18.3	11.9	9.9	9.1	9.6	9.6

＊年齢調整死亡率の基準人口は, 2015（平成 27）年モデル人口である。

（「人口動態統計」による）

①**胃の悪性新生物**　男女とも 1970 年前後から大きく低下している。

②**大腸の悪性新生物**　男女とも 1950 年代から上昇を続けていたが, 近年は低下傾向になってきた。ここ数年はまた微増している。

○ 表 2-7　年齢階級別にみた不慮の事故による死亡の構成割合（2021 年）

事故の種類	総数	0 歳	1〜4 歳	5〜9 歳	10〜14 歳	15〜29 歳	30〜44 歳	45〜64 歳	65〜79 歳	80 歳以上
交通事故	9.2	1.6	24.0	42.2	34.6	54.7	31.0	22.7	11.4	4.4
転倒・転落・墜落	26.6	—	18.0	4.4	7.7	8.5	10.7	16.3	17.1	33.2
溺死・溺水	18.7	4.9	26.0	33.3	30.8	12.1	11.8	15.1	25.9	16.6
窒息	20.8	91.8	22.0	11.1	15.4	4.7	11.1	16.4	20.0	22.4
煙・火・火炎	2.4	—	—	2.2	—	1.8	3.8	4.5	3.2	1.8
中毒	1.4	—	2.0	—	—	9.1	14.9	4.7	0.9	0.4
その他	13.9	1.6	2.0	—	3.8	3.0	4.6	8.1	12.8	15.8

（「人口動態統計」による）

　③肺の悪性新生物　男女とも大きく上昇していたが，近年はやや減ってきた。ここ数年はまた微増している。

　④乳房の悪性新生物　1960 年代後半以降，上昇している。

　⑤子宮の悪性新生物　1950 年代以降，低下していたが，近年は横ばい。

　⑥心疾患　1990 年代中ごろから再び上昇傾向である。脳血管疾患が低下傾向にあるため，近年の死因順位は男女とも第 2 位である。

　⑦脳血管疾患　1970 年代までは他を大きく引き離して死因の第 1 位であったが，急速に低下し，2021（令和 3）年は第 4 位である。

　⑧肺炎　戦前は死因の第 1 位を占めていたが，その後，大きく低下していた。しかし，1980 年代から上昇傾向にある。人口 10 万対死亡率を年齢階級別にみると高齢者で高く，80 歳以上では 1,000 をこえる高率である。

　⑨不慮の事故　死因の第 7 位を占めるが，内訳は年齢階級によって大きく異なる（○表 2-7）。

　⑩自殺　1992（平成 4）年から上昇傾向にあったが，近年は減少傾向にある。性・年齢階級別でみると，男性の 50 代で自殺死亡率が高いほか，男女とも 80 歳以上で高率となっている。自殺の動機で最も多いのは「健康問題」，ついで「経済・生活問題」である（○42 ページ，表 2-16）。

年齢別の死因●　次に，年齢階級別の死因順位をみると，各年齢階級で様相が大きく異なるのがわかる（○表 2-8）。0 歳児の死因の第 1 位は先天異常で，不慮の事故の死

死因の国際比較

　主要国の死因を比較してみると，わが国では男性の悪性新生物による死亡が多い。悪性新生物の内訳をみると，わが国は比較的に胃，肝臓が多く，肺，乳房が少ない。一方，欧米では，男性は肺，前立腺，大腸が多く，女性は乳房，肺，大腸が多い。また，心疾患は欧米で多く，とくに虚血性心疾患（狭心症，心筋梗塞など）が多い。

◯ 表 2-8　年齢階級別にみた死因順位（2021 年）

年齢階級	1 位	2 位	3 位	4 位	5 位
総数	悪性新生物	心疾患	老衰	脳血管疾患	肺炎
0 歳	先天奇形，変形及び染色体異常	周産期に特異的な呼吸障害等	乳幼児突然死症候群	不慮の事故	胎児及び新生児の出血性障害等
1〜4 歳	先天奇形，変形及び染色体異常	悪性新生物	不慮の事故	心疾患	周産期に発生した病態
5〜9 歳	悪性新生物	不慮の事故	先天奇形，変形及び染色体異常	その他の新生物 心疾患	
10〜14 歳	自殺	悪性新生物	不慮の事故	先天奇形，変形及び染色体異常	心疾患
15〜19 歳	自殺	不慮の事故	悪性新生物	心疾患	先天奇形，変形及び染色体異常
20〜24 歳	自殺	不慮の事故	悪性新生物	心疾患	先天奇形，変形及び染色体異常
25〜29 歳	自殺	悪性新生物	不慮の事故	心疾患	脳血管疾患
30〜34 歳	自殺	悪性新生物	心疾患	不慮の事故	脳血管疾患
35〜39 歳	自殺	悪性新生物	心疾患	不慮の事故	脳血管疾患
40〜44 歳	悪性新生物	自殺	心疾患	脳血管疾患	肝疾患
45〜49 歳	悪性新生物	自殺	心疾患	脳血管疾患	肝疾患
50〜54 歳	悪性新生物	心疾患	自殺	脳血管疾患	肝疾患
55〜59 歳	悪性新生物	心疾患	脳血管疾患	自殺	肝疾患
60〜64 歳	悪性新生物	心疾患	脳血管疾患	肝疾患	自殺
65〜69 歳	悪性新生物	心疾患	脳血管疾患	肝疾患	不慮の事故
70〜74 歳	悪性新生物	心疾患	脳血管疾患	肺炎	不慮の事故
75 歳以上	悪性新生物	心疾患	老衰	脳血管疾患	肺炎

（「人口動態統計」による）

亡率は幼児期から学童期の 1〜14 歳にかけて高い。また，青年期は不慮の事故と自殺による死亡が特徴的である。壮年期には悪性新生物による死亡が圧倒的に多くなり，成人医療対策の中心課題として重視されている。55 歳以上は悪性新生物，心疾患，脳血管疾患が大きな割合を占めている。

4 母子保健指標

母子保健の水準をはかる指標として，妊産婦死亡率，死産率，周産期死亡率，乳児死亡率，新生児死亡率，早期新生児死亡率などがある。わが国の母子保健指標は，世界のトップクラスである。

● 妊産婦死亡率＝（妊産婦死亡数÷出産数）×100,000

● 死産率＝（死産数÷出産数）×1,000

妊産婦死亡とは，妊娠中または妊娠終了後満 42 日未満の死亡をいう。妊

表 2-9　妊産婦死亡率（出生 10 万対）の国際比較

	1965(昭40)	1975(昭50)	1985(昭60)	1995(平7)	2005(平17)	2015(平27)	2021(令3)
日本 （出産 10 万対）	87.6 (80.4)	28.7 (27.3)	15.8 (15.1)	7.2 (6.9)	5.8 (5.7)	3.9 (3.8)	2.6 (2.5)
アメリカ	31.6	12.8	7.8	7.1	18.4	35.6(2020 年)	
フランス	32.2	19.9	12.0	9.6	5.3	4.4(2016 年)	
ドイツ	－	39.6	10.7	5.4	4.1	3.6(2020 年)	
イタリア	77.0	25.9	8.2	3.2	5.1(2003 年)	3.5(2017 年)	
イギリス	18.0	12.8	7.0	7.0	7.1	3.9(2019 年)	
オーストラリア	57.0	5.6	3.2	8.2	4.7(2004 年)	2.0(2020 年)	

国際比較は出生 10 万対で行う。（　　　）内がわが国の公式指標である出産 10 万対の妊産婦死亡率である。

（「人口動態統計」，WHO "World Health Statistics Annual"による）

産婦死亡率は，出産（出生＋死産）10 万件あたりの妊産婦の死亡率である。わが国の妊産婦死亡率は 1950 年代後半から大きく低下し，2021（令和 3）年は 2.5 である。妊産婦死亡率を国際比較する場合は出生でみるため，わが国の数字が若干異なるが，世界的に最高水準であることがわかる（●表 2-9）。

死産とは，妊娠満 12 週以後の死児の出産であり，自然死産と人工死産に分けられる。人工死産とは，胎児の母体内生存が確実なときに人工的処置を加えて死産にいたった場合をいい，それ以外はすべて自然死産となる。

死産率は出産（出生＋死産）1,000 件あたりの死産の率である。●図 2-7 のとおり，近年は人工死産が自然死産を上まわっている。

●周産期死亡率＝（妊娠満 22 週以後の死産数＋早期新生児死亡数）÷（出生数＋妊娠満 22 週以後の死産数）×1,000

妊娠満 22 週以後の死産と生後 1 週未満の早期新生児死亡を合わせたものを周産期死亡といい，出産 1,000 件あたりの周産期死亡率で観察する。周産期死亡は，母体の健康状態に強く影響されるため，母子保健における重要な指標となる。わが国の周産期死亡率は，戦後一貫して改善されており，諸外国と比べても低率となっている（●図 2-8）。2021（令和 3）年の周産期死亡率は 3.4 である。わが国の周産期死亡の特徴は，早期新生児死亡に比べ，満 22 週以後の死産が多いことである。

●乳児死亡率＝（生後 1 年未満の死亡数÷出生数）×1,000
●新生児死亡率＝（生後 4 週未満の死亡数÷出生数）×1,000

生後 1 歳未満の死亡を乳児死亡といい，とくに生後 4 週未満の死亡を新生児死亡という。乳児死亡率・新生児死亡率ともに，出生 1,000 件あたりの死亡率である。乳児死亡率は，地域の衛生状態，社会状態をはかる重要な指標となっている。わが国の乳児死亡率は，終戦直後は欧米諸国と大きな隔たりがあったが，その後，着実に改善され，2021（令和 3）年には 1.7 と，世界的

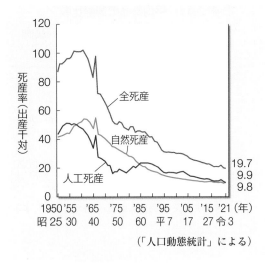

● 図2-7　死産率の推移

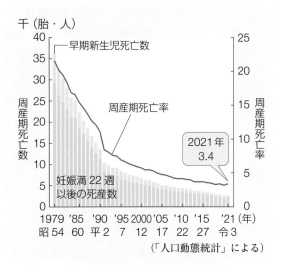

● 図2-8　周産期死亡数・死亡率の推移

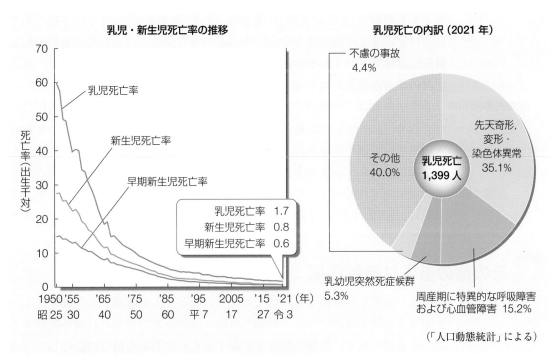

● 図2-9　乳児・新生児死亡率の推移と乳児死亡の内訳

に最高水準である（● 図2-9）。新生児死亡率も同様である。

③ 生命表

　　生命表は，調査年次の年齢別死亡率が将来も同様に続くと仮定し，そのうえで，同一時点で出生した集団（出生児集団）が死亡して減少していく過程を示したものである。

○表 2-10	平均寿命の推移	
西暦(年号)	男性	女性
1950(昭 25)	58.00	61.50
1960(昭 35)	65.32	70.19
1970(昭 45)	69.31	74.66
1980(昭 55)	73.35	78.76
1990(平 2)	75.92	81.90
2000(平 12)	77.72	84.60
2010(平 22)	79.55	86.30
2020(令 2)	81.56	87.71
2022(令 4)	81.05	87.09

(「簡易生命表」「完全生命表」による)

○表 2-11	平均寿命の国際比較		
国	男性	女性	作成期間
日本	81.05	87.09	2022
スウェーデン	81.34	84.73	2019
スイス	81.6	85.6	2021
イギリス	79.04	82.86	2018〜2020
フランス	79.26	85.37	2021
ドイツ	78.64	83.40	2018〜2020
アメリカ	74.2	79.9	2020

(「簡易生命表」「完全生命表」, 各政府資料による)

平均寿命● **平均余命**とは, 各人の当該年齢のときに, あと何年生きることができるかを示すもので(たとえば現在20歳なら, あと70年など), とくに0歳の平均余命はそのまま**平均寿命**となる。生命表の関数値は, 現実の人口集団の年齢構造には影響されず, その集団の死亡状況のみをあらわしているので, 死亡状況の厳密な分析には不可欠である。

生命表の種類● 完全生命表は, 国勢調査年次の人口動態統計(確定数)と国勢調査人口に基づくため, 5年に1度作成される。簡易生命表は人口動態統計(概数)と推計人口を用いて毎年作成されており, その数値も完全生命表とのズレがほとんどないことから, 最新の平均余命などの動向をみるうえで適している。

国際比較● わが国の平均寿命は世界のトップレベルであり, とくに女性は世界第1位である。2022(令和4)年は男性81.05歳, 女性87.09歳となっている(○表 2-10, 11)。

4 その他の重要な統計指標

国民の健康度を評価するには, 死亡統計など, 人口静態・人口動態によって知りうる情報だけでなく, 疾病と外傷, 事故などの傷病の状況を把握することが必要である。傷病の状況を把握するためのおもな統計調査として, 国民生活基礎調査や患者調査などがある。

1 国民生活基礎調査

国民生活基礎調査は3年ごとに大規模調査が, 中間の2年間は小規模・簡易調査が実施されている。調査内容は①「健康票」による有訴者率[1]・通院者率・治療方法・健康状態・健康診断受診状況, ②「世帯票」による家族構

1) 有訴者率:病気やけがなどで自覚症状がある人の割合。

成など，③「介護票」による介護・ADL 状況などがある。

2022（令和 4）年の大規模調査の結果をみると，**75 歳以上の約半数**が有訴者であり，男性・女性ともに「腰痛」が自覚症状として最も多い。また，65歳以上の者の 7 割近くが医療施設などに通院しており，通院者の傷病では男性・女性ともに「高血圧症」が最も多い。

❷ 患者調査

患者調査は，全国の医療施設を利用する患者の傷病などの状況を把握するものである。3 年に 1 度の実施で，10 月中旬に行う。調査内容は，①入院受療率・外来受療率，②推計患者数，③平均在院日数などである。

2020（令和 2）年の調査結果をみると，同年 10 月の調査日に全国の医療施設で受療した推計患者数は，入院 121.1 万人，外来 713.8 万人である。患者の年齢をみると，65 歳以上が入院患者の 7 割，外来患者の 5 割程度を占めている。傷病分類別にみると，入院では「精神および行動の障害」「循環器系の疾患」が多い。外来では「消化器系の疾患」「循環器系の疾患」「筋骨格系および結合組織の疾患」が多い。

❸ 国民健康・栄養調査

国民健康・栄養調査は，「健康増進法」に基づき，国民の身体の状況，栄養摂取量，生活習慣の状況を明らかにし，国民の健康増進の総合的な推進をはかるための基礎資料を得るための調査である。内容は，①栄養摂取状況調査，②身体状況調査，③生活習慣調査からなる。

栄養摂取状況調査は，1 日の食事の状況について，料理名，食品名，量などを調べるものである。また，身体状況調査は，身長，体重，血圧，血液検査などを，食生活状況調査は，毎年一部テーマをかえて生活習慣などについて調べるものである。これらの調査は，全国から無作為抽出された地区の世帯・世帯員を対象とし，毎年 11 月に実施される。

2019（令和元）年の調査結果によると，肥満者（BMI 25 以上）の割合は，男性 33.0％，女性 22.3％ である。また，20 歳以上で運動習慣がある者は男性 33.4％，女性 25.1％ であり，喫煙習慣者の割合は男性 27.1％，女性 7.6％ となっている。

❹ 感染症発生動向調査

感染症発生動向調査は，「感染症法」に基づいて行われる。感染症の発生状況の把握と分析を行い，その情報を公開することで，感染症の発生と蔓延（まんえん）を防止することが目的である。医療機関からの届け出に基づき，保健所を経由し，オンラインで全国，都道府県単位に集計している。

一〜四類感染症，新型インフルエンザ等感染症，五類感染症の一部は全数

を把握し，その他の五類感染症は定点として指定された医療機関を受診した患者数を把握している。詳しい感染症の動向については E 節(➡53 ページ)を参照してほしい。

C 保健活動

1 衛生行政と地域保健

1 衛生行政

わが国の衛生行政は，①一般衛生行政，②学校保健行政，③労働衛生行政の 3 分野に大別される。

一般衛生行政● 一般衛生行政は，乳幼児から高齢者までの地域住民を対象とする保健行政(地域保健)を行うもので，厚生労働省(旧厚生省)の所管である。国(厚生労働省)-都道府県(衛生主管部局)-保健所-市町村(衛生主管課)という体系をもつ。1994(平成 6)年に，従来の「保健所法」が廃止されて「**地域保健法**」を制定したことにより，保健所は地域保健の広域的・専門的・技術的拠点として機能が強化されることになった。同時に市町村保健センターの設置も法定化され，それまで保健所が行っていた母子保健サービス，栄養改善を含む一般的保健活動は市町村が実施することになっている。

学校保健行政● 学校保健行政は，学校における保健行政(学校保健)を行うもので，文部科学省の所管である。国(文部科学省)-都道府県(教育委員会の学校健康教育主管課)-市町村(教育委員会)-学校という体系をもつ。学校保健行政に関する法規はさまざまあるが，最も関連が深いのは「**学校保健安全法**」である。詳細は「③学校保健」(➡34 ページ)で説明する。

労働衛生行政● 労働衛生行政は，職場における保健行政(産業保健)を行うもので，厚生労働省(旧労働省)の所管である。同省が直轄方式で運営し，その実務は都道府県にある労働局および労働基準監督署で行われる。労働衛生行政に関する法規はさまざまあるが，最も関連が深いのは「**労働安全衛生法**」「**労働基準法**」などである。詳細は「⑦産業保健」(➡43 ページ)で説明する。

2 保健所

保健所は，都道府県と政令市など(「地方自治法」による指定都市・中核市，東京 23 区，「地域保健法」の政令で定める市)が設置する行政機関である。2023(令和 5)年 4 月現在，全国に 468 か所設置されている。近年は，保健と福祉の一体化と連携強化をはかるため，福祉事務所と統合し，保健福祉事務所などの名称が使われている場合もある。

保健所の業務● 　保健所の業務について「地域保健法」に規定されているものは，⬇191 ページに出ているとおりである。前述の保健衛生統計，これから学ぶ栄養指導・食品衛生，環境衛生，母子保健，老人保健，歯科保健，精神保健，難病，感染症対策など，その業務は実に多岐にわたる。保健所には，これらの業務を行うために必要な医師，保健師，歯科医師，薬剤師，獣医師，診療放射線技師，臨床検査技師，管理栄養士などの専門職がおかれている。また一方で，保健所には地域における健康危機管理を担う役割がある[1]。

③ 市町村保健センター

　市町村保健センターは，「地域保健法」には「設置することができる」とあり設置義務はないが，国が整備を推進してきた。2023(令和 5)年 4 月現在，全国に 2,419 か所設置されている。母子健康手帳の交付，乳幼児健診，予防接種，住民の健康診断・検診，健康教育など，より身近な対人保健サービスを提供している。

② 母子保健

　わが国の母子保健施策は，①保健対策，②医療対策，③母子保健の基盤整備の 3 本柱で推進されている。とくに近年は，出生率低下や女性の社会進出などの環境の変化に対応するため，次世代を担う子どもを健全に産み育てていくことを目ざし，さまざまな施策が行われている。

① 子ども・子育てビジョンと健やか親子 21(第 2 次)

子ども・子育て● ビジョン
　1994(平成 6)年には，およそ 10 年間をめどに取り組むべき施策をまとめた「今後の子育て支援のための施策の基本的方向について(エンゼルプラン)」が策定され，1999(平成 11)年にはそれを具体化するために「重点的に推進すべき少子化対策の具体的実施計画(新エンゼルプラン)」が策定された。そして，2004(平成 16)年に策定された「子ども・子育て応援プラン(少子化社会対策大綱に基づく重点施策の具体的実施計画について)」が掲げていた目標達成期間が 2009 年度に終わり，2010(平成 22)年 1 月に閣議決定された新大綱，「子ども・子育てビジョン」のもとで新しい目標が示された。

健やか親子 21● (第 2 次)
　また，2000(平成 12)年には，20 世紀中の母子保健の取り組みを総括し，21 世紀の母子保健の方向性を示す「健やか親子 21」が策定された。2015(平成 27)年度からは「健やか親子 21(第 2 次)」が始まり，10 年後の目ざす姿を「すべての子どもが健やかに育つ社会」としたうえで，⬇表 2-12 のよう

----

1)　健康危機管理には，①原因不明健康危機管理，②災害有事・重大健康危機，③医療安全，④介護等安全，⑤感染症，⑥結核，⑦精神医療保健，⑧児童虐待，⑨医薬品医療機器等安全，⑩食品安全，⑪飲料水安全，⑫生活環境安全の 12 分野があり，専門技術職が配置されている保健所が最適とされている。

◯ 表 2-12　健やか親子 21（第 2 次）における課題の概要

課題名	課題の説明	具体的な目標例（括弧内は最終評価目標）
基盤課題 A **切れ目ない妊産婦・乳幼児への保健対策**	妊娠・出産・育児期における母子保健対策の充実に取り組むとともに，各事業間や関連機関間の有機的な連携体制の強化や，情報の利活用，母子保健事業の評価・分析体制の構築をはかることにより，切れ目ない支援体制の構築を目ざす。	妊産婦死亡率（2.8），むし歯のない 3 歳児の割合（90%），妊娠中の妊婦の喫煙率（0%），子ども医療電話相談（♯8000）を知っている親の割合（90%）
基盤課題 B **学童期・思春期から成人期に向けた保健対策**	児童生徒みずからが，心身の健康に関心をもち，よりよい将来を生きるため，健康の維持・向上に取り組めるよう，多分野の協働による健康教育の推進と次世代の健康を支える社会の実現を目ざす。	10 代の自殺死亡率（減少），10 代の人工妊娠中絶率（4.0），10 代の喫煙率・飲酒率（中学 3 年・高校 3 年の男女 0%），朝食を欠食する子どもの割合（小学 6 年生 8%・中学 3 年生 10%）
基盤課題 C **子どもの健やかな成長を見まもりはぐくむ地域づくり**	社会全体で子どもの健やかな成長を見まもり，子育て世代の親を孤立させないよう支えていく地域づくりを目ざす。具体的には，国や地方公共団体による子育て支援施策の拡充に限らず，地域にあるさまざまな資源（NPO や民間団体，母子愛育会や母子保健推進員等）との連携や役割分担の明確化があげられる。	妊娠中，仕事を続けることに対して職場から配慮をされたと思う就労妊婦の割合（95%），マタニティマークを知っている国民の割合（65%），積極的に育児をしている父親の割合（70%）
重点課題① **育てにくさを感じる親に寄り添う支援**	親子が発信するさまざまな育てにくさ[1]のサインを受けとめ，ていねいに向き合い，子育てに寄り添う支援の充実をはかることを重点課題の 1 つとする。	育てにくさを感じたときに対処できる親の割合（95%），子どもの社会性の発達過程を知っている親の割合（95%），発達障害を知っている国民の割合（90%）
重点課題② **妊娠期からの児童虐待防止対策**	児童虐待を防止するための対策として，①発生予防には，妊娠届出時など妊娠期からかかわることが重要であること，②早期発見・早期対応には，新生児訪問等の母子保健事業と関係機関の連携強化が必要であることから重点課題の 1 つとする。	児童虐待による死亡数（心中・心中以外がそれぞれ減少），乳幼児健康診査の受診率（未受診率 3〜5 か月児 2%，1 歳 6 か月児 3%，3 歳児 3%），対象家庭すべてに対して乳児家庭全戸訪問事業を実施している市区町村の割合（100%）

1) 育てにくさとは，子育てにかかわる者が感じる育児上の困難感で，その背景として，子どもの要因，親の要因，親子関係に関する要因，支援状況を含めた環境に関する要因など多面的な要素を含む。育てにくさの概念は広く，一部には発達障害等が原因となっている場合がある。

に 3 つの基盤課題と 2 つの重点課題を設定した。

❷ 母子保健対策

　わが国の母子保健対策は，結婚前から妊娠・分娩期，新生児期，乳幼児期を通じて，一貫した体系のもとで総合的に進められている。その根幹となる法律は「**母子保健法**」である。

　①**母子健康手帳**　妊娠の届け出によって交付される。母親の妊娠，出産から子どもの発育，発達，育児に関する一貫した記録ができるほか，予防接種の接種状況も記載でき，わが国の母子保健対策の推進に大きな役割を果たしている。

　②**保健指導**　妊産婦には，健診の結果をもとに日常生活全般にわたる指導・助言が行われる。保護者が育児の経験がない家庭の新生児，健康管理に

● 表 2-13　妊婦健診・乳幼児健診

種類	内容	
妊婦健診	妊娠経過の異常の有無が観察される。妊娠 23 週までは 4 週に 1 回，24〜35 週は 2 週に 1 回，36 週以降は毎週 1 回行われる。市町村により，公費負担の回数は異なる。	
乳児健診	先天異常・疾病の早期発見，健康な発達のための養護・栄養指導を目的として，問診・診察・尿検査・血液検査などが行われる。	
幼児健診	1 歳 6 か月健診	心身障害・発達遅延の早期発見，齲歯の予防，栄養状態の評価，保護者への栄養・心理・育児指導などを目的として行われる。
	3 歳児健診	1 歳 6 か月健診の検査内容に加え，視聴覚異常の早期発見を目的として行われる。

　注意が必要な未熟児[1]に対しては家庭訪問による指導も行われている。また，生後 4 か月までの乳児家庭全戸訪問（こんにちは赤ちゃん事業）が行われている。新生児訪問事業やこんにちは赤ちゃん事業では，新生児・乳児の体重を測定するなど発育の状況を見るとともに母親の育児に関する不安を聞き，助言するなどして解決の途を開いたり，子どもの虐待の早期発見につなげるなどの役割を果たしている。

　③健康診査　妊産婦，乳児，幼児に対し，「母子保健法」による健康診査が行われる（● 表 2-13）。「地域保健法」の全面施行により，市町村で実施されることになった。

　④マススクリーニング検査　フェニルケトン尿症などの先天性代謝異常，先天性甲状腺機能低下症（クレチン症）などの早期発見を目的に行われる。検査結果に異常があり，精密検査で疾患が見つかった場合は，小児慢性特定疾病[2]を対象とした医療費助成制度により，医療費の助成が受けられる。2014（平成 26）年度より全国でタンデムマス法を用いた検査が導入されている。

　⑤B 型肝炎母子感染防止対策　妊婦が B 型肝炎キャリアである場合に，母子感染がおこり，急性肝炎などを発症することがある。そのため，妊婦健診の一環として B 型肝炎ウイルス（HBs）抗原検査が行われる。

　⑥妊娠高血圧症候群等療養援護　妊娠高血圧症候群や糖尿病，貧血，心疾患などの合併症は重篤なリスクであるため，訪問指導のほか，入院治療の必要がある低所得層の妊産婦に対して，医療援助が行われる。

　⑦未熟児養育医療　2,000 g 以下の低体重，低体温，呼吸器系の異常があ

1）WHO の古い定義では出生体重 2,500 g 未満をいったが，これは現在では低出生体重児とよばれ，必ずしも未熟児とは限らない。未熟児は現在，臨床的な表現で使われ，子宮外生活に適応するのに十分な成熟度に達していない新生児をいう。

2）小児慢性特定疾病：慢性呼吸器疾患，血液疾患，慢性心疾患，慢性腎疾患，膠原病，悪性腫瘍，内分泌疾患，先天性代謝異常，神経・筋疾患など，16 疾患群 788 疾患に罹患している児童が対象となっている。対象年齢は 18 歳未満（必要がある場合は 20 歳未満）である。「児童福祉法」に根拠をもつ事業として実施されている。

◎ 表 2-14　就学時健康診断・定期健康診断

種類	対象・実施	基本検査項目	追加検査項目
就学時健康診断	小学校入学予定者を対象とし，就学の4か月前までに行う。	①栄養状態，②脊柱・胸郭の疾病および異常の有無ならびに四肢の状態，③視力・聴力，④眼の疾病および異常の有無，⑤耳鼻咽頭疾患および皮膚疾患の有無，⑥歯・口腔疾病および異常の有無	知能検査を含むその他の疾病および異常の有無
定期健康診断	幼稚園から大学までの園児・児童・生徒・学生を対象とし，毎学年6月30日までに行う。		⑦身長・体重，⑧結核，⑨心疾患および異常の有無，⑩尿検査，⑪その他

る未熟児は死亡率が高く，心身の障害を残す可能性も高いため，入院の必要がある未熟児に対しては，その養育に必要な医療が給付される。

このほか，乳幼児を対象とするおもな公費負担医療には，障害児を対象とした自立支援医療（育成医療），結核児童の療育医療，小児慢性特定疾病を対象とした医療費助成制度などがある。

3 学校保健

学校保健の分野は，①「学校保健安全法」に基づく保健管理，②「学校教育法」に基づく保健教育の2つに大別される。保健管理の内容には健康診断・健康相談・感染症の予防・学校環境衛生などがあり，保健教育の内容には保健学習と保健指導がある。学校保健の対象は，幼稚園から大学にいたる教育機関，そこに学ぶ園児・児童・生徒・学生ならびに教職員である。

保健管理について，学校長は学校保健の総括責任者であり，学校保健主事が学校長の補佐を行う。保健主事には一般の教諭に限らず，学校保健の専門職員である養護教諭をあてることもできる。

1 健康診断・健康相談

「学校保健安全法」では，就学時健康診断，定期健康診断，臨時健康診断，職員健康診断について定められている（◎ 表2-14）。就学時健康診断では，特別支援学校や特別支援学級への就学の適否も診断する。

疾病・異常を定期健康診断の集計結果（2021〔令和3〕年度「学校保健統計調査」）からみると，疾病・異常被患率の第1位は幼稚園・小学校で齲歯，中学校・高等学校で裸眼視力が1.0未満の者であり，第2位は幼稚園・小学校で裸眼視力が1.0未満の者，中学校・高等学校で齲歯である。

また，**学校医**[1]または学校歯科医[2]は，健康診断で継続的な観察と指導が必要とされた者や病気欠席しがちな者などに対して健康相談を行う。

1）学校医：「学校保健安全法」に基づき，すべての学校におかれる医師。健康診断，健康相談，感染症や食中毒の予防，学校保健安全計画の立案への参与などを職務とする。
2）学校歯科医：「学校保健安全法」に基づき，大学を除く各学校におかれる歯科医。

❷ 感染症予防

　　学校においてとくに予防すべき感染症として,「学校保健安全法」で第一種, 第二種, 第三種が定められている。学校における流行を防ぐため, 学校長は罹患した児童・生徒を出席停止にしたり, 学校設置者は臨時休業(休校, 学級閉鎖など)などの処置をとらなければならない。

　　その他, 児童・生徒に健康な学校生活をさせるため, 飲料水の水質検査, 排水の管理, 換気, 採光, 照明などについて, 学校環境衛生の基準が定められている。また, 喫煙・飲酒・薬物濫用の防止活動, エイズ教育の推進も, 学校保健の主たる活動である。

❹ 成人保健

　　わが国の死因構造は生活習慣病が中心であり, 今後さらなる老年人口の増加が見込まれることから, 健康づくり対策と生活習慣病対策がますます重要な課題となる。生活習慣病は長い期間の生活スタイルが関与しているものが多く, 適正な生活習慣による一次予防が重視される。

❶ 生活習慣病

生活習慣病の
特徴

　　生活習慣病の特徴として, 次のようなものがあげられる。

(1) 慢性的に経過し, 完全に治癒しないものが多い。

(2) 一般に, 初期には自覚症状を伴わない。

(3) 生活習慣やさまざまな環境因子などが組み合わされておこる。

(4) 複数の疾患を併発することが多い。

生活習慣病の
現状

　　がん, 心臓病[1], 脳卒中[2]などの一部は, 生活習慣が原因と考えられ, 生活習慣病とよばれている。がんは, 外的因子である食物, 喫煙, 環境などの生活習慣の改善によっても予防できる。また, 心臓病の原因には, 高齢, 遺伝的素質, 肥満, 塩分やタバコなどの過剰摂取があげられ, 脳卒中も塩分の過剰摂取がその一因である。

　　近年はそれに加えて, 死亡順位は心臓病, 脳卒中などに比べて低いが, その危険因子となる糖尿病, 高血圧症, 脂質異常症(高脂血症), 肥満が注目され, その対策が急がれている。

　　①糖尿病(2型糖尿病)　肥満・過食・ストレスがおもな環境因子であり, 食事・運動などの生活習慣と密接に関連している。2019(令和元)年の国民健康・栄養調査によると, 「糖尿病が強く疑われる者」は男性 19.7%, 女性 10.8% である。

---

1) とくに狭心症や心筋梗塞といった虚血性心疾患が増加傾向にある。
2) 脳出血, クモ膜下出血, 脳梗塞を含む。

②**高血圧症**　塩分の過剰摂取，肥満，運動不足，ストレスなどが要因となる。受療率は 40 代後半から急激に上昇している。

③**脂質異常症(高脂血症)**[1]　過食，肥満，運動不足などが要因となる。高血圧と同様，受療率は 40 代後半から急激に上昇している。

④**肥満**　日本肥満学会の定義で BMI 25 以上をいう。2019(令和元)年の国民健康・栄養調査によると，肥満者の割合は男性 33.0%，女性 22.3% である。

糖尿病，高血圧症，脂質異常症，肥満は，重複することで**動脈硬化**の進行を早め，虚血性心疾患や脳卒中を引きおこすリスクを高めるので，メタボリックシンドローム(内臓脂肪症候群)の者は特定保健指導などの対象となっている[2]。

② 健康増進対策

こうした状況のなか，国民の健康づくりと生活習慣改善のため，さまざまな施策がとられてきた。国民健康づくり対策(◯12 ページ)はその 1 つである。

健康日本 21　2024(令和 6)年度から始まった「健康日本 21 (第三次)」では，すべての
(第三次)　国民が健やかで心ゆたかに生活できる持続可能な社会の実現に向け，誰ひとり取り残さない健康づくりの展開と，より実効性をもつ取り組みの推進を行うこととした。この実現のため，基本的方向として，①健康寿命の延伸・健康格差の縮小，②個人の行動と健康状態の改善，③社会環境の質の向上，④ライフコースアプローチをふまえた健康づくりの 4 つを掲げ，②〜④の取り組みにより①を実現することとした。「健康日本 21(第三次)」のおもな目標は◯**表 2-15** のとおりである。

また，2002(平成 14)年に「**健康増進法**」(◯191 ページ)が制定され，健康づくり対策などの法的基盤が整備されている。「健康増進法」は「健康日本 21」を法制化し，実効性のあるものとするとともに，国民健康・栄養調査や受動喫煙の防止，地方自治体の健康増進計画策定などを定めている。

東京オリンピック・パラリンピックの開催を契機に受動喫煙対策をさらに強化していく必要があり，2018(平成 30)年に「健康増進法の一部を改正する法律」が成立した。①望まない受動喫煙をなくす，②受動喫煙の影響が大きい子ども，患者等への配慮，③施設の類型・場所ごとに禁煙措置や喫煙場所の特定等を行う(◯図 2-10)ことなどが決められた。

---

1) 脂質異常症(高脂血症)：血液中の LDL コレステロールやトリグリセリド(中性脂肪)が多すぎたり，HDL コレステロールが少なくなる疾患。
2) 現行の診断基準では，腹囲：男性 85 cm，女性 90 cm 以上に加え，血清トリグリセリド値が 150 mg/dL 以上もしくは HDL コレステロールが 40 mg/dL 未満，血圧が 130/85 mmHg 以上，空腹時血糖が 110 mg/dL 以上のうち 2 項目が重なる場合をいう。

● 表 2-15 健康日本 21（第三次）のおもな目標（一部抜粋）

項目		指標	目標値
健康寿命・健康格差	健康寿命の延伸	日常生活に制限のない期間の平均	平均寿命の増加分を上まわる健康寿命の増加（2032〔令和 14〕年度）
	健康格差の縮小	日常生活に制限のない期間の平均の下位 4 分の 1 の都道府県の平均	日常生活に制限のない期間の平均の上位 4 分の 1 の都道府県の平均の増加分を上まわる下位 4 分の 1 の都道府県の平均の増加（2032〔令和 14〕年度）
がん	がんの年齢調整罹患率の減少	がんの年齢調整罹患率（人口 10 万人あたり）	減少（2028〔令和 10〕年度）
	がんの年齢調整死亡率の減少	がんの年齢調整死亡率（人口 10 万人あたり）	減少（2028〔令和 10〕年度）
	がん検診の受診率の向上	がん検診の受診率	60%（2028〔令和 10〕年度）
循環器病	脳血管疾患・心疾患の年齢調整死亡率の減少	脳血管疾患・心疾患の年齢調整死亡率（人口 10 万人あたり）	減少（2028〔令和 10〕年度）
	高血圧の改善	収縮期血圧の平均値（40 歳以上，内服加療中の者を含む）（年齢調整値）	ベースライン値から 5mmHg の低下（2032〔令和 14〕年度）
	脂質（LDL コレステロール）高値の者の減少	LDL コレステロール 160 mg/dL 以上の者の割合（40 歳以上，内服加療中の者を含む）（年齢調整値）	ベースライン値から 25% の減少（2032〔令和 14〕年度）
	メタボリックシンドロームの該当者及び予備群の減少	メタボリックシンドロームの該当者および予備群の人数（年齢調整値）	2024（令和 6）年度から開始する第 4 期医療費適正化計画（以下「第 4 期医療費適正化計画」）に合わせて設定
	特定健康診査の実施率の向上	特定健康診査の実施率	第 4 期医療費適正化計画に合わせて設定
	特定保健指導の実施率の向上	特定保健指導の実施率	第 4 期医療費適正化計画に合わせて設定
糖尿病	糖尿病の合併症（糖尿病腎症）の減少	糖尿病腎症の年間新規透析導入患者数	12,000 人（2032〔令和 14〕年度）
	治療継続者の増加	治療継続者の割合	75%（2032〔令和 14〕年度）
	血糖コントロール不良者の減少	HbA1c 8.0% 以上の者の割合	1.0%（2032〔令和 14〕年度）
	糖尿病有病者の増加の抑制	糖尿病有病者数（糖尿病が強く疑われる者）の推計値	1350 万人（2032〔令和 14〕年度）
COPD	COPD の死亡率の減少	COPD の死亡率（人口 10 万人あたり）	10.0（2032〔令和 14〕年度）

（厚生労働省：「国民の健康の増進の総合的な推進を図るための基本的な方針」による，一部改変）

❸ 特定健康診査・特定保健指導

　　2008（平成 20）年 4 月から，「高齢者の医療の確保に関する法律」により，医療保険者に，40～74 歳の被保険者と被扶養者に対する**特定健康診査・特定保健指導**の実施が義務づけられた。両者とも生活習慣病の予防に着目したもので，対象者に問診，身体測定，身体診察，血圧測定，血液検査を行い

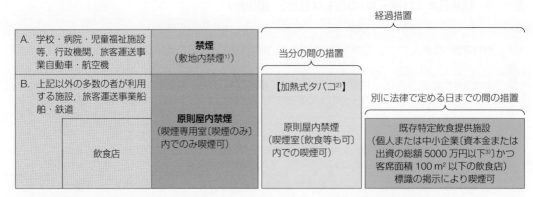

1) 屋外で受動喫煙を防止するために必要な措置がとられた場所に，喫煙場所を設置することができる。
2) タバコのうち，当該タバコから発生した煙が他人の健康をそこなうおそれがあることが明らかでないタバコとして厚生労働大臣が指定するもの。
3) 1の大規模会社が発行済株式の総数の2分の1以上を有する会社である場合などを除く。
注：喫煙をすることができる場所については，施設等の管理権原者による標識の掲示が必要。
注：公衆喫煙所，タバコ販売店，タバコの対面販売（出張販売によるものを含む）をしていることなどの一定の条件を満たしたバーやスナック等といった喫煙を主目的とする施設について，法律上の類型を設ける。

⮕ 図 2-10　原則屋内禁煙と喫煙場所を設ける場合のルール

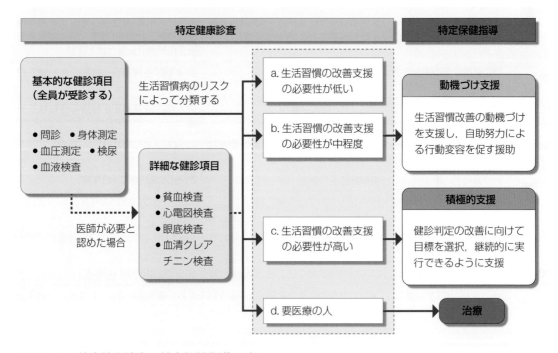

⮕ 図 2-11　特定健康診査と特定保健指導の流れ

（特定健康診査），その結果，生活習慣病のリスク要因が多い者に対し，医師・保健師・管理栄養士などが生活習慣を改善するための指導を行うものである（特定保健指導）。

詳細は⮕ 図 2-11 を見てほしいが，特定保健指導は「動機づけ支援」と

「積極的支援」に分かれ，後者では 6 か月にわたる積極的な介入により，個人の行動変容まで促す。

④ がん対策

死因第 1 位のがんに対しては，1984(昭和 59)年度から「対がん 10 か年総合計画」，1994(平成 6)年度から「がん克服新 10 か年戦略」，2004(平成 16)年度から「第 3 次対がん 10 か年総合戦略」により総合的な対策が取り組まれてきた。現在では 2014(平成 26)年に策定された「がん研究 10 か年戦略」のもとで，①がん研究の推進，②がん予防の推進，③がん医療の向上と社会環境整備などが取り組まれている。

2007(平成 19)年に「**がん対策基本法**」が施行され，それに基づき，「がん対策推進基本計画」が策定された。2016(平成 28)年には，本法の改正法が成立し，施行された。本法の成立から 10 年が経過し，新たな課題も明らかになったことから，①がん予防，② AYA(思春期・若年成人)世代のがんを含めたがん医療の充実，③がんとの共生，④がん研究・人材育成などの基盤整備などを施策として進める，第 3 期がん対策推進基本計画を掲げている。

がん検診は現在，「健康増進法」を根拠にして市町村が行い，胃がん，肺がん，大腸がん，子宮頸がん，乳がんなどを対象に実施されている。

⑤ 老人保健

わが国の老人保健施策は，1982(昭和 57)年に成立した「老人保健法」によって，総合的・体系的に整備された。「老人保健法」に基づく保健事業は，市町村が主体となって実施されてきたが，2006(平成 18)年に「老人保健法」が廃止され，「**高齢者の医療の確保に関する法律**」が成立したことにより，老人保健に関する事業の体系は大きく変更された。

① 保健事業の現在の体系

老人保健事業として実施されてきた健康診査は，2008(平成 20)年度から，40〜74 歳までを対象としたものは前述の特定健康診査・特定保健指導として医療保険者が行い，75 歳以上を対象としたものは後期高齢者医療広域連

Column

子宮頸がんワクチンの接種の法定化

子宮頸がんはヒトパピローマウイルス(HPV)が原因で，これに感染することにより発生することがわかっている。子宮頸がんを減少させるため，2013(平成 25)年 4 月に子宮頸がんワクチンの接種が法定化された。その後に副反応の報告があり，同年 6 月からは積極的な接種勧奨が差し控えられてきたが，2021(令和 3)年 11 月にこの差し控えを終了することが国の審議会で了承された。

合[1]が保健事業の一環として行うことになっている。また，歯周疾患検診，骨粗鬆症検診などは，「健康増進法」に基づき，市町村が引き続き実施することになった。その他，65歳以上を対象とした健康教育，健康相談，機能訓練，訪問指導は，「介護保険法」による地域支援事業に移行している。

❷ 地域包括ケアシステムとオレンジプラン

ゴールドプラン● これまで，高齢者の保健福祉施策の充実には，ゴールドプランが大きな役割を果たしてきたが，2000（平成12）年度に始まった「今後5か年間の高齢者保健福祉施策の方向（**ゴールドプラン21**）」は2004（平成16）年度に終了し，**健康日本21**へ統合された。

地域包括● ケアシステム 高齢化の一層の進展，認知症高齢者などの増加を背景に，住み慣れた地域で安心して暮らしていけるよう，医療・介護・予防・住まい・生活支援サービスが切れ目なく，有機的かつ一体的に提供される**地域包括ケアシステム**の構築などが求められている。

地域包括ケアシステムとは，「ニーズに応じた住宅が提供されることを基本としたうえで，生活上の安全・安心・健康を確保するために，医療や介護，予防のみならず，福祉サービスを含めたさまざまな生活支援サービスが日常生活の場（日常生活圏域）で適切に提供できるような地域での体制」と定義されている。高齢者の日常生活圏域は「30分でかけつけられる圏域」で，前述の医療・介護・予防・住まい・生活支援[2]という5つの視点での取り組みが包括的・継続的に行われる[3]ことが必要であるとされている（●図2-12）。

認知症施策● 2008（平成20）年に「今後の認知症対策の全体像」が取りまとめられ，2012（平成24）年には「今後の認知症施策の方向性について」がまとめられた。これに基づいて，同年9月に「認知症施策推進5か年計画（**オレンジプラン**）」が策定された。その後，認知症施策の加速の必要性から，2015（平成27）年には「認知症施策推進総合戦略──認知症高齢者等にやさしい地域づくりに向けて（**新オレンジプラン**）」が策定された。新オレンジプランの詳細は●129ページを参照してほしい。

❻ 精神保健

精神保健福祉法● の誕生 精神障害者に対する適切な医療，保護の確保とその予防のため，「**精神衛生法**」が制定されていたが，1987（昭和62）年の改正により「**精神保健法**」とし，任意入院制度，精神保健指定医制度，応急入院制度などが規定された。

1）「高齢者の医療の確保に関する法律」によって創設された後期高齢者医療制度（●81ページ）を運営する団体で，都道府県ごとに区域内のすべての市町村が加入してつくる。
2）生活支援は，見まもり・配食・買い物などをいう。
3）利用者のニーズに応じた適切な組み合わせによるサービスの提供が，入院・退院・在宅復帰を通じて切れ目なく行われること。

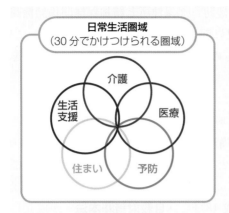

●図 2-12　地域包括ケアシステムの 5 つの視点による取り組み

1995(平成 7)年には，精神障害者への福祉施策を盛り込み，「**精神保健及び精神障害者福祉に関する法律**」(**精神保健福祉法**)へ改正された。同法の目的には「社会参加」が明示され，精神障害者保健福祉手帳制度，生活訓練施設・授産施設・福祉ホーム・福祉工場の 4 類型の法的な位置づけ，市町村の役割の明示などが規定された[1]。

障害者自立支援●法の成立　さらに，2005(平成 17)年には，「**障害者自立支援法**」の成立により，身体障害，知的障害，精神障害など障害の種別にかかわらず，身近な市町村が一元的にサービスを提供する枠組みがつくられた。しかし，障害者団体などは，制度の不備などを指摘し，裁判をおこした。これを契機に「障害者自立支援法」は見直され，「**障害者の日常生活及び社会生活を総合的に支援するための法律**」(**障害者総合支援法**)として新たなスタートを切っている。

障害者に対する福祉の詳細は● 130 ページを参照してほしい。

❶ 地域精神保健福祉対策

保健所による●活動　地域における精神保健活動の第一線機関は保健所である。保健所では，①管内の精神保健福祉に関する実態把握，②精神保健福祉相談，③訪問指導，④患者家族会などの活動に対する援助と指導，⑤教育・広報活動と協力組織の育成，⑥関係諸機関との連携活動，⑦医療と保護に関する事務などの精神保健福祉業務が行われている。

精神保健福祉●センター　精神保健福祉センターは，保健所を中心とする地域精神保健活動を技術面から指導・援助する機関であり，すべての都道府県・指定都市に設置されている。同センターには精神科医，精神科ソーシャルワーカー，臨床心理士，保健師などの専門技術職員が配置され，①保健所と精神保健関係諸機関に対

---

1) その後，保護者制度を含めた医療保護入院の見直しなどが行われ，同法の一部改正がなされ，2014(平成 26)年 4 月から施行されている。

する技術指導と技術援助，②保健所と精神保健関係諸機関の職員に対する教育研修，③精神保健に関する広報普及，④調査研究，⑤精神保健福祉相談（複雑または困難なもの），⑥協力組織の育成などの業務を担っている。

② 自殺対策

わが国における自殺者数は，1998（平成 10）年以降 2011（平成 23）年まで 3万人をこえ，対策が緊急の課題となってきた。前述の健康日本 21 でも，休養・心の健康の目標として自殺者の減少をあげ，対策を推進するよう求めてきた。

そこで，2006（平成 18）年，「**自殺対策基本法**」が成立し，総合的な自殺対策を推進することとなった。自殺対策として，まわりの人間が早期にその徴候に気づくためのゲートキーパー研修などが各自治体で開始されてきた。

自殺対策は各方面より総合的に行う必要性があり，ほかにも自殺防止への啓発活動を進めるとともに，相談体制の強化，地域保健指導者に対する研修，自殺の実態や予防対策についての研究を行っている。このような対策を行ってきたなか，2012（平成 24）年にようやく自殺者数は 3 万人を切ることができたが，主要先進 7 か国のうち，わが国の自殺死亡率は最も高い。こうした状況をふまえて，2016（平成 28）年に「自殺対策基本法」が改正された。2021（令和 3）年の自殺者数は 21,007 人となっており，自殺の原因・動機は ⬀ **表 2-16** のとおりである。

うつ病対策● 自殺と関連の深いうつ病については，現在，患者が急増しており，早期発見と治療の二次予防が重視されている。そのため，住民への啓発活動，自治体職員や保健医療従事者向けのマニュアルの策定・配布などの取り組みが行われている。

⬀ 表 2-16　自殺の原因・動機（2021 年）

順位	原因・動機	割合(%)
1位	健康問題	65.3
2位	経済・生活問題	22.4
3位	家庭問題	21.2
4位	勤務問題	12.8
5位	男女問題	5.3
6位	学校問題	2.5

1 件の自殺に対して複数の原因・動機をカウントしている場合がある。
（警察庁「令和 3 年中における自殺の状況」による）

⑦ 産業保健

　　労働衛生行政は，前述のとおり厚生労働省が担当している。第一線機関は労働基準監督署であり，労働時間，賃金，労災防止，健康診断などについて監督・指導などを行っている。

労働基準法と●　労働衛生行政（産業保健）に最も関係が深い法律は，1947（昭和 22）年に労
労働安全衛生法　働者保護の理念から制定された「**労働基準法**」で，労働時間や休憩，賃金など勤労条件などのほか，業務に関連する労働者の安全や健康に関する規定を定めていた。

　　しかし，その後の急速な経済発展により，労働者の安全衛生の確保をより具体化した法律が必要となり，1972（昭和 47）年に「労働基準法」から独立して「**労働安全衛生法**」が制定された。この法律は，「労働基準法」がもつ「最低基準の確保」という性格からさらに進んで，より人間性ゆたかで快適な職場の形成を目ざしている。そして，そのために労働災害防止，労働者の健康管理などに関する基準を定めている。

　　この「労働安全衛生法」のもとで，労働衛生の 3 管理（**作業環境管理，作業管理，健康管理**）と安全衛生教育が積極的に進められ，職業性疾病[1]も急激に減少した。

① 職業性疾病

　　職業性疾病の要因は，物理的・化学的な作業環境によるものと，作業方法などの作業条件によるものに大別される。その代表的なものを，○ 表 2-17にあげる。このうち，塵肺[2]は古くから知られる代表的な職業性疾患であり，1960（昭和 35）年に制定された「じん肺法」のもとで，粉塵作業に従事する労働者に対して，塵肺健康診断が行われている。

　　また，近年パソコンなど VDT[3] 機器を用いた作業（**VDT 作業**）が普及し，長時間続けることでさまざまな心身の不調が生じること（VDT 症候群）が問題となっている。厚生労働省は「情報機器作業における労働衛生管理のためのガイドライン」（2019 年）を定め，使用者に労働者の健康管理に配慮するよう求めている。

1）仕事に関連しておこる災害・疾病を業務上疾病といい，通常，職務上の事故により生じた負傷・疾病である災害性疾病，作業や職場環境などで健康に有害な事象が長期間にわたって徐々に身体に作用することによって発病にいたる職業性疾病に大別される。職業病は一般的な用語で，職業性疾病の意味で使われる場合と，特定職業に従事する者に発生しやすい疾病という意味で使われる場合がある。また，WHO は作業関連疾患という概念を提唱している。
2）塵肺：粉塵を吸入することによっておこる肺の線維増殖性変化を主体とする疾患。
3）VDT：visual display terminals の略。

◯ 表 2-17　代表的な職業性疾病

分類	疾病
作業環境に起因するもの	高気圧障害：潜函病，潜水病など 輻射線（赤外線，紫外線）：赤外線白内障，紫外線眼炎 粉塵：塵肺，珪肺 騒音：職業性難聴 化学物質への曝露 ●染料，顔料（ベンジジン，β-ナフチルアミン）：膀胱がん ●断熱材（アスベスト，ビス〔クロロメチル〕エーテル）：肺がん ●プラスチック（塩化ビニルモノマー）：肝血管肉腫 ●有機溶剤（ベンゼン）：白血病 その他：有毒ガス中毒，重金属中毒，熱中症など
作業方法（作業内容）に起因するもの	振動：白蝋病（チェーンソー使用作業者） 特定部位の反復使用：腱鞘炎（キーパンチャーなど） VDT作業（ビデオ・ディスプレイ端末機作業）：VDT症候群（頸肩腕障害，ドライアイなど） その他：職業性腰痛など

② 健康診査

　「労働安全衛生法」により，事業主はすべての労働者に対して**一般健康診断**を，有害な業務に従事する者に対して**特殊健康診断**を実施する義務がある。

　①**一般健康診断**　労働者の採用時と，年1回定期に行う。

　②**特殊健康診断**　粉塵作業，高圧室内業務・潜水業務，電離放射線業務，特定化学物質の製造・取扱い業務，鉛業務，四アルキル鉛業務，有機溶剤業務，石綿取扱い作業に従事する労働者に対して，採用時，配置転換時，6か月以内ごとに1回実施する。

③ トータル-ヘルスプロモーションとメンタルヘルス対策

　働く人の心とからだの健康づくり対策の1つとして，**トータル-ヘルスプロモーション**が展開されている。トータル-ヘルスプロモーションは，健康測定の結果に基づき，専門的な研修を受講した健康づくりスタッフとともに，心身両面からの健康指導を行うものである。産業医[1]が健康測定をし，全労働者に対して運動指導・保健指導を行い，とくに必要な労働者に心理相談・栄養指導を行う。

**メンタルヘルス●
対策**　また，前述のように近年自殺者数が多く，とくに中高年男性の自殺が多いことが特徴的で，職業に関連した原因も多い。そのため，職場のメンタルヘルス対策が重要な課題となっている。厚生労働省は「労働者の心の健康の保

1）産業医：事業者からの委託を受け，事業場で働く労働者の安全と健康の確保，災害の防止などの職務を行う医師。「労働安全衛生法」に規定されている。

持増進のための指針」を策定し，労働者に対する教育・研修・情報提供や，管理監督者(上司)による相談対応・職場環境の改善，産業医・衛生管理者などの産業保健スタッフによるケア，医療機関との連携といった対策を実施している。

8 難病保健

　1950 年代後半から原因不明の神経病として散発していたスモン[1]が，1967(昭和 42)年から全国的に多発して大きな社会問題となり，難病に対する関心が高まった。そのような状況を受けて，1972(昭和 47)年に「難病対策要綱」が策定され，難病対策の第一歩がふみ出された。

　難病対策は長い間，「難病対策要綱」に基づき，具体的にはさまざまな名目の予算措置で進められてきたが，2014(平成 26)年に「難病の患者に対する医療等に関する法律」（以下，難病法)が成立し，新たな展開がはかられた（◯ 202 ページ)。

　難病の定義は，原因不明で治療方法が未確立であり，生活面で長期にわたり支障が生じる疾病のうち，がん・生活習慣病など別個の対策の体系がないものとされている[2]。

　難病法に基づく医療費助成の対象疾病(指定難病)は，ほかの施策体系が樹立されていない疾病であって，発病の機構が明らかでなく，治療方法が確立していない，希少であり，長期の療養を必要とし，患者数がわが国の人口のおおむね 0.1% 程度に達しないこと，客観的な診断基準が確立していることが確認できるものとされている。

　難病に対して，①研究事業の実施，②難病患者データベースの構築，③難病相談・支援センターの充実，④障害福祉サービスなどの対象となる難病などの範囲の拡大，⑤就労支援の充実，⑥難病対策地域協議会の設置などの推進がはかられている。指定難病の公費負担制度の窓口は保健所である[3]。

　また，指定難病受給者証の交付件数の割合は，◯ 図 2-13 のとおりであり，パーキンソン病が最も多い。

1）スモン：脊髄・末梢神経・視神経に病変が生じる亜急性の疾患。整腸止瀉薬として多用されたキノホルムによる中毒性神経障害と考えられている。
2）厚生労働省：難病対策の改革に向けた取組について(平成 25 年 12 月).
3）「地域保健法」では保健所事業の 1 つとして，「治療法が確立していない疾病その他の特殊の疾病により長期に療養を必要とする者の保健に関する事項」が規定されており，難病対策における保健所の役割が明確に位置づけられている。

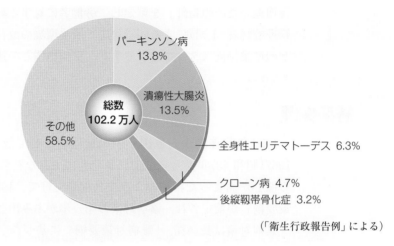

（「衛生行政報告例」による）

◆ 図 2-13　特定医療費（指定難病）受給者証の交付割合（2021 年度末）

D 環境と食品衛生

1 環境と健康・生活

1 環境とは

環境は，「生物の生存に関係する外的条件のすべて」と定義される。人間の生命と健康は，気象や大気，水質，化学物質，紫外線，動植物，微生物などの自然環境だけでなく，住居や家庭，教育，経済，地域社会などの社会的環境の影響を受けている。

環境衛生と●
環境基準
疾病や健康障害の発生には，環境が大きく関与する。人間の健康に影響を及ぼす有害な環境因子を制御し，生活環境を改善することで，疾病や健康障害を予防し，さらに健康の保持増進に役だてる活動を，環境衛生という。わが国では，「環境基本法」第 16 条に基づき，大気，水質，地下水，土壌，騒音，ダイオキシン類について，**環境基準**が設けられている。

2 大気

大気は，大気圏の気体をいうが，空気とほぼ同義に用いられることが多い。

酸素●
酸素は，ヒトの生体エネルギー産生に不可欠の物質である。酸素が欠乏すると，軽度では頭痛・吐きけ・嘔吐・判断力低下，重度では意識消失・チアノーゼ・痙攣・呼吸停止などを引きおこす（酸素欠乏症）。ただし，高濃度の酸素は逆に生体に害を及ぼす。たとえば，酸素療法などで高分圧の酸素を長時間吸入すると，酸素中毒症（肺うっ血・肺水腫など）を引きおこす危険があ

● 表 2-18 「大気汚染に係る環境基準」の対象となる大気汚染物質

汚染物質名	特徴
二酸化硫黄（亜硫酸ガス）	火山活動や工業活動によって産出され，刺激臭がある。喘息や酸性雨の原因となる。
一酸化炭素	酸素が不十分な環境下で，炭素を含む物質が燃焼（不完全燃焼）したときに生じる。一酸化炭素は血液による酸素の運搬を阻害して低酸素血症を引きおこすため（一酸化炭素中毒），非常に有害である。
光化学オキシダント	工場や自動車の排気ガスなどに含まれる窒素酸化物と炭化水素が光化学反応をおこして生じる有害な酸化性物質である。夏季などに光化学スモッグを引きおこす。光化学オキシダントの1つであるオゾンは強力な温室効果をもつ。
ベンゼン	有機化合物で，化学工業の基礎的な原料として使用される無色透明の液体である。揮発性が高く，大気中に存在するが，白血病などの発がん性をもつため有害大気汚染物質に指定されている。

る。

二酸化炭素● 　二酸化炭素は，炭素を含む物質の燃焼，動物のエネルギー代謝，発酵などで発生する。毒性は弱いが，気中濃度が3%をこえると呼吸困難・頭痛・めまいなどの症状が出現する。大気中の二酸化炭素は地上からの熱が大気圏外に拡散することを防ぐはたらきをもち（温室効果），その濃度の上昇が地球温暖化の原因の1つと考えられている。

大気汚染物質● 　かつては工場から排出される硫黄酸化物（SOₓ）が大気汚染の原因となっており，四日市喘息などの公害を引きおこしていた。今日では，脱硫装置の設置により，二酸化硫黄による大気汚染は問題にならない程度に減ってきている。これにかわって増加してきたのが自動車排気ガスによる窒素酸化物（NOₓ）による大気汚染であり，気管支喘息などの原因となるとともに長期的には発がん性も指摘されている。

　近年問題となっている微小粒子状物質（PM 2.5）も自動車排気ガスに含まれており，とくにディーゼル車からは甚大な量の大気汚染物質が排出されていた。こうした背景もあり，近年は電気自動車や水素自動車など環境問題に配慮した自動車（エコカー）が開発されてきている。

　「**大気汚染に係る環境基準**」の対象となっている大気汚染物質には，二酸化硫黄（亜硫酸ガス：SO₂），一酸化炭素（CO），光化学オキシダント，ベンゼンなどがある（●表 2-18）。

③ 水

　水は，生物の生存に不可欠であり，生体を構成する最大の要素でもある。

水道● 　わが国の水道普及率は約97%であるから，私たちは生活に必要な水をほぼ水道（上水道）に頼っている。水道が私たちの健康に大きく貢献していることは，水道普及率が上昇するにしたがって水系伝染病患者数や乳児死亡率が大きく減少していることからもわかる。

水源の水質保全● 　安全な水道水を供給するためには，河川・湖沼，地下水などの水源の水質保全が欠かせない。河川・湖沼については「水質汚濁に係る環境基準」，地下水については「地下水の水質汚濁に係る環境基準」が定められており，含有する化学物質，**生物化学的酸素要求量(BOD)**[1]または化学的酸素要求量(COD)[2]，大腸菌群数などの基準値が示されている。BOD，COD の河川での達成率は 90% をこえるが，湖沼は 55% と低い。地下水は約 7% が基準を満たしていない。また，水源ではないが，海域の達成率は 75% 程度である。

④ 土壌

　土壌の汚染も健康障害の原因となる。環境残留性が高い残留性有機汚染物質(POPs)や金属などの物質は，植物の種類によっては吸収されやすく，それが摂取され，体内に蓄積された結果，健康障害を引きおこすことがある。わが国では，**「農用地の土壌の汚染防止等に関する法律」「土壌汚染対策法」**に基づき，汚染実態の調査や対策が行われているほか，「土壌の汚染に係る環境基準」で有害な化学物質の基準が示されている。

⑤ 室内環境

　通常，人は生活の大部分を住居などの室内で過ごす。しかし，一般家屋の室内環境が重視されるようになったのは，ハウスダストやシックハウス症候群が問題になった 1990 年代以降である。

シックハウス● 　現代の家屋は建築材料(建材)に化学物質が多用され，気密性が高い。その症候群 ため，建材や日用品から揮発した化学物質(揮発性有機化合物〔VOC〕)が，室内空気を汚染する。その結果生じる症状や気分の変調を**シックハウス症候群**と総称する。具体的には，頭痛，眼・鼻・のどの刺激感，乾性咳，めまい，吐きけ，疲労感など不快な自覚症状がみられる。現在，ホルムアルデヒドなどのシックハウス症候群の原因物質に対して，室内濃度指針が定められている。

ハウスダスト● 　ハウスダストは，カビとその胞子，ダニ，ペットやヒトの皮屑，花粉などで構成される室内塵で，喘息や鼻炎などのアレルギー性疾患の原因になる。とくに，換気をあまりしない高気密家屋で問題になりやすい。

---

1) 生物化学的酸素要求量：最も一般的な水質指標で，水中の有機物などの量を，その酸化分解のために微生物が必要とする酸素の量であらわしたもの。おもに河川で使用される。
　　BOD：biochemical oxygen demand の略。
2) 化学的酸素要求量：水中の有機物を酸化剤で分解する際に消費する酸化剤の量を酸素量に換算したもの。おもに湖沼や海水で使用される。
　　COD：chemical oxygen demand の略。

⑥ その他，公衆衛生上で重要な環境因子

騒音●　「騒音に係る環境基準」は，地域の類型および時間の区分ごとに設定されている。たとえば，療養施設，社会福祉施設などが設置される地域は「特に静穏を要する地域」とされ，昼間で 50 デシベル[1]以下，夜間で 40 デシベル以下が基準値となっている。

下水道●　一般家庭などから排出される汚水や雨水などの公共下水の処理は，市町村が行っている。わが国の公共下水道普及率は約 70% で，なお一層の向上が望まれる。産業施設などからの排水は，企業の責任によって排水基準を満たすように処理されたあと，河川や公共下水道に流される。

ダイオキシン類●　ダイオキシン類とは，ゴミの焼却，金属精錬の燃焼工程などで発生するポリ塩化ジベンゾパラジオキシン（PCDD），ポリ塩化ジベンゾフラン（PCDF）の総称である。毒性が強く，発がん性をもつとされる。1990 年代に大気，土壌，食品の汚染が問題になり，1999（平成 11）年には「ダイオキシン類対策特別措置法」の制定と，ダイオキシン類の排出総量の削減目標の設定が行われた。最初の削減目標はすでに達成され，その後も順調に削減が進んでいる。

石綿●（アスベスト）　石綿（アスベスト）とは，天然に産出される繊維状の硅酸塩鉱物の総称である。以前は建材や工業製品に多く用いられたが，長期間吸入すると，塵肺や肺線維症，悪性中皮腫，肺がんの原因になることが判明したため，現在は使用が原則的に禁止されている。ただし，石綿を大量に使用した 1970〜1980 年代の建築物が今後解体されるなかで，住民への健康被害が危惧されている（**アスベスト問題**）。

　また，2005（平成 17）年には，過去にアスベストを使用した資材を製造していた事業所の従業員や家族に中皮腫による死者が多数いたことが判明し，工場周辺の住民も被害を受けたとして損害賠償を求める訴訟をおこした。それらを契機に社会的注目が集まり，2006（平成 18）年には「**石綿による健康被害の救済に関する法律**」が成立し，補償制度が設けられている。

② 公害と地球環境問題

① 公害

4 大公害●　わが国の公害問題は，1880 年代の足尾鉱毒事件に始まり，戦後の高度経済成長期にピークを迎えた。とくに 4 大公害とされたのが，①水俣病，②イタイイタイ病，③四日市喘息，④新潟水俣病である（●**表 2-19**）。

1）デシベル：音の物理的なエネルギーをあらわした単位で，騒音や振動の評価測定に広く利用されている。

● 表 2-19　4 大公害

名称	原因・被害
水俣病	1956（昭和 31）年に確認。チッソ株式会社の工場がメチル水銀を含んだ廃液を無処理で海に流し，汚染された魚介類を日常的に摂取した周辺住民に生じた中毒性の神経疾患。新潟水俣病を含め，約 3,000 人が患者として認定されているが，実際の患者数は数万人とされる。
イタイイタイ病	1955（昭和 30）年に確認。三井金属鉱業が管理する鉱山が，カドミウムを大量に含む廃水を未処理で川に流したことが原因。富山県神通川流域で，カドミウムの慢性中毒である腎臓障害や骨軟化症，農地汚染が発生した。約 200 人が患者認定されている。
四日市喘息	1960（昭和 35）年に確認。石油化学コンビナートから排出された二酸化硫黄などの硫黄酸化物などによる大気汚染が原因。周辺住民に多数の喘息患者を発生させた。
新潟水俣病	1965（昭和 40）年に確認。第二水俣病ともよばれる。昭和電工の鹿瀬工場から阿賀野川に排出されたメチル水銀が原因。

　これら 1950〜1960 年代の公害は，重化学工業分野の工場排水・排気が原因という特徴がある。その後，「**大気汚染防止法**」（1968〔昭和 43〕年），「**水質汚濁防止法**」（1970〔昭和 45〕年）などにより排出基準が定められたため，同様の典型的な大規模公害は少なくなってきている。

新しい「公害」●　かわって，1970 年代後半からは，自動車排気による大気汚染，生活排水による水質汚染，ゴミ・産業廃棄物問題，ダイオキシン類による環境汚染，農薬などに含まれる内分泌かく乱化学物質（いわゆる環境ホルモン）による生態系への影響など，汚染源や汚染形態が多様化している。とくに近年，身のまわりに存在する多種多様な化学物質による健康や生活環境への影響が問題視されている。

❷ 公害対策

　1967（昭和 42）年には「公害対策基本法」が制定され，公害の防止に関する企業や国，地方公共団体の責務が明らかになった。また，1969（昭和 44）年には特別措置法が，その後の 1973（昭和 48）年には恒久法として「**公害健康被害の補償等に関する法律**」が制定され，公害被害者への補償制度がつくられた。この制度は汚染原因者負担の原則に基づき，汚染物質を排出した工場をもつ企業などが費用を負担し，被害者に対する補償給付を行うものである。

環境基本法●　現在は「公害対策基本法」にかわり，1993（平成 5）年に制定された「**環境基本法**」によって，公害対策の基本が定められている。この法律は，「公害対策基本法」「自然環境保全法」「廃棄物処理法」など，これまでの環境問題に対する法を集大成し，新しく認知された地球環境問題も広く取り扱うものになっている。

③ 地球環境問題

　環境汚染・破壊は，長らく地域あるいは国レベルの問題であった。しかし，大気汚染や酸性雨，海洋汚染，森林破壊と砂漠化など，国境をこえて波及する環境問題が深刻化し，国際的な枠組みでの対策が必要になった。そこで1972(昭和47)年，多くの国が参加しての初の国際会議，「国連人間環境会議（**ストックホルム会議**）」が開催された。この会議には114か国が参加し，環境問題は世界中の人々の福祉と経済発展に影響を及ぼす主要な課題であるとした「人間環境宣言」を採択した。その後，何度かの国際会議が開かれ，砂漠化の防止，大気汚染，硫黄酸化物(SO_x)や窒素酸化物(NO_x)の削減などが話し合われ，国際的な条約も締結された。

■1 オゾン層破壊

　オゾン(O_3)は地球の成層圏に層をなす気体で，地球に降り注ぐ太陽光線のうち有害な紫外線を吸収して生物を保護する役割をもつ。このオゾン層の破壊が1970年代ごろより注目され，最大の原因が冷蔵庫の冷媒，スプレーの発泡剤などに使用されるフロン類（フロンガス）であることが判明した。これまでの環境問題とは性質が異なる，まさに地球規模の問題であり，各国の協調と迅速な対策が求められた。1985(昭和60)年に「オゾン層の保護のためのウィーン条約」，1987(昭和62)年に「オゾン層を破壊する物質に関するモントリオール議定書」が採択され，フロンなどのオゾン層破壊物質の生産量・消費量の段階的な削減などが合意された。現在，オゾン層は回復傾向にあるとされる。

■2 地球温暖化

　現在，最大の地球環境問題である。世界の地上平均気温は，統計がとられはじめた1906(明治39)年から2005(平成17)年の間に0.74℃上昇したとされる。この温度上昇の原因は，人間活動に伴って排出される二酸化炭素，メタンなどの温室効果ガスと森林破壊にあるとされ，とくに二酸化炭素は化石燃料の燃焼などによって排出されるため，開発途上国の経済成長と国民生活の向上もからみ，複雑な問題となっている。

　地球温暖化は異常気象の増加（豪雨・渇水など），生態系への影響，南極・北極圏の氷床や氷河の融解による海面上昇など，二次的諸問題を引きおこす。

地球温暖化対策●　地球温暖化問題に対する国際的な対策として，1992(平成4)年に「**気候変動に関する国際連合枠組条約**」が結ばれ，1995(平成7)年以降ほぼ毎年，締約国による国際会議が行われている。第3回会議は1997(平成9)年に京都で開かれ，先進国の温室効果ガス排出量の削減目標などを定めた**京都議定書**が採択された。また，2015(平成27)年には第21回会議(COP21)がパリで開かれ，気候変動抑制に関する多国間の国際的な協定（パリ協定）が採択され，2016(平成28)年より効力が発生している。このなかで，「産業革命前からの

世界の平均気温上昇を 2℃ 未満に抑える」ことが目標とされた。先進国・開発途上国間の対立などもみられるが, 現在, 各国が削減目標を達成する努力を重ねている。

3 食品の安全

食品の安全は, 人間の生命をまもり, 健康を維持・増進するために欠かせないものである。だが, 歴史をひもとけば, 食中毒や粗悪食品が氾濫していたことがわかる。安全確保のためのさまざまな対策がとられている今日でも, 中国産冷凍餃子による中毒事件や, わが国でも食品偽装問題などが相ついでおこっており, 食品への不安は払拭しきれていない。

わが国では, 「**食品衛生法**」(1947〔昭和 22〕年)により食品, 食品添加物, 器具, 容器包装, 食器用洗剤の規制・検査・表示など, 安全確保対策の基本が定められている。また, 「**食品安全基本法**」(2003〔平成 15〕年)によって内閣府に食品安全委員会が設けられ, 牛海綿状脳症(BSE)感染牛や腸管出血性大腸菌 O157, 遺伝子組換え, アレルギーなど, 新しい諸問題に対応する体制を整えている。

1 食中毒

毎年 2〜3 万人程度が食中毒にかかっている。ノロウイルス, カンピロバクター属菌, サルモネラによるものが多い。食中毒の原因物質別患者数・死者数は◯表 2-20 のとおりである。ノロウイルスによるものが最も多く, 寒さに強く冷凍にも耐える特性のため, 冬季に猛威をふるう。その結果, 近年は食中毒が一番多いのは**冬季**という現象が生じている。

「食品衛生法」により, 疑い事例も含めて食中毒患者(食品・食品添加物などに起因する患者も含む)を診断した医師は, 24 時間以内に最寄りの保健所長に届けなければならない。

2 保健機能食品制度と食品表示制度

2001(平成 13)年, **特定保健用食品**と**栄養機能食品**からなる保健機能食品

◯ 表 2-20 食中毒の原因物質別患者数・死者数(2021 年)

患者数		死者数	
総数	11,080	総数	2
1 位:ノロウイルス	4,733	1 位:自然毒	1
2 位:ウエルシュ菌	1,916	1 位:サルモネラ属菌	1
3 位:カンピロバクター	764		
4 位:アニサキス	354		
5 位:サルモネラ属菌	318		

(厚生労働省「食中毒統計調査」による)

制度が創設された。特定保健用食品とは身体の生理学的機能などに影響を与える成分を含んだ食品であり，このうち科学的根拠があれば「特定保健用食品（規格基準型）」，十分ではないが限定的な根拠があれば「条件付き特定保健用食品」と分類される。栄養機能食品とは，通常の食生活を行うことが困難な場合などに不足しがちな成分の補給を行う食品である。

　この制度とは別に，特別用途食品があり，糖尿病患者や妊産婦，授乳婦，乳児，高齢者などに用いられている。

　また，2015（平成 27）年 4 月より，「**食品表示法**」が施行され，新しい食品表示制度が始まった。①加工食品，②生鮮食品，③添加物の分類ごとに食品表示基準が定められている。

E　感染症の対策

1　感染症の動向と対策

1　感染症の動向

　一度，克服されるかにみえた感染症[1]だが，近年，世界中で再び猛威をふるっている。従来の感染症のおもな要因は低栄養や衛生環境のわるさなどであったが，近年の感染症は背景が異なり，世界規模の人・物の移動，人口の増加や都市化による人口の集中，環境破壊と生態系バランスのくずれ，薬剤の頻用などが要因である。

新興感染症●　近年，とくに人類に脅威を与えているのが，1970 年以降に次々と出現した未知の感染症（**新興感染症**）である。すでにラッサ熱，エボラ出血熱，エイズ（AIDS[2]：後天性免疫不全症候群），クロイツフェルト-ヤコブ病，ウエストナイル熱，新型インフルエンザ，重症急性呼吸器症候群（SARS[3]）など，40 種類以上が出現している。

再興感染症●　近い将来，克服されると考えられていたのに，再び猛威をふるっているものもある。結核やマラリアなどが代表的な疾患であり，**再興感染症**とよばれる。

　こうした新興・再興感染症の出現をふまえて感染症対策の抜本的な見直し

1）感染症による感染が成立するためには，①感染源，②感染経路，③宿主（の感受性）の感染の 3 要素がほぼ同時にそろう必要がある。感染症を防止するためには，感染の 3 要素のうち，少なくとも 1 つをなくすことが求められる。新型コロナウイルス感染症対策をはじめ感染症対策を行う際は，感染の 3 要素に立ち返って対応を考えるとよい。詳細は『新看護学 6 基礎看護 2 基礎看護技術 I』を参照してほしい。
2）AIDS：aquired immunodeficiency syndrome の略。
3）SARS：severe acute respiratory syndrome の略。

をはかるため，「伝染病予防法」など従来の法律を廃止し，新しく「**感染症の予防及び感染症の患者に対する医療に関する法律**」(**感染症法**)がつくられた。わが国の感染症対策は 1999(平成 11)年 4 月より，この新しい法律に基づいて行われている。

近年の感染症と●　2009(平成 21)年には豚インフルエンザ由来の新型インフルエンザが流行その対策　した。世界では強毒型の鳥インフルエンザ(H5N1)のトリからヒトへの感染による死亡事例が頻発しており，これがヒトからヒトへの感染力をもった場合(ヒト-ヒト感染)の想定被害の莫大さから対策の強化が必要となっている。2012(平成 24)年には，「**新型インフルエンザ等対策特別措置法**」も制定され，より強固な体制整備と対応が求められている。

② 感染症の対策

感染症法の●　「感染症法」が対象とする感染症は，**一～五類感染症，新型インフルエン**対象感染症　**ザ等感染症，指定感染症，新感染症**に分類されている(● 表 2-21)。ただし，「感染症法」は感染症の動向などに伴って，何度も分類や対象疾患の見直しが行われている。たとえば 2006(平成 18)年の改正では「病原体等の管理に関する規定」が創設され，病原体は感染性や重篤度に応じて 1～4 種に分類されたうえで，保有が「原則禁止」「許可制」「届出制」「基準の遵守（じゅんしゅ）の適用」などと規制されることになった。また，2008(平成 20)年の改正で「新型インフルエンザ等感染症」という類型が新たに設けられた。

届出基準●　「感染症法」が対象とする疾患には届出基準が設けられており，一～四類感染症，新型インフルエンザ等感染症，指定感染症，新感染症を診断した医師はただちに，五類感染症のうちの一部は 7 日以内[1]に，最寄りの保健所長を経由して都道府県知事に届け出なければならない。

感染症医療●　具体的な医療体制として，**感染症指定医療機関制度**が設けられている(● 204 ページ)。

② 公衆衛生上の重要疾患

① 後天性免疫不全症候群(エイズ)，HIV 感染症

ヒト免疫不全ウイルス *Human immunodeficiency virus*(HIV)を病原体とする。1981(昭和 56)年，アメリカではじめて報告された。現在は，多剤併用抗 HIV 療法の導入により長期生存が可能になっている。

感染の動向●　国連合同エイズ計画(UNAIDS)[2]と世界保健機関(WHO)の推計によると，

---

1) 五類感染症のうち，風しん，麻しん，侵襲性髄膜炎菌感染症はただちに届け出る。
2) 国連合同エイズ計画では 2030 年までに公衆衛生上の脅威としてのエイズ流行の終結を目ざしている。そのために，2025 年までに HIV 陽性者の検査-治療-ウイルス抑制(治療成功)を 95%-95%-95% にするなどの数値目標を打ち出している。

◯ 表 2-21　感染症法が対象とする疾患

類型		対象疾患	特徴	措置	届出基準
一類感染症 （7 疾患）		エボラ出血熱，クリミア・コンゴ出血熱，痘そう，南米出血熱，ペスト，マールブルグ病，ラッサ熱	感染力，重篤性などの総合的な観点から，危険性がきわめて高い感染症	患者，疑似症患者，無症状病原体保有者に，入院などの措置	全数把握 ◎
二類感染症 （7 疾患）		急性灰白髄炎，結核，ジフテリア，重症急性呼吸器症候群（病原体がベータコロナウイルス属 SARS コロナウイルスであるものに限る），中東呼吸器症候群（病原体がベータコロナウイルス属 MERS コロナウイルスであるものに限る），鳥インフルエンザ（H5N1 または H7N9）	感染力，重篤性などの総合的な観点から，危険性が高い感染症	患者，一部の疑似症患者に，入院などの措置	全数把握 ◎
三類感染症 （5 疾患）		コレラ，細菌性赤痢，腸管出血性大腸菌感染症，腸チフス，パラチフス	危険性は高くないが，特定の職業への就業によって集団発生をおこしうる感染症	患者，無症状病原体保有者に，就業制限などの措置	全数把握 ◎
四類感染症 （44 疾患）		E 型肝炎，A 型肝炎，黄熱，Q 熱，狂犬病，炭疽，鳥インフルエンザ（H5N1 および H7N9 を除く），ボツリヌス症，マラリア，野兎病　など	動物，飲食物などを介してヒトに感染し，国民の健康に影響を与えるおそれがある感染症（ヒトからヒトへの感染はない）	媒介動物の輸入制限，消毒，汚染物の廃棄などの措置	全数把握 ◎
五類感染症	全数把握 （24 疾患）	アメーバ赤痢，ウイルス性肝炎（E 型肝炎および A 型肝炎を除く），クロイツフェルト・ヤコブ病，後天性免疫不全症候群，梅毒，破傷風，百日せき，風しん，麻しん　など	感染症発生動向調査を行い，その結果などに基づいて必要な情報を一般国民や医療関係者に情報提供・公開し，発生・蔓延を防ぐべき感染症		全数把握 ◯
	定点把握 （26 疾患）	水痘，手足口病，流行性耳下腺炎，インフルエンザ（鳥インフルエンザおよび新型インフルエンザ等感染症を除く），性器クラミジア感染症，マイコプラズマ肺炎，メチシリン耐性黄色ブドウ球菌感染症，新型コロナウイルス感染症（令和 2 年 1 月に中華人民共和国から WHO に対して人に伝染する能力を有することが新たに報告されたものに限る）　など			定点把握 ☆
新型インフルエンザ等感染症		新型インフルエンザ 新型コロナウイルス感染症	新たにヒトからヒトに伝染する能力を得たウイルスを病原体とするインフルエンザ。全国的に急速な蔓延によって国民の生命および健康に重大な影響を与えるおそれがあると認められるもの		全数把握 ◎
		再興型インフルエンザ 再興型コロナウイルス感染症	かつて世界的規模で流行し，その後，長期間流行がなかったのに再興したインフルエンザ。全国的に急速な蔓延によって国民の生命および健康に重大な影響を与えるおそれがあると認められるもの		全数把握 ◎
指定感染症		政令で 1 年間に限定して指定する	既知の感染症で，一〜三類感染症および新型インフルエンザ等感染症には分類されていないが，それらに準じた対応が必要になった感染症		全数把握 ◎
新感染症			ヒトからヒトに伝染し，既知の感染症と症状などが明らかに異なり，病状の程度が重篤で，蔓延によって国民の生命および健康に重大な影響を与えるおそれがある感染症。一類感染症に準じた対応を行う		全数把握 ◎

＊全数把握：すべての医師が届け出なければならない　＊定点把握：指定届出機関だけが届け出る
◎：ただちに最寄りの保健所長を経由し都道府県知事に届け出る
◯：7 日以内に（風しん，麻しん，侵襲性髄膜炎菌感染症はただちに）最寄りの保健所長を通し都道府県知事に届け出る
☆：それぞれ省令で定めるとおり，都道府県知事に届け出る（週単位，月単位など）

2022(令和4)年末現在のHIV感染者数は約3900万人, 2022年の新規HIV感染者数は約130万人, エイズによる死亡者数は約63万人とされている。

そのなかで, わが国のHIV感染者・エイズ患者数は増加の一途をたどっている。厚生労働省エイズ動向委員会によると, 2022(令和4)年に新たにHIVに感染した人は632人, エイズを発症した人は252人であった。すでに国内のHIV感染者総数は2万人を, エイズ患者総数は1万人をこえている。エイズ予防指針はこれまでのこうした増加の傾向を背景に改正され, 新しい指針にそったエイズ対策が進められている。

② 結核

結核の再流行● 結核は以前は「不治の病」と恐れられていたが, 有効な化学療法の普及などにより患者数・死亡率が激減し, 先進諸国では「過去の病気」とみられていた。しかし, 1980年代から世界的に再流行し, WHOが「世界結核非常事態宣言」(1993年)を出すまでになった。

わが国では1997(平成9)年から新規の結核患者が増えはじめ, 1999(平成11)年には「結核緊急事態宣言」が出されるにいたった。2022(令和4)年の新規患者は1万235人で, 人口10万人あたりの患者数が8.2人となり, 結核低蔓延国[1]となっている。

結核対策● 結核対策は長年, 「結核予防法」によって行われてきたが, 2007(平成19)年4月からは「感染症法」に基づいて行われている(「結核予防法」は廃止された)。対策の基本は, 健康診断, 予防接種, 患者管理, 結核医療であり, これらが一貫して行われるように体系づけられている。

BCGの予防接種は, 生後1歳までに受ける。また, BCG接種前のツベルクリン反応検査は効果が低いとして2005(平成17)年4月に廃止された。

③ その他

鳥インフルエンザと新型インフルエンザ● 強毒型の鳥インフルエンザ(H5N1など)のヒトへの感染がしばしば観察されるようになった。世界各国で家禽類・野鳥への感染も確認されたため, これらの大量処分などの対策がとられ, 感染率は非常に低いことが判明した。しかし, 現在も新規患者の発生が続いており, WHOの2022(令和4)年8月30日発表に基づくと, 2003(平成15)年以降865人の患者と456人の死亡が観察されている。わが国での感染例はない。

前述のように, 2009(平成21)年には豚由来の新型インフルエンザ(A/H1N1)が流行した。弱毒性であったため, 国内死亡者は少なかったが, 世界中に蔓延して, 国内では発熱相談センターや発熱外来などが設けられ, 受

---

1) 世界保健機関(WHO)は, 低蔓延国の基準として「人口10万人あたり10人未満」としている。

診対応がなされた。患者数は同年 11 月末に流行のピークを迎えたが，10 月からはワクチン接種も始まり，沈静化へと向かった。

新型コロナ●
ウイルス感染症

2020 年には新型コロナウイルス感染症（COVID[1]-19）が世界的大流行（パンデミック）をおこした。政府は対策本部を立ち上げ，「感染症法」に基づく指定感染症，そして「検疫法」に基づく検疫感染症に指定した。また，「出入国管理及び難民認定法」に基づく外国人の日本上陸拒否体制もとった。その後，さらに「感染症法」を一部改正し，新型コロナウイルス感染症を「新型インフルエンザ等感染症」に加えた。感染の疑いのある人は帰国者・接触者相談センター（保健所など）に電話相談したうえで，帰国者・接触者外来を受診するしくみを整え，これはのちに「診療・検査医療機関」の設置につながった。「感染症法」において，患者は原則，感染症指定医療機関への入院になるが，パンデミックであるため，一般の医療機関でも感染患者を受け入れ，無症状者などはホテル療養も行われた。そして，「新型インフルエンザ等対策特別措置法」に基づく緊急事態宣言等が発出され[2]，外出の自粛，施設使用・催物開催の停止，営業の自粛等が要請された。同感染症は，オミクロン株とは大きく病原性が異なる変異株が出現するなどの特段の事情が生じていないことが確認されたため，2023（令和 5）年 5 月 8 日から「感染症法」上の 5 類感染症に位置づけられた。

エボラ出血熱●
など

近年，世界でいくつかの感染症が流行し，注目された。エボラ出血熱，中東呼吸器症候群（MERS[3]），デング熱，ジカ熱などである。このうちデング熱は，2014（平成 26）年に東京都を中心に 69 年ぶりの国内流行が発生し，約 160 人の患者が報告された。デング熱，ジカ熱のいずれも蚊が媒介するため，蚊の発生を抑制することや消毒，蚊に刺されないことの注意喚起などがなされた。エボラ出血熱や MERS についてはわが国での発生はみられていないが，国際化の進展とともに注意を要する。

③ 検疫と予防接種

① 検疫

感染症の世界的な流行は，おもに人や物の移動によって生じる。検疫とは，国内に常在しない感染症の侵入を防ぐため，港湾や空港で輸入品や入国者を検査することをいう。わが国の検疫は，「検疫法」（◯ 212 ページ）と「国際保健規則」によって行われ，輸入された動物や植物，食品などが病原体に汚染されていないか，海外からの渡航者が WHO の指定する検疫感染症に罹患し

---

1 ）COVID：coronavirus disease の略。
2 ）「新型インフルエンザ等対策特別措置法」は改正され，「まん延防止等重点措置」の創設，時短営業等の要請・命令，命令違反の場合の過料が規定された。
3 ）MERS：Middle East respiratory syndrome の略。

ていないかなどを確認し，必要に応じて輸入禁止，感染者の隔離，停留などの措置がとられる。

② 予防接種

予防接種[1]とは，身体にワクチンを接種することで，その感染症に対する免疫能を高め，発病を防止する手段である。わが国では「**予防接種法**」に基づき，**定期の予防接種**（定期接種）と**臨時の予防接種**（臨時接種）が行われている（●209ページ）。かつては接種が国民の義務とされていたが，1994（平成6）年の法改正によって「受けるように努めなければならない」という努力義務に変更された。国や地方公共団体の役割は「予防接種を受けさせること」から，受けることをすすめること（**勧奨接種**）にかわった。これは，重篤な感染症の発生が少なくなってきたことや，予防接種による健康被害が見逃せないなどの背景がある。

まとめ

- わが国の人口は，今後，長期的な減少傾向に入ると危惧されている。
- わが国の死因構造は，伝染病から生活習慣病に大きく変化した。
- 悪性新生物，心疾患，脳血管疾患は3大生活習慣病とよばれ，死亡の約半数を占める。
- 0歳の平均余命は平均寿命となる。
- 「地域保健法」の成立により，保健所は地域保健の広域的・専門的・技術的拠点として機能が強化された。
- 2000（平成12）年，21世紀の母子保健の方向性を示す「健やか親子21」が策定された。
- 地域における精神保健活動の第一線機関は，保健所である。
- 水俣病，イタイイタイ病，四日市喘息，新潟水俣病は4大公害とよばれる。
- 近年，ノロウイルスによる食中毒が最も多く，結果，食中毒は冬季の発生割合が最も高い。
- わが国のHIV感染者・エイズ患者数は，増加の一途をたどっている。

1）予防接種の接種率が95％以上になると，集団の感染症の蔓延が予防される。これを集団免疫という。免疫のない者と感染者の接触する確率が低くなり，集団全体での流行を防ぐことが可能となるからである。

復習問題

❶ 〔 〕内の正しい語を選びなさい。

▶ 一定期間の人口増減を人口〔①静・動〕態という。

▶ 合計特殊出生率が〔② 1.07・2.07・3.07〕を割ると，将来の人口減少が予測される。

▶ 自殺の最も多い原因は，〔③経済・家庭・健康〕問題である。

▶ 食中毒の最も多い季節は，〔④夏・冬〕季である。

▶ 結核は〔⑤新・再〕興感染症であり，〔⑥一・二・三〕類感染症である。

❷ 次の文章の空欄を埋めなさい。

▶ 国勢調査の大規模調査は，〔① 〕年に1回実施される。

▶ 1971〜1974年の一時的な出生率の上昇を，第〔② 〕次ベビーブームという。

▶ 生産年齢人口は〔③ 〕歳から〔④ 〕歳までの人口をいう。

▶ 戦前の人口ピラミッドは〔⑤ 〕型，現在は2つのふくらみをもった〔⑥ 〕型である。

▶ 20代で最も多い死因は〔⑦ 〕，60代で最も多い死因は〔⑧ 〕である。

▶ 通院者の最も多い傷病は〔⑨ 〕である。

▶ 健康日本21(第三次)の基本的方向として，健康〔⑩ 〕の延伸と健康〔⑪ 〕の縮小がある。

▶ 食中毒の最も多い原因微生物は，〔⑫ 〕ウイルスである。

❸ 次の表の空欄を埋めなさい。

死因順位	2021年	2020年	2019年
1位	〔① 〕	悪性新生物	悪性新生物
2位	〔② 〕	心疾患	心疾患
3位	〔③ 〕	老衰	老衰
4位	〔④ 〕	脳血管疾患	脳血管疾患
5位	〔⑤ 〕	肺炎	肺炎

医療のしくみ

A 医療とは

医療・医学・
治療

　医療とは，人間の健康を保ちより健康にすること，あるいは病気や障害など健康であることが妨げられた状態から回復させることを目的としたさまざまな活動の全体を示すものである。人々の健康をまもるための薬や治療，食事，運動，生活や環境を整えること，それらを維持，改善するための制度のすべてが医療に含まれる。**医学**は，人間のからだの構造や機能，病気について研究し，病気を診断・治療・予防する方法を開発する学問であり，この中の**治療**は，病気やけがをなおしたり，症状を軽くしたりするための行為のことである。

死因の変化

　かつてわが国では，多くの人々が結核で命を落としていた。結核は国民病，亡国病ともいわれていたが，第二次世界大戦後，日本人の死因の第1位は結核から脳血管疾患，心疾患，そして悪性新生物へと入れかわってきた。結核による死亡率が低下した理由の1つには，結核の治療に有効な薬が開発されたことにある。しかし，結核の死亡率の推移をみると，結核の治療薬が登場してから結核で亡くなる人が減ったのではなく，それ以前からゆるやかに低下していることがわかる。

　結核は結核菌という細菌による感染症であるが，からだの中に菌を取り込んでも，すべての人が結核になるわけではない。栄養不足や睡眠不足，過重な労働による疲労の蓄積などが重なり，結核菌に対するからだの抵抗力が弱まったところで，結核という病気になる。**医学**の進歩によって薬が開発され，その薬を用いた結核の**治療**が可能になった。しかし，結核で命を落とす人が減少した背景には，高度経済成長時代がもたらしたゆたかな食生活や衛生状態の改善などの人々を取り巻く生活環境の変化，さらに BCG 接種，結核健診，公費負担による医療費確保などの包括的な結核対策があり，これらはすべて**医療**である。

1 医療の歴史

1 医学のはじまり

■ギリシア医学

　ギリシア神話には，**アスクレーピオス** Asclepius という名医が登場する。すぐれた医術によって死者をもよみがえらせるようになり，そのことが世界の秩序を乱すとして処刑された。しかし，のちに功績がたたえられ，へびつかい座となり神の一員として認められた。また，ヘビの巻きついた「アスクレーピオスの杖」は，いまもなお世界で医療の象徴とされており，世界保健機関(WHO)の旗にも，その図柄が用いられている。

　アスクレーピオスのあとの世代，**ヒポクラテス** Hippocrates は，エーゲ海にあるコス島で生まれた古代ギリシアの医師である。その名がついている『ヒポクラテス全集』は，ヒポクラテスの死後 100 年を経て編纂されたといわれている。これらの書物は 19 世紀にいたるまで医学思想に大きな影響を及ぼしたことから，ヒポクラテスは「西洋医学の父」とよばれている。

　ヒポクラテスの最も大きな功績は，医学をそれまでの迷信や呪術とは切り離し，科学的な学問へと発展させたことにある。古代ギリシアでは病気の原因を究明するための死体解剖は行われず，身体の深部の解剖学的知見に基づく診断や治療は行われなかったとされる。その一方で，患者の状態を注意深く観察することに重きがおかれ，四体液説(人間の身体は，血液・粘液・黄胆汁・黒胆汁の4つからなり，そのバランスがくずれると病気になるという考え方)が唱えられた。また，医療施設はなく，診療はもっぱら患者のいる家で行われ，医師は患者の周囲の状況を，患者のおかれた環境(自然環境や社会環境)も含めて深く観察し，これらが健康に及ぼす影響を見きわめようとした。医師のもつべき倫理性や客観性について示した「ヒポクラテスの誓い」は，いまもなお受け継がれている。

　ギリシア時代に続くのちの約 1000 年間，キリスト教が支配した中世は，それまで蓄積されてきた古代ローマ・ギリシア文化が破壊され，歴史にとどめられるような文化の発展はみられなかった。医学においても同様で，医学の進歩は 14 世紀以降のルネサンスを待つことになる。

■ルネサンス医学

　14 世紀には，医師の教育の場で人体解剖が行われるようになった。ルネサンス期の芸術家**レオナルド−ダ−ヴィンチ** Leonardo da Vinci(1452〜1519)の残した人体図は解剖学的知識に基づくものであるとされている。彼の手稿には多くの精密な解剖図が残されているが，当時，広く世に出まわることはなかった。

解剖学においては，16世紀初期の解剖学者**ヴェサリウス** Vesalius, A.(1514～1564)の業績が大きい。1543年に出版された『人体構造論』は，その正確さからそれ以降の解剖学の歴史を大きくかえたといわれている。また当時の印刷技術の進歩とあいまって，医学書を含む多くの書物が広く人々に行きわたるようになる。さらに化学や物理学の進歩は，医学の進歩にも大きく貢献した。

② 近代医学の発展

■公衆衛生

近代の公衆衛生活動のはじまりは19世紀以降であるが，それ以前から病気を予防するという視点で公衆衛生(人々の生命を衛ること)は試みられていた。ペストやコレラなどが空気や水によって集団に広がることが確認されていた。**スノウ** Snow, J.(1813～1858)は疫学調査により，ロンドンのコレラの集団発生は汚染された水が原因であることを突きとめ，防疫対策を講じた。これは1884年にドイツの細菌学者コッホ(後述)によってコレラ菌が発見される約50年前のことであった。

1854年のクリミア戦争で戦地におもむき，負傷兵の看護にあたったとされる**ナイチンゲール** Nightingale, F.(1820～1910)は，病院の不衛生な状態が傷病の回復に悪影響を及ぼしていることに着眼した。ナイチンゲールは統計学の先駆者であり，疫学者でもあり，その活動は公衆衛生そのものでもあった。

■細胞の発見

16世紀に発明された顕微鏡は，17世紀以降は医学研究にも使われるようになり，19世紀には医学研究者のシンボルのような位置づけになった。あらゆる生物は細胞からなりたっているとする細胞説を，**シュライデン** Schleiden, M. J.(1804～1881)は1838年に植物で，**シュワン** Schwann, T.(1810～1882)は1839年に動物で提唱している。のちの1858年に**ウィルヒョー** Virchow, R. L. K.(1821～1902)が細胞が生命現象を示す最小の単位であるとした。彼は炎症やがんの増殖や転移などを『細胞病理学』という著書に残し，現代病理学の礎となった。

■細菌学分野の功績

細菌学で功績を残したフランスの**パスツール** Pasteur, L.(1822～1895)は，生物学と化学の教育を受けており，医師ではない者が医学の世界で名声を得たことは，医学の進歩がさまざまな分野の学問と関係していることを意味するものであろう。パスツールは酵母の研究から発展し，弱毒化した微生物を用いたワクチンの接種による免疫の獲得を発見した。その後，狂犬病の予防ワクチンをつくり，世界で注目を集めることとなる。

　細菌学の研究者としてパスツールと並ぶ**コッホ** Koch, R.(1843〜1910)は，1876年に炭疽菌の純粋培養に成功し，細菌が動物の病原体であることを証明するとともに，感染症の病原体を特定するためのコッホの4原則(コッホの条件)を提唱した。1882年3月24日，結核菌の発見により，ヒトにおいても細菌が病原体であることを証明した。現在，3月24日は世界結核デーに制定されている。それまでは人間の身体の中でおきることに着目されていた病気の原因が，人間の身体の外からやってくるものであることの証明は，医学における大きな転機であったともいえる。

　以後，病原体は，寄生虫，真菌，さらに一般細菌より小さいリケッチア，クラミジア，ウイルスと新たな発見が続いている。

■感染症の治療

　コッホと彼の門下生による相つぐ病原体の発見は，その治療法の確立につながった。1890年，**北里柴三郎**(1853〜1931)と**ベーリング** Behring, E.(1854〜1917)が，ジフテリアと破傷風の血清療法の発見を発表した。その後，感染症の治療は，特定の病原体に作用して毒素を取り除く化学物質である抗生物質が主流となる。1928年に**フレミング** Fleming, A.(1881〜1955)によるペニシリンの発見，1944年に**ワクスマン** Waksman, S. A.(1888〜1973)によるストレプトマイシンの発見と続いた。今日では多くの抗生物質は，がんの一部など感染症以外の疾患にも有効であることが確認され，広く用いられるようになった。しかし，抗生物質に耐性をもつ耐性菌の発生と，それに対する新たな薬剤の開発はつねに繰り返されている。

■麻酔・消毒

　手術における全身麻酔は，1805年に**華岡青洲**(1760〜1835)が行った乳がん摘出手術が世界ではじめてといわれている。1840年代からはエーテルやクロロホルムが登場し，世界に広まった。麻酔は外科医が行う手術の範囲を広げることになったが，一方で開いた傷口が長時間にわたり空気にさらされ，細菌感染の危険性が高まることにもなり，麻酔の導入は必ずしも手術による治療の成功率を高めるものではなかった。

　1860年代になり，**リスター** Lister, J.(1827〜1912)が，術後の創傷の化膿は細菌による汚染であるとして，術野や手術用具をフェノール(石炭酸)で消毒することを提唱した。消毒によって，それまでは切断手術以外の方法はないとされていた四肢の複雑骨折も，切断することなく傷をふさぐことが可能となった。のちに殺菌手術は，最初から菌の侵入を防ぐ無菌手術にかわり，外科学が医学の花形となる時代に移行する。

■放射線医学・医療工学

　ドイツの物理学者**レントゲン** Röntgen, W. C.(1845～1923)がX線を発見したのは1895年であり，当時，身体を切り開かずに中の様子を見ることができるということは大きな功績だった。以後，X線装置の開発や造影剤の使用からMRIやCTといった画像診断装置の開発など，診断を行うための技術は格段に進歩した。また，1898年の**キュリー夫妻**(ピエール＝キュリー Curie, P.〔1859～1906〕，マリア–スクウォドフスカ＝キュリー Curie, M.〔1867～1934〕)によるラジウムの発見以降，さまざまな開発が進み，放射線は診断のみならず，治療にも用いられるようになる。以上のような放射線医学の進歩は，現在のような被曝対策をとることなく，高線量の放射線にさらされ命を落とした初期の研究者の犠牲のうえになりたっている。

　19世紀以降，人工呼吸器，人工心肺，人工腎臓が開発され，さらに内視鏡や手術ロボットの登場など，医療工学の分野はいまも日々進歩している。義肢や装具は紀元前からあったとされるが，今日では思考をとらえて自分の手足のように動く思考制御型義肢の開発も取り組まれている。

2 これからの医療

1 医療の発展

　いまだ人間の心とからだ，病気，診断や治療について，すべてが解明されたわけではない。病気の治療に効果があるという新薬が開発されれば，その新薬では効果のない新たな病気が見つかるということを繰り返している。それでも医療はいまなお，確実に発展しつづけているといえるだろう。一方で，高度化・専門分化した医療は，さまざまな課題もかかえている。

■医療の専門分化と統合

　「内科」と「外科」は医療の歴史では異なる出発点から発展した。中世では医学という言葉は内科学を示し，初期の外科医の仕事は理容師が担っていた。現在では「内科」「外科」と並列に表記されているが，起源は異なり，現在も内科治療と外科治療，それぞれを担う独立した診療科として住み分けられている。さらに，医療の高度化・細分化が進むなかで，特定の臓器・疾患に限定せず多角的に診療を行うことの必要性も主張されている。イギリスやアメリカでは，総合的な初期診療を担う総合診療医 general practitioner (GP)が存在するが，国内におけるGP制度はこれからの課題である。

　一方で，医療の現場では複数の診療科の連携による医療も実現している。たとえば，**ハイブリッド手術室**における治療があげられる。ハイブリッドとは異種のものの組み合わせという意味であり，ハイブリッド手術室では放射線透視装置を設置することで，カテーテル(細長く柔軟な医療用の管)を血管

に挿入し，その中を通してさまざまな機器を用いて行うカテーテル治療が可能となった。人工弁置換術（はたらきがわるくなった心臓の弁を人工弁にかえること）は，これまでは胸部外科による開胸手術が行われていたのが，循環器内科と血管外科，診療放射線科などの各専門分野のスタッフによる混合チームで，胸部を大きく切り開くことなく，血管内に挿入したカテーテルを用いて人工弁を入れる手術が可能となった。

■再生医療

　2013（平成 25）年に制定された「再生医療等の安全性の確保等に関する法律」では，**再生医療**について，細胞加工物を用いて，人の身体の構造や機能の再建や修復，形成を行うもの，人の病気の治療や予防を行うものとしている。白血病患者に対する骨髄移植，熱傷患者に対する皮膚移植などが行われているが，現在は，さまざまな細胞のもととなる**幹細胞**を用いて，細胞の壊死などによって失われた機能の回復をはかろうとする研究が進められている。

　当初はヒト胚芽性幹細胞（ES 細胞[1]）が用いられていたが，受精卵を材料にするという倫理的問題もあり，多能性幹細胞を作成する方法が模索されていた。2006（平成 18）年に京都大学の山中伸弥教授らのグループは，**人工多能性幹細胞**（iPS 細胞[2]）をマウスの線維芽細胞から，翌年にはヒトの皮膚由来の線維芽細胞からつくることに成功し，2012（平成 24）年のノーベル生理学・医学賞を受賞した。国内でも法律が整備され，幹細胞を活用した再生医療は実用化に向けた取り組みが進められている。

■個別化医療

　ヒトの細胞にはそれぞれ DNA が含まれ，この DNA が複製されることで遺伝情報が受け継がれている。1990～2003 年に行われたヒトゲノム計画では，ヒトの DNA を構成する 30 億塩基対すべてが解読された[3]。DNA には個人差があり，それに合わせて効果的な薬の種類や量を調整したり，予測される病気を予防的に治療したりすることも可能となる。**個別化医療**はオーダーメイド医療ともいわれ，究極の医療であるともいえる。一方で，遺伝子に関する研究はまだ始まったばかりであり，遺伝子の変異をスクリーニングすること，遺伝子そのものに操作を加えることは，倫理的問題も多く含んでいる。

---

1 ）ES 細胞：embryonic stem cell の略。
2 ）iPS 細胞：induced pluripotent stem cell の略。
3 ）東京大学医科学研究所ヒトゲノム解析センター：ヒトゲノム解析計画とは.
　　（https://www.at.hgc.jp/archive）（参照 2023-12-01）

❷ 医療を取り巻く状況と課題

■高齢化

2022(令和4)年の平均寿命は男性81.05歳，女性87.09歳で，前年を下まわっている。平均寿命の前年との差を死因別に分析すると，男女とも新型コロナウイルス感染症，心疾患，老衰などの死亡率の変化が，平均寿命を縮める方向にはたらいている[1]。

2023年9月15日の推計によると，65歳以上の高齢者人口は3623万人であり，1950年以降はじめての減少となった。一方で，総人口に占める割合は29.1%の過去最高であった[2]。

■多様化する健康課題

日本人の死因の第1位は，1951(昭和26)年に結核から脳血管疾患へとかわり，その後は心疾患，さらに現在は悪性新生物となった。脳卒中，がんなどの悪性新生物，心臓病などは40歳前後から急に死亡率が高くなり，かつ死因のなかでも上位にあり，40～60歳くらいの働き盛りに多い疾患であることから，「成人病」とよばれていた。のちにこれらの疾患は，喫煙や食事，運動などの生活習慣との関連が深いことから，1996(平成8)年に**生活習慣病**と改称することが提唱された[3]。人々の健康を保持増進するための対策も，画一的なものではなく，ニーズに応じた多様なものが求められるようになってきた。

1995(平成7)年の阪神・淡路大震災以降，たびたび問題となる災害時の医療，新型インフルエンザやエボラ出血熱などの新興感染症・再興感染症(●53ページ)，自殺対策，過労死の問題など，わが国では多くの課題をかかえている。国民の医療費においては，高齢者の医療費が占める割合が増加している。一方，周産期医療や小児医療など，子どもを産み，育てていくための医療も多様化し，それぞれの課題への対応が求められている。

■在宅療養

高齢化が進むなか，団塊の世代[4]が75歳以上となる2025年以降は，国民の医療や介護の需要がさらに増加することが見込まれている。厚生労働省で

1）厚生労働省：令和4年簡易生命表の概況．p.2.
（https://www.mhlw.go.jp/toukei/saikin/hw/life/life22/dl/life22-15.pdf）（参照 2023-12-01）
2）総務省統計局：統計トピックス No.138 統計からみた我が国の高齢者．p.2.
（https://www.stat.go.jp/data/topics/pdf/topics138.pdf）（参照 2023-12-01）
3）厚生労働省：生活習慣に着目した疾病対策の基本的方向性について（意見具申）．1996.
（https://www.mhlw.go.jp/www1/houdou/0812/1217-4.html）（参照 2023-12-01）
4）団塊の世代：1947～49(昭和22～24)年に生まれた世代をいう。ほかの世代に比べて人口が多い。

は 2025 年を迎えるにあたり，高齢者が可能な限り住み慣れた地域で，自分らしい暮らしを人生の最後まで続けることができるよう，地域の包括的な支援・サービス提供体制（**地域包括ケアシステム**）を整えることが必要であるとしている[1]。「自分らしい暮らし」とは，病気や障害の治療やケアのため医療機関に長期にわたって入院するのではなく，さまざまなサービスや支援を受けながら自立した生活が送れるようにするということである。

　住み慣れた地域で生活することは，ごくあたり前のことのように思える。しかし，2022（令和 4）年の病院報告[2]によれば，平均在院日数（患者 1 人あたりの入院期間を算出したもの）は 27.3 日となっており，一般病床は 16.2 日，精神病床 276.7 日，療養病床 126.5 日，介護療養病床[3]307.8 日となっている。全体の平均としては年々短くなる傾向にあるものの，欧米諸国との比較では長い期間となっている。

　医療やケアの場を，医療機関から在宅へと移行していくなかで，地域包括ケアシステムをどのように構築していくのか，医療職を含めた在宅療養の担い手をどのように養成していくのかは，現在の大きな課題でもある。

■多職種連携

　今日_{こんにち}，高度化・専門分化した医療の現場では，さまざまな専門職種からなるチームによる医療が行われている。さらには医療の対象である人々が，障害や病気をもちながらも地域で生活することを前提とする在宅療養の推進のために打ちたてられた地域包括ケアシステムでは，住まい・医療・介護・予防・生活支援が一体的に提供されることを前提としている（◉40 ページ）。医療にかかわる職種のみならず，福祉や教育など多分野の複数の職種が連携することでシステムが機能する。すでに地域では研修会や地域ケア会議などが行われているが，今後さらに多職種連携を推進していく必要がある。

B　医療を提供するしくみ

　わが国の医療の提供は，おもに「**医療法**」と「**地域における医療及び介護の総合的な確保の促進に関する法律**」にて定められている。

1）厚生労働省ホームページ：地域包括ケアシステム．
　　（https://www.mhlw.go.jp/stf/seisakunitsuite/bunya/hukushi_kaigo/kaigo_koureisha/
　　chiiki-houkatsu/）（参照 2023-12-01）
2）厚生労働省：令和 4 年（2022）医療施設（動態）調査・病院報告の概況．p. 15.
　　（https://www.mhlw.go.jp/toukei/saikin/hw/iryosd/22/dl/11gaikyou04.pdf）（参照 2023-12-01）
3）介護療養病床：療養病床のうち，介護保険制度の適用を受ける病床をいう。ほかの病床については ◉69 ページ。

1 医療施設

医療を提供する施設として，病院，診療所，助産所，介護老人保健施設，調剤を実施する薬局などがある。

1 病院

医師または歯科医師が医療行為を行う施設の中で，20人以上の患者を入院させるための施設をもつものを**病院**としている。病院は，精神疾患患者の病床のみをもつ**精神科病院**と，それ以外の病院である**一般病院**に区分されることがある。また，一般病院のうち，一定の機能をもつ病院として，①地域医療支援病院，②特定機能病院，③臨床研究中核病院がある。

1 地域医療支援病院

地域医療支援病院は，地域における医療の確保のために必要な支援を行う病院であり，都道府県知事が承認する。救急医療やかかりつけ医から紹介された患者の診断や治療を行い，病状が改善し安定したらかかりつけ医に逆紹介して，治療の継続ができるよう支援する。紹介患者に対する医療，医療機器の地域の医師などによる共同利用，救急医療の実施，地域の医療従事者への研修などの役割をもつ。おもな承認要件は，紹介患者中心の診療であること（紹介率・逆紹介率が定められた割合以上になっているか），救急医療の提供ができること，建物・設備・機器などを地域の医師などが利用できる体制となっていること，200床以上の病床をもつことなどである。

2 特定機能病院

特定機能病院は，高度の医療技術，高度の医療の開発および評価，高度の医療に関する研修の実施が可能な病院であり，厚生労働大臣が承認する。おもな承認要件は，400床以上の病床をもつこと，ほかの病院や診療所からの紹介率が50%以上であること，定められた16の診療科を掲げていること，施設や研究の実績，医療安全の強化体制などである。

3 臨床研究中核病院

臨床研究中核病院は，医薬品や医療機器，医療技術の開発のための臨床研究や治験の中心的な役割を担う病院であり，厚生労働大臣が承認する。おもな承認要件は，特定臨床研究（厚生労働省で定める基準にそって行う臨床研究）の計画・実施が可能であること，ほかの医療機関との共同研究で主導的な役割を果たせること，ほかの医療機関に対する特定臨床研究への相談対応，情報提供，助言，援助を行うことができること，特定臨床研究の研修を行うことができることなどである。

2 診療所

診療所とは19人以下の患者を入院させるための施設があるもの，または

患者を入院させる施設のないものをいう。このなかで入院施設のあるものを**有床診療所**，入院施設のないものを**無床診療所**と区別している。

③ 助産所・介護老人保健施設・薬局

■1 助産所

　助産所は，助産師が助産業務を行う施設である。妊婦，産婦または褥婦が10人以上入所できる施設をもってはならない。助産師が開設することができるが，嘱託する医師と病院・診療所を定めておかなければならない。

■2 介護老人保健施設

　介護老人保健施設は，「介護保険法」の規定による施設である。入所者は要介護認定が必要であり，日常生活上の世話や健康管理を行う。病状が安定しているものの，家庭への復帰にあたり，医療処置，看護や入浴・食事・排泄などの介護，回復期リハビリテーションが必要な場合に入所することができる。あくまでも自宅へ帰るための訓練をする場であり，長期にわたって入所しつづけることはできない。また，入所者に対して医療保険から算定できる医療が決められており，簡単な投薬治療や検査，処置のみ行うことができる。

■3 薬局

　調剤を実施する薬局は，医療提供施設と位置づけられている。医師や歯科医師が発行した処方箋に基づいて，患者が選んだ薬局の薬剤師が薬を調剤する。法律や省令で，薬剤師の人員数，構造設備基準などについて定めている。

④ 医療施設の状況

　2021（令和3）年の医療施設調査によると，病院と有床診療所の施設数は減少傾向にある（◐図3-1）。無床診療所を含めた医療施設の総数は180,396施設であり，前年より1,672施設増加した（◐表3-1）。

⑤ 病床の種類

　医療法では，どのような疾患で入院するための病床であるのか，5種類を定めている（◐表3-2）。

　①**精神病床**　精神疾患の患者を入院させるもの。

　②**感染症病床**　「感染症の予防及び感染症の患者に対する医療に関する法律」で定めている一類感染症，結核を除いた二類感染症，新型インフルエンザ等感染症，指定感染症，新感染症の所見のある者を入院させるためのもの。

　③**結核病床**　結核の患者を入院させるためのもの。

　④**療養病床**　長期の入院が必要な患者を入院させるためのものであり，精神病床，感染症病床，結核病床以外のもの。

　⑤**一般病床**　前述の4つの病床以外のもの。

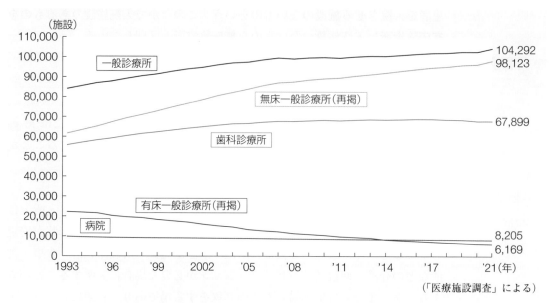

（「医療施設調査」による）

● 図 3-1　病院・診療所の施設数の推移

● 表 3-1	医療施設の種類別施設数 （2021 年 10 月現在）		● 表 3-2	病床の種類別病床数 （2021 年 10 月現在）

医療施設	施設数
総数	180,396
病院の総数	8,205
精神科病院	1,053
一般病院	7,152
一般診療所の総数	104,292
有床	6,169
無床	98,123
歯科診療所の総数	67,899

（「医療施設調査」による）

	病床数
総数	1,583,783
病院	1,500,057
精神病床	323,502
感染症病床	1,893
結核病床	3,944
療養病床	284,662
一般病床	886,056
一般診療所	83,668
療養病床（再掲）	6,310
歯科診療所	58

（「医療施設調査」による）

2　医療計画

　　厚生労働大臣が医療提供体制の確保のために，施策の基本となるべきことについて基本方針を定める。都道府県が基本方針に基づき，地域の実情に合わせて，その都道府県における医療提供体制の確保をはかるためにたてる計画を，**医療計画**という。

　　医療計画は，医療従事者の確保，医療安全の確保，医療圏の設定，基準病床数の算定などを記載している。また，とくに医療の提供が必要と認められ

る疾病として，①がん，②脳卒中，③心筋梗塞等の心血管疾患，④糖尿病，⑤精神疾患の5つ，医療の確保に必要な事業として，①救急医療，②災害時における医療，③新興感染症等の感染拡大時における医療，④へき地の医療，⑤周産期医療，⑥小児救急医療を含む小児医療の6つがあげられている。この5つの疾病，6つの事業に関する医療連携体制づくりと情報提供などについて記載している。

■医療圏

医療圏（けん）は，医療を提供する体制を確保するために，その地域の交通事情，行政区域などを考慮しながら設定する地域単位である。都道府県が設定する。

■一次医療圏

医療法に記載はないが，住民に身近で日常的な医療を提供する区域であり，おおむね市町村を単位としていることが多い。健康増進や予防，一般的な疾病の診断・治療を提供する。医療計画の記載事項ではない。

■二次医療圏

最先端の治療を除き，一般的な入院の医療を提供する区域であり，複数の市町村を合わせた単位となっている。地理的条件などの自然的条件，日常生活の需要の充足状況，交通事情などを考慮して設定する。

■三次医療圏

特殊な医療を提供する区域であり，原則的に都道府県を単位として設定している。特殊な医療とは，臓器移植などの先進的技術を必要とする医療，高圧酸素療法などの特殊な医療機器の使用を必要とする医療，先天性胆道（たんどう）閉鎖症などの発生頻度が低い疾病に関する医療，広範囲熱傷，指肢切断，急性中毒などのとくに専門性の高い救急医療などがあげられる。現在，北海道は6圏域，長野県は4圏域が設定されており，それ以外の都府県は1圏域の設定である。

■病床数

病床の偏在をなくし，全国的に一定水準以上の医療を確保することを目的として地域ごとに病床数を定めている。**基準病床数**は，全国統一の算定式により算定される。すでに基準病床数をこえている地域では，病院の開設や増床が許可されない。一般病床・療養病床数は二次医療圏ごと，精神病床・結核病床・感染症病床数は都道府県ごとに定める。

3　医療関係職

チーム医療●　医療関係職はそれぞれが担当する専門分野に分かれている。専門性を発揮してよりよい医療を提供するためには，チームで連携することが重要である。患者・家族を中心に，さまざまな専門職がチームとなって患者の治療やケア

を行うことを，**チーム医療**という。チームワークの形成には，お互いの専門性をよく理解することも必要である。

① 医師・歯科医師

　医師は，患者を診察し，診断，治療，保健指導を行う。約6割が病院，約3割が診療所に就業している。**歯科医師**は，口腔内を診察し，診断，治療，保健指導を行う。約1割が病院，約9割が診療所に就業している。医師は医師国家試験に，歯科医師は歯科医師国家試験に合格しなくてはなることができない。

② 看護師・准看護師

　看護師は，患者の食事介助や排泄介助などの日常生活における世話や，検査や治療の補助，療養上の教育などを行う。看護師国家試験に合格し申請することにより厚生労働大臣の免許を受けることができる。約7割が病院，約1割が診療所に就業している。

　准看護師は，医師，歯科医師または看護師の指示により看護業務を行う。准看護師試験に合格し申請することにより都道府県知事の免許を受けることができる。約3割が病院，約3割が診療所，約2割が介護保険施設などに就業している(◎ **表3-3**)。

　看護師，准看護師でないものが，看護師，准看護師またはこれに紛らわしい名称を使用してはならず(**名称独占**)，また業務を行ってはならない(**業務独占**)。

③ 保健師・助産師

　保健師は，保健所や市町村保健センター，地域包括支援センター，学校，企業などで，保健指導や健康教育など，おもに疾病予防や健康増進活動を行っている。保健師国家試験と看護師国家試験に合格し申請することにより厚生労働大臣の免許を受けることができる。約7割が保健所，市町村などの公的機関に就業している。

　助産師は，助産または妊婦，褥婦，新生児の保健指導を行う。また，妊婦や褥婦のみならず，すべての女性の健康に関する知識の普及にも携わっている。保健師同様，助産師国家試験と看護師国家試験に合格し申請することにより厚生労働大臣の免許を受けることができる。現状では女性しかなることができない。なお，助産所に就業するものは1割に満たず，病院・診療所で勤務する者が8割をこえ，年々増加している。

　看護職数の推移を20年ほどみてみると，看護師は増加し，准看護師は2006(平成18)年以降ゆるやかに減少し(◎ **図3-2**)，保健師・助産師はゆるやかに増加している。

⊃ 表 3-3　看護職別の就業先（2022 年 12 月末現在）

就業場所	保健師		助産師		看護師		准看護師	
	実数(人)	割合(%)	実数(人)	割合(%)	実数(人)	割合(%)	実数(人)	割合(%)
総数	60,299	100.0	38,063	100.0	1,311,687	100.0	254,329	100.0
病院	4,666	7.7	23,109	60.7	888,858	67.8	87,182	34.3
診療所	2,396	4.0	8,770	23.0	179,241	13.7	83,483	32.8
助産所	7	0.0	2,445	6.4	219	0.0	55	0.0
訪問看護ステーション	331	0.5	55	0.1	70,975	5.4	5,462	2.1
介護保険施設等	1,776	2.9	—	—	101,161	7.7	62,848	24.7
社会福祉施設	455	0.8	42	0.1	22,825	1.7	10,171	4.0
保健所	10,333	17.1	470	1.2	3,024	0.2	93	0.0
都道府県	1,821	3.0	25	0.1	1,391	0.1	47	0.0
市区町村	31,104	51.6	1,458	3.8	7,962	0.6	942	0.4
事業所	4,201	7.0	27	0.1	5,904	0.5	1,286	0.5
看護師等学校養成所または研究機関	1,196	2.0	1,494	3.9	16,784	1.3	78	0.0
その他	2,013	3.3	168	0.4	13,343	1.0	2,682	1.1

＊ 「助産師」は「介護保険施設等」について調査していない。

（「衛生行政報告例」による）

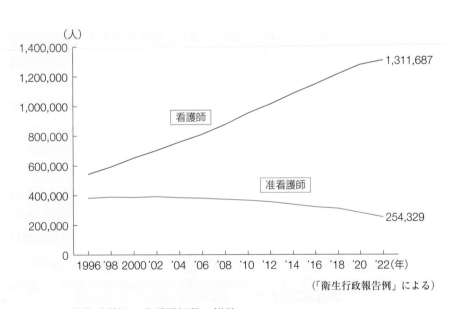

（「衛生行政報告例」による）

⊃ 図 3-2　就業看護師・准看護師数の推移

④ 薬剤師

薬剤師は，医師の処方箋に基づく薬の調剤や販売のほか，患者が正しく薬を使用できるように情報提供を行う。また，患者からの薬に関する相談も受ける。病院や調剤薬局での業務のほか，製薬会社での薬の開発や営業，製造などの業務についている薬剤師も多い。

⑤ その他の医療関係職

医療関係の業務は多岐にわたり，そして専門性も高いため，さまざまな医療関係職が協力して患者の治療やケアにあたっている。それらの多くは厚生労働大臣から免許を受ける国家資格である。看護とのかかわりの深いものを以下にあげる。

■理学療法士・作業療法士

理学療法士は，身体に障害がある者に対して，運動療法，電気刺激や温熱療法，マッサージなどを行い，機能の回復をはかる。病院や整形外科・脳神経外科・神経内科などの診療所のリハビリテーション部門での就業が多い。近年では，一般企業において産業保健スタッフの一員として，作業動作に基づいた指導やメタボリックシンドローム予防の運動への助言などを行う役割にも着目されている。

作業療法士は，身体・精神に障害のある者に対して，手芸・工作などの作業を行わせることにより，日常生活・社会生活への適応能力の回復をはかる。病院などのリハビリテーション部門での就業が多いが，近年は在宅療養の推進に伴い，高齢者や精神障害者などを対象とした生活の場での活躍が期待されている。

■視能訓練士

視能訓練士は，視力検査，屈折検査，眼圧検査，視野検査などの眼科の検査，斜視・弱視などの患者の機能回復のための訓練，疾病や加齢により視機能が不十分な者の補助具の選定や使用方法の指導などを行う。病院や眼科診療所での就業が多い。

■言語聴覚士

言語聴覚士は，言語訓練，嚥下訓練，人工内耳の調整などを行う。脳疾患や脳の外傷などによりおこる失語症・音声障害・構音障害に対する訓練，言葉の遅れなど言葉に障害のある者や聴覚に障害のある者に対する訓練や関連する検査の実施などを行う。会話やコミュニケーションへの支援のみならず，嚥下障害など食べることについて障害のある者への訓練も行っている。病院

のリハビリテーション部門での就業のほか，通所リハビリテーションや訪問リハビリテーションなどにも携わっている。

■義肢装具士

　義肢装具士は，義手や義足などの義肢やコルセットなどの装具の製作や身体への適合などを行う。患者に適したものを製作するために，装着部位の採型，採寸，装着や調整を行っている。就業場所は，義肢装具の会社であり，そこから病院などの患者のいるところに出向いて採型や採寸を行い，自社の工場などで製作し，再度患者のところで装着や調整を行う。

■診療放射線技師

　診療放射線技師は，治療や検査目的で放射線を人体に照射する。具体的には，X 線撮影や CT 検査，放射線療法などである。病院や診療所，検査施設などに就業している。

■臨床検査技師

　臨床検査技師は，微生物学検査，血清学的検査，血液学的検査，病理学的検査，寄生虫学的検査，生化学的検査，生理学的検査などを行う。血液などの検体の採取もできる。病院や検査機関などに就業している。

■臨床工学技士

　臨床工学技士は，生命維持管理装置の操作・保守点検を行う。病院や診療所では多くの種類の医療機器が使用されるようになり，人工呼吸器，人工心肺装置，血液透析装置，高圧酸素療法の機器，心臓ペースメーカー，ME 機器[1]など多くの機器の操作・保守点検などに携わっている。病院や透析クリニック，医療機器メーカーに就業していることが多い。

■管理栄養士

　管理栄養士は，患者の栄養指導，多数の人に対して食事を提供する施設の給食管理や指導を行う。病院や福祉施設のほか，病院や福祉施設に給食を提供する会社での給食管理と栄養指導，行政や企業での栄養指導や健康教育に従事している。栄養士免許は養成施設で 2 年以上学んだ者に対して都道府県知事により与えられるが，管理栄養士免許は国家試験に合格した者に対して厚生労働大臣により与えられる。

1）ME 機器：ME は medical engineering の略であり，ME 機器とは検査や診断などに用いる医療機器の総称をいう。

■公認心理師

公認心理師は，心理状態の観察・分析，心理に関する相談・助言，指導，心の健康に関する知識の普及のための教育などを行う。病院，学校，企業などに就業する。

■救急救命士

救急救命士は，救急車などに乗り，医療施設へ患者を搬送する間に救急救命処置を行う。自動体外式除細動器(AED)による除細動処置や酸素吸入などの処置のみならず，医師の指示があれば，器具を用いた気道確保，静脈路確保，薬剤(アドレナリン)投与などの医療行為もできる。就業場所はほとんどが消防署である。

■歯科技工士

歯科技工士は，歯科医師の作成した指示書に従い，義歯や歯の詰め物やかぶせ物などの補綴物を製作，加工する。歯科技工所や歯科医院に就業している。

■社会福祉士

社会福祉士は，身体・精神に障害のある者，経済的に困っている者，虐待や家族関係などに困っている者などに対して相談にのり，困っていることに対応できるように支援する。行政機関，医療機関，福祉施設などとの連絡・調整を行う。

■精神保健福祉士

精神保健福祉士は，精神障害者や精神的な不調をかかえる者に対して，社会復帰や自立を目ざして支援する。医療機関，保健所，精神保健福祉センターなどで，社会復帰や職場復帰のための助言や訓練，精神保健に関する知識の啓蒙活動などを行う。

■その他

このほかに，日本臨床心理士資格認定協会の認定資格として**臨床心理士**がある。臨床心理士は，心理検査などを用いた臨床心理査定，心理カウンセリングや認知行動療法などを用いた臨床心理面接などを行う。病院の精神科や診療所，企業，学校などに就業している。

また，資格は不要だが，診療器具の洗浄，環境整備，患者の移動や食事・排泄の手伝いなどを行う**看護助手**(看護補助者)もいる。

⑥ 医療従事者の充足状況

　　　医療を担う人材は全国的にみれば量的にはほぼ充足しつつあるとされているものの，今後は医療技術の進歩に伴う医療の高度化・多様化，さらには人口の高齢化の進行に伴うさまざまな問題が生じてくることが予測され，質の確保も課題となる。

看護職員の●
需給見通し

　　　医療従事者のなかで看護職員に関しては，確保対策が従来から重要施策として位置づけられている。1992（平成4）年，「看護師等の人材確保の促進に関する法律」が成立して以降，おおむね5年ごとに看護職員の需給見通しを策定してきた。今後，若年労働人口の減少により新卒就業者の確保が困難になることが見込まれ，看護職員の確保対策も，復職支援と定着促進，離職防止に重点がおかれている。年々，高度化・多様化する臨床の現場が求める臨床実践能力と，看護基礎教育で習得する看護実践能力との間に乖離（かいり）が生じることにより，新人看護職員が早期に退職する実態が指摘されている。2010（平成22）年より臨床研修制度が努力義務化されてはいるものの，看護職員の資質の向上対策が課題となっている。

④ 分野別の医療提供

① 救急医療

　　　重症度・緊急度に応じて，初期，二次，三次と階層構造になっている。初期救急医療機関は在宅当番医と休日夜間急患センターがあり，外来で救急患者の対応を行い，必要時，二次，三次の医療機関へ搬送する。二次救急医療機関は入院を必要とする救急患者の医療を行う。三次救急医療機関は**救命救急センター**とよばれ，二次救急で対応できない重篤（じゅうとく）な救急患者を受け入れ，高度な医療を提供する。

② 災害時医療

　　　各都道府県に，災害時に重症患者の治療を行い，現地へ医療チームを派遣する**災害拠点病院**が設置されている。大規模災害時には被災地外の医療チームが被災地に入り，被災地外の医療機関に患者を移送して治療を行うなどの体制が必要であることから，災害拠点病院を中心に**災害派遣医療チーム** Disaster Medical Assistance Team（DMAT）が整備されている。活動内容は平時に都道府県と医療機関などの間で締結された協定などに基づくものである。被災地域の精神科医療の提供と精神保健活動の支援では，**災害派遣精神医療チーム** Disaster Psychiatric Assistance Team（DPAT）が整備されている。DPATは，都道府県および指定都市によって組織される。両チームとも被災都道府県からの要請により派遣される。

災害時健康危機管理支援チーム Disaster Health Emergency Assistance Team（DHEAT）は大規模災害時に被災した都道府県に派遣され，被災自治体の指揮調整機能等を応援する。また，行政や医療機関が相互に情報を収集・提供し，被災地域での迅速かつ適切な医療・救護活動を支援することを目的とした**広域災害救急医療情報システム** Emergency Medical Information System（EMIS）が運用されている。

③ へき地医療

1956（昭和 31）年度から，医療機関のない山村，離島などのへき地における医療の確保については，へき地保健医療計画により実施され，2008（平成 20）年度からは医療計画の記載事項にもへき地の医療が加わり，2 つの計画により実施されていた。しかし，2018（平成 30）年度からは医療計画に統合し，へき地保健医療対策が行われている。へき地医療の支援を行う**へき地医療支援機構**を都道府県単位で設置し，**へき地診療所**や**へき地医療拠点病院**と連携し，へき地の医療体制の構築を行っている。

④ 周産期医療

ハイリスクな妊娠や分娩（ぶんべん）を受け入れ，対応する総合周産期母子医療センターと地域周産期母子医療センターの整備がされている。**総合周産期母子医療センター**は，常時，母体と新生児の搬送受け入れ体制をもち，リスクの高い妊娠に対する医療・高度な新生児医療を実施する医療施設であり，三次医療圏に 1 か所整備されている。**地域周産期母子医療センター**は，周産期にかかわる比較的高度な医療行為を行うことができる医療施設であり，総合周産期母子医療センター 1 か所に対して数か所整備されている。

⑤ 小児救急医療

休日・夜間の急な子どものけがや病気に関する家族からの電話による相談に対応する，**子ども医療電話相談事業（＃8000 事業）**が 2010（平成 22）年から全国で実施されている。

また，休日・夜間には，外来で対応する在宅当番医制や休日夜間急患センター，**小児初期救急センター**による初期救急医療と，入院を必要とする子どもに対して輪番制などで対応する病院や，**小児救急医療拠点病院**による二次救急医療の確保が進められている。さらに，重症な子どもの病気やけがに 24 時間対応する**小児救命救急センター**の整備が 2010（平成 22）年度から行われている。

⑥ 在宅医療

2014（平成 26）年に，「**地域における医療及び介護の総合的な確保を推進す**

るための関係法律の整備等に関する法律」が制定された。このなかでは在宅医療の推進があげられ，関係法律が改正されている。医療法関係では，医療計画のなかに在宅医療も含めた医療に関する将来の必要量などを盛り込んだ**地域医療構想（ビジョン）**を策定することとなった。

　また，厚生労働省は，高齢者の尊厳の保持と自立生活の支援の目的のもとで，可能な限り住み慣れた地域で，自分らしい暮らしを人生の最期まで続けることができるよう，地域の包括的な支援・サービス提供体制（**地域包括ケアシステム**）の構築を推進している[1]。これは 2025 年を目途に，住まい・医療・介護・予防・生活支援が一体的に提供されるよう，保険者である市町村や都道府県が，地域の自主性や主体性に基づき，地域の特性に応じてつくり上げていくものである（🔵40 ページ）。

⑤ 医療安全対策

① 医療安全対策の経緯

　医療安全に対する社会的関心は，1999（平成 11）年 1 月に肺の手術の患者と心臓の手術の患者を取り違えて手術をした事件により高まった。同年 2 月には看護師が消毒液とヘパリン加生理食塩水を取り違えて静脈内に投与し，患者が死亡するという事件がおこり，これらの事件を契機に医療事故の警察への届出が増加した。その後，医療の安全確保と質の向上を目ざしてさまざまな対策がとられている。

② 医療事故情報収集等事業

　厚生労働大臣の登録を受けた機関が医療機関などから施設内でおこった医療事故やヒヤリ・ハット事例に関する情報を収集し，分析したうえで，その結果を公開することで医療機関が医療安全対策の情報を共有するとともに，国民に対して情報を公開することで医療安全対策の推進をはかっている。

③ 医療安全支援センター

　医療法により，都道府県，保健所を設置する市または特別区には**医療安全支援センター**が設置されている。医療安全支援センターは，医療に関する患者や住民の苦情，相談に対応するとともに，医療施設に対する助言，情報提供などにより医療安全を推進している。

1）厚生労働省ホームページ：地域包括ケアシステム.
　（https://www.mhlw.go.jp/stf/seisakunitsuite/bunya/hukushi_kaigo/kaigo_koureisha/
　chiiki-houkatsu/）（参照 2023-12-01）

④ 医療事故調査制度

　医療事故調査制度は，医療事故に関する調査のしくみを医療法に位置づけ，医療の安全を確保するものとして 2015(平成 27)年 10 月から施行されている。医療事故が発生した場合には院内調査を行い，医療事故調査・支援センターに報告し，医療事故調査・支援センターが情報を収集・分析することで，医療事故の再発防止につなげる。

C 医療を保障するしくみ

① 医療保険制度

① 医療給付

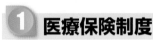

　わが国では 1961(昭和 36)年からすべての国民が医療保険に加入する**社会保険方式**による**国民皆保険制度**がとられている。国民皆保険制度は，被保険者が保険料を支払うことで，誰でも医療費の一部負担により，自由に医療機関を選び，高度な医療が受けられることを公的医療保険で保障している。治療にかかわる診療サービスの提供(療養の給付)は現物給付である。医療保険制度は，**国民健康保険**と**被用者保険**，**後期高齢者医療制度**がある。

■国民健康保険
　国民健康保険は，自営業者や無職の人などほかの医療保険に加入していない住民を被保険者としている。国民健康保険の保険者は市町村であるが，医療保険制度の財政基盤の安定化などのため，2018(平成 30)年度からは都道府県も保険者となり，財政運営の主体として，国民健康保険の運営に中心的な役割を担っている。

■被用者保険
　被用者保険には，**全国健康保険協会管掌健康保険**(旧政管健保)，**組合管掌健康保険**，**船員保険**，**共済組合**がある。
　①**全国健康保険協会管掌健康保険(旧政管健保)**　協会けんぽともよばれ，みずからは健康保険組合の設立が困難である中小・零細企業の労働者とその家族が加入できるように設立された保険者である。
　②**組合管掌健康保険**　1 企業または同種同業の事業主などで組織された組合である。
　③**船員保険**　船員として船舶所有者に使用される者を対象としている。

④**共済組合**　国家公務員や地方公務員，私立学校教職員などを対象として設立されている。

■後期高齢者医療制度

高齢者に対する医療は 1983（昭和 58）年から「老人保健法」に基づく老人保健制度により行われていたが，高齢化に伴い医療費は増加した。また，所得が高く医療費の低い現役世代は被用者保険に加入し，所得が下がり医療費が高い高齢期になると国民健康保険に加入するといった構造的な課題があった。そのため，高齢者医療を社会全体で支えるしくみとして，老人保健制度にかわり，2008（平成 20）年より 75 歳以上の者は**後期高齢者医療制度**に基づき医療を受けることとなった。

後期高齢者医療制度は，「高齢者の医療の確保に関する法律」を法的根拠とし，被保険者は 75 歳以上の者と 65 歳以上 75 歳未満で政令に定める程度の障害の状態にある者である。財源は，公費約 5 割，高齢者の保険料約 1 割，後期高齢者支援金約 4 割となっており，後期高齢者支援金は現役世代からの保険料である。運営は都道府県単位で全市町村が加入する**後期高齢者医療広域連合**が行う。

② 保険料と一部負担金

国民健康保険の保険料は被保険者が負担する。被用者保険の保険料は被保険者と事業主が負担する。

医療機関を受診した場合には患者負担が発生し，義務教育就学前までは 2 割負担，就学後から 69 歳までは 3 割負担，70 歳から 74 歳までは 2 割負担（現役並みの所得者は 3 割負担），75 歳以上は 1 割負担（一定以上の所得者は 2 割負担，現役並みの所得者は 3 割負担）となっている。75 歳以上の患者負担は，現役世代の保険料負担の上昇を抑制するため，見直しがされ，2022（令和 4）年 10 月 1 日から課税所得が 28 万円以上かつ年金等収入が単身世帯 200 万円以上，複数世帯 320 万円以上の後期高齢者は 2 割負担となった。

入院や治療内容により患者が支払う医療費の自己負担額が大きくならないよう，月ごとの自己負担額が一定の額をこえた場合には，そのこえた金額を支給する**高額療養費制度**がある。1 か月あたりの自己負担限度額は，被保険者の年齢・世帯・所得により異なる。

③ 医療保険の財政

国民健康保険，被用者保険の財源は，保険料，患者負担，公費である。

④ 診療報酬

保険医療機関は，医療保険加入者の診療を行った場合，患者から一部負担

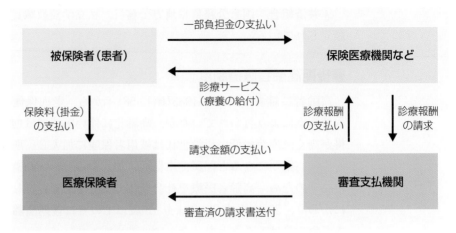

一部負担金の支払い

被保険者(患者)　　　　　　　　　保険医療機関など

診療サービス
(療養の給付)

保険料(掛金)
の支払い

診療報酬
の支払い

診療報酬
の請求

請求金額の支払い

医療保険者　　　　　　　　　　　審査支払機関

審査済の請求書送付

⮕ 図3-3　保険診療の概念図

額を受け取るとともに，1か月間の診療をまとめて診療報酬明細書に記入し，診療報酬の請求を行う（⮕ 図3-3）。医療機関が実施した診療行為ごとの点数を加算し，1点の単価を10円として計算された報酬額を請求する方式を**出来高払い**方式とよぶ。2003（平成15）年度からは，急性期入院医療の領域では，診断群分類に基づく1日あたりの包括評価を原則とした支払い（**包括払い**）方式が導入され，対象病院は段階的に拡大されている。

② 公費負担医療

　公費負担医療は，公費により医療費の一部または全額を負担する制度であり，以下のようなものがある。

　①養育医療　「母子保健法」に基づき，未熟児の入院による養育に対して公費負担がされる。

　②自立支援医療　障害者に対する更生医療，障害児に対する育成医療，精神障害者に対する精神通院医療は，「障害者の日常生活および社会生活を総合的に支援するための法律」（障害者総合支援法）に基づく自立支援医療として，公費負担がされる。

　③小児慢性特定疾病医療費助成制度　「児童福祉法」に基づき，18歳未満（必要に応じて20歳未満）の慢性疾患のうち，小児がんなどの小児慢性特定疾病に対して公費負担がされる。

　④難病に対する医療給付　難病の医療費の公費負担は難病対策要綱により長く行われていたが，公平かつ安定的な医療費助成の確立を目ざし，2014（平成26）年に「難病の患者に対する医療等に関する法律」（難病法）が成立し，現在は同法に基づき指定難病に対して公費負担がされる。

　⑤感染症に対する医療給付　「感染症の予防及び感染症の患者に対する医療に関する法律」（感染症法）に基づき，入院勧告・入院措置による入院患者

と結核患者に対して公費負担がされる。

D 国民医療費の動向

　国民医療費とは，国民がその1年間に医療にかけた費用の総額のことである。具体的には，その年度内に医療機関において保険診療の対象となる治療に要した費用の推計である。診療費，入院時食事療養費，訪問看護医療費などが含まれる。保険診療の対象となる治療の総額であるため，保険診療とならない治療や不妊治療，正常な妊娠や分娩にかかった費用，予防接種，健康診断などの費用は含まれない。

　厚生労働省からは，国民医療費の年次推移のみならず，さまざまな観点からの動向が発表されている。たとえば，制度区分別，診療種類別，年齢階級別などである。これらを知ることは国民医療費の増大の要因を推察することにつながる。

1 年次推移

　2020（令和2）年度の国民医療費は42兆9665億円で，前年度に比べると1兆4230億円の減少となっている。国内総生産（GDP）に占める割合は8.02%，国民所得に占める割合は11.38%となっている（◯図3-4）。国民1人あたりの医療費は34万600円で，増加傾向が続いている。

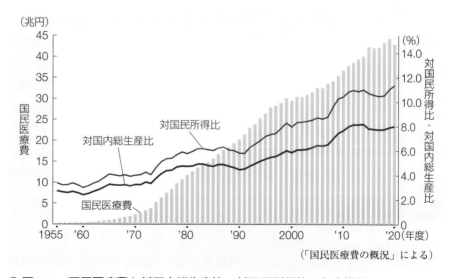

（「国民医療費の概況」による）

◯ 図3-4　国民医療費と対国内総生産比・対国民所得比の年次推移

2 医療費の内訳

1 制度区分別医療費

　最も多いのは，医療保険等給付分であり，19兆3653億円である。これは全体の45.1%を占めている。次に多いのは，後期高齢者医療制度による給付分であり，15兆2868億円で35.6%と約3分の1を占めている。後期高齢者医療制度による給付分は増加しつづけており，今後も拡大が予想される。

2 診療種類別医療費

　医科診療医療費が全体の71.6%を占めており，そのうち入院医療費が38.0%，入院外医療費が33.6%である。訪問看護医療費は0.8%と割合は小さいが，前年度比19.3%増と増加率が高く，訪問看護の利用が増加していることがわかる。

3 年齢階級別医療費

　年齢階級別にみると，1人あたりの国民医療費が高い順に，65歳以上(73万3700円)，45〜64歳(27万7000円)，0〜14歳(14万100円)，15〜44歳(12万2000円)である。年齢を経るごとに疾病を負い，医療を受ける機会が増えるのは当然ともいえるが，65歳以上の者の医療費は全体の61.5%と高い割合を占めている。ここからも高齢者の健康が課題であることがわかる。

4 傷病分類別医科診療医療費

　傷病分類別にみると，「循環器系の疾患」(6兆21億円，19.5%)，「新生物」(4兆6880億円，15.2%)，「筋骨格系及び結合組織の疾患」(2兆4800億円，8.1%)，「損傷，中毒及びその他の外因の影響」(2兆4274億円，7.9%)，「腎尿路生殖器系の疾患」(2兆2733億円，7.4%)の順で多い。

　年齢別にみると，65歳未満では「新生物」(1兆5816億円)が最も多く，「循環器系の疾患」(1兆2113億円)，「精神及び行動の障害」(1兆27億円)の順で多い。65歳以上では「循環器系の疾患」(4兆7908億円)が最も多く，「新生物」(3兆1064億円)，「筋骨格系及び結合組織の疾患」(1兆7195億円)の順で多い。とくに65歳以上の循環器系の疾患は，65歳以上の医科診療医療費の24.2%を占めており，循環器系疾患対策が必要である。

3 医療制度改革

　現在のわが国では，国民皆保険により誰もが安心して医療を受けることができる。しかし，医療費の増大は急速であり，国民医療費の増大率は国内総生産や国民所得の増大率より大きい。国は，将来にわたり国民皆保険制度を

持続可能にするためには大幅な改革が必要であるとし，医療制度改革を進めているところである。

1 医療費増加の背景

医療費増加の大きな要因として，高齢者の医療費の増加があげられる。わが国は高齢化の進行が予測され，2023（令和 5）年版高齢社会白書によると，2070 年には高齢化率が約 38％，後期高齢者が総人口の約 25％ になると推計されている。

医療の進歩や生活環境の変化などにより，結核などの感染症が減り，現在の死因の上位は悪性新生物，心疾患，脳血管疾患などの生活習慣病に起因するものとなっている。生活習慣病の増加は外来を受診する患者を増やし，死亡にいたらなくとも脳卒中や心筋梗塞などの病気につながる。これらの病気による障害は，要介護状態の原因にもなっている。さらに，病気による入院期間が長く，在宅療養への移行がなかなか進まないことも医療費の増加につながっている。

2 医療制度改革の経緯と基本的な考え方

医療保険制度については，「健康保険法」などの改正に際して抜本的な制度の改革を行うべきとの論議があった。それをふまえて，2003（平成 15）年に「医療制度改革の基本方針」が閣議決定され，2005（平成 17）年に政府・与党医療改革協議会から医療制度改革大綱が示され，2006（平成 18）年より医療制度改革が開始された。

改革にあたり，国民が求める医療の安心・信頼の確保にこたえるべく，患者・国民の視点で医療制度の構造改革を進めている。

①**安心・信頼の医療の確保と予防の重視**　国民に質の高い医療サービスを提供する体制の確立を行う。また，健康と長寿のためにも疾病の予防を重視していく。とくに生活習慣病の予防は国民の健康の確保のみならず，治療にかかる医療費の減少にもつながる。

②**医療費適正化の総合的な推進**　国民皆保険制度を将来にわたり持続可能なものとするために，糖尿病などの患者・予備群の減少，平均在院日数の短縮をはかるなど，計画的な医療費の適正化対策を推進する。

③**超高齢社会を展望した新たな医療保険制度体系の実現**　これまでの制度では現役世代と高齢者世代の負担に不公平があるため，新たに高齢者医療制度を創設し，世代間の負担を公平なものとする。

3 具体的な施策

生活習慣病対策のために，**特定健康診査・特定保健指導**が医療保険者に義務づけられた。従来の疾病の早期発見を目的とした健診とは異なり，健康診

査によって生活習慣の改善が必要な者を選び出し，保健指導を実施することにより生活習慣病を予防することを目的としている。

　また，医療費の適正化に向けて，国が示した基本方針に従い，国と都道府県が基本方針に基づいて**医療費適正化計画**を策定している。特定健康診査や特定保健指導の実施率，糖尿病の重症化予防，**後発医薬品（ジェネリック医薬品）**の使用促進，医薬品の適正使用について目標を定め，取り組んでいる。

　後期高齢者医療制度や診療報酬改定も，医療制度改革により実施されたものである。

●参考文献
1）ウィリアム・バイナム著，鈴木晃仁・鈴木実佳訳：医学の歴史（サイエンス・パレット）．丸善出版，2015．
2）ギル・ポール著，野口正雄訳：50の事物で知る図説医学の歴史．原書房，2016．
3）下中弘編：日本史大辞典第2巻．平凡社，1995．
4）下中弘編：日本史大辞典第5巻．平凡社，1995．
5）セシル・ウーダム・スミス著，武山満智子・小南吉彦訳：フロレンス・ナイチンゲールの生涯（上巻）．現代社，1999．
6）平田寛監修，小林雅夫訳：古代ギリシア．朝倉書店，1998．

* わが国では少子高齢化が課題となっており，医療や介護の需要が見込まれている。医療やケアの場が在宅へと移行していくなか，地域包括ケアシステムの構築が課題となっている。

* 医療を提供する施設として，医療法では，病院，診療所，介護老人保健施設，調剤を実施する薬局などがある。

* 医療保険は社会保険方式による国民皆保険制度がとられている。

* 75歳以上の者と65歳以上75歳未満で一定の障害のある者は，後期高齢者医療制度により医療給付が行われ，運営は後期高齢者医療広域連合が行う。

* 国民医療費は増加傾向であり，年齢階級別では高齢者の医療費の占める割合が大きく，傷病分類別では循環器系の疾患が最も多い。

復習問題

❶ 〔　〕内の正しい語に丸をつけなさい。

▶ 診療所とは，〔① 10・19・20〕人以下の入院施設があるもの，または入院施設がないものをいう。

▶ 最も多い病床の種類は，〔② 精神・療養・一般〕病床である。

▶ 最先端の治療を除き，一般的な入院の医療を提供する区域を，〔③ 一・二・三〕次医療圏という。

▶ 救命救急センターは，〔④ 初期・二次・三次〕救急医療機関である。

▶ 65 歳以上の医療費は，全体の〔⑤ 40・60・80〕％ 程度を占める。

❷ 次の文章の空欄を埋めなさい。

▶ 成人病は 1996 年に〔①　　　　　〕病に改称することが提唱された。

▶ 20 歳患者の医療費の自己負担割合は〔②　　　〕割である。

▶ 医療機関が診療行為ごとに報酬額を請求する方式を〔③　　　　〕払い方式という。

▶ 後期高齢者医療制度の運営は，後期高齢者医療〔④　　　　　〕が行う。

❸ 次の図の空欄にあてはまる看護職を枠内から選びなさい。

保健師・助産師・看護師・准看護師

図　看護職の就業場所の割合
（2022 年 12 月末現在）

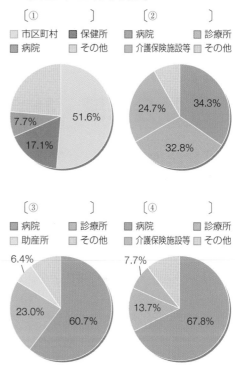

〔①　　　　〕
□ 市区町村　■ 保健所
□ 病院　　　■ その他
51.6%　7.7%　17.1%

〔②　　　　〕
■ 病院　　　■ 診療所
■ 介護保険施設等 □ その他
34.3%　24.7%　32.8%

〔③　　　　〕
■ 病院　　　■ 診療所
□ 助産所　　■ その他
6.4%　23.0%　60.7%

〔④　　　　〕
■ 病院　　　■ 診療所
■ 介護保険施設等 □ その他
7.7%　13.7%　67.8%

第 4 章

社会保障と社会福祉のしくみ

社会保障は，社会福祉と同様な意味で使われることが多いが，社会保障はより大きな概念であり，社会福祉はそのなかの 1 つと考えられる(◐図4-1)。

A 社会保障・社会福祉の概念

1 社会保障とは

定義●　わが国における社会保障の定義は，1950(昭和 25)年に社会保障制度審議会が発表した「**社会保障制度に関する勧告**」に書かれたのが最初である。その勧告のなかで，社会保障とは，「病気や負傷，高齢，失業などさまざまな原因によって生活が困 窮 した人に対して，国が扶助(経済的な支援)を行い，最低限度の生活を送れるように保障し，さらに公衆衛生・社会福祉活動を進めていくことで，すべての国民が文化的な生活を送れるようにすることである」とされている。

つまり，私たちはみずからの努力によって日々生活を営んでいるが，さまざまな原因により自分の努力だけでは自立した生活が維持できなくなる場合がある。このように個人の責任や努力だけでは対応できないリスク(危険)に対して，私たちはともにたすけ合い支え合う(相互扶助)わけだが，それでもなお困窮する場合には，国が必要な生活の保障(給付)を行う。さらに，公衆衛生活動や社会福祉活動を進めていくことで，生活に困窮している人だけではなく，すべての国民が文化的な生活が送れるようにすることを社会保障は意味している。

定義の背景●　この定義は，**日本国憲法**第 25 条第 1 項「すべて国民は，健康で文化的な最低限度の生活を営む権利を有する」，第 2 項「国は，すべての生活部面について，社会福祉，社会保障及び公衆衛生の向上及び増進に努めなければならない」という**生存権**の理念がもとになっている。このように，国民は誰でも**最低限度の生活**(ナショナル-ミニマム)を送る権利があり，国家には国民の生活を保障する義務があることが憲法によって保障されている。さらに，

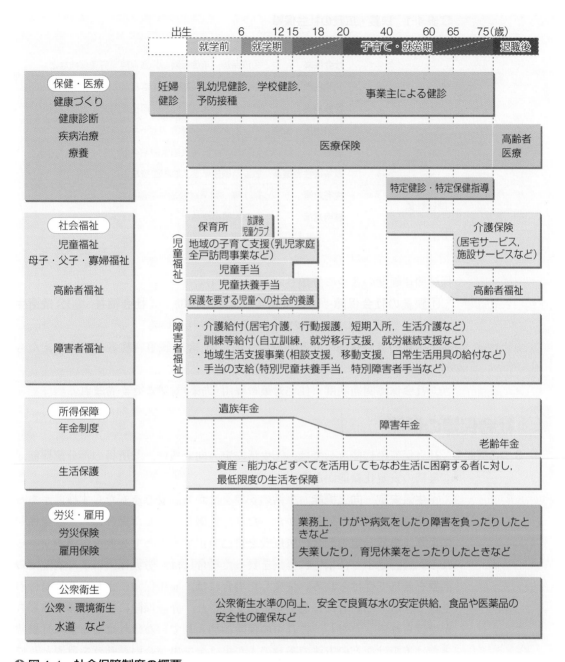

◯ 図 4-1　社会保障制度の概要

　1993（平成5）年に発表された社会保障制度審議会「社会保障将来像委員会第1次報告」では，社会保障は一般に「国民の生活の安定がそこなわれた場合に，国民に健やかで安心できる生活を保障することを目的として，公的責任で生活を支える給付を行うもの」とされている。つまり，それまでの最低限度の生活の保障から，**健やかで安心できる生活の保障**へと変化してきた。

　分類●　わが国の社会保障制度は，①狭義の社会保障，②広義の社会保障，③社会

○ 表 4-1　狭義・広義の社会保障

区分			内容
狭義の社会保障		社会保険	医療保険，年金保険，介護保険，労働保険など
		公的扶助	生活保護制度，社会手当など
		社会福祉	高齢者・障害者・児童・母子に対する福祉など
		公衆衛生・医療	感染症対策，保健所，上下水道施設など
広義の社会保障		恩給	文官恩給，旧軍人遺族恩給など
		戦争犠牲者援護	戦没者遺族年金，原爆医療など
関連制度		住宅対策	第1種・第2種公営住宅建設など
		雇用対策	失業対策事業など

保障関連制度の3つに分類される(○ 表 4-1)。

　①狭義の社会保障　①社会保険，②公的扶助，③社会福祉，④公衆衛生(○ 第2章)・医療(○ 第3章)の4つから構成されている。

　②広義の社会保障　狭義の社会保障に恩給と戦争犠牲者援護を加えたものである。

　③社会保障関連制度　住宅対策や雇用(失業)対策などが含まれる。

2 社会保障の機能

3つの機能●　社会保障の機能としては，①生活安定・向上機能，②所得の再分配機能，③経済の安定化機能がある。

　①生活安定・向上機能　生活の安定をはかり，安心をもたらす機能がある。たとえば，私たちが病気にかかったり，負傷したりした場合には，医療保険により，ある一定の割合の医療費を自己負担することで必要な医療が受けられる。通勤途中や仕事中に傷病を負った場合には，労災保険により病院での治療を無料で受けられる。失業した場合には，雇用保険により失業等給付が受給できる。高齢者には老齢年金が支給され，介護保険による介護サービスが受けられる。ただし，これらの保険は加入していなければならず，月掛けまたは年掛けなどの方法で多数の人が掛け金を出し合い，それを財源として，必要に応じて給付される。

　②所得の再分配機能　所得を個人や世帯の間で移転させることにより，国民の生活の安定をはかる機能がある。たとえば，生活保護制度では，税金を財源とし，所得の多い人から少ない人へ所得が再配分される。公的年金制度では，社会で働く現役世代から集めた保険料をおもな財源として，高齢者に年金として分配される。

　③経済の安定化機能　景気変動をやわらげ，経済成長を支えていく機能がある。たとえば，雇用保険制度では，労働者の生活・雇用の安定と就職の促

進のために，失業等給付（失業手当，求職・教育促進給付，雇用継続給付）が
支給される。

　公的年金制度のように継続的に一定の金額が支給される制度は，高齢者や
失業した人などの生活を安定させるだけでなく，社会経済の安定にも貢献し
ている。したがって，社会保障制度は私たちの生活を一生涯にわたり支えて
くれる**セーフティネット**としての機能を果たしているといえる。

B 社会保障の歴史

1 17〜18世紀

イギリス●　世界における社会保障の確立は，**イギリス**から始まった。17世紀のイギ
リスでは，資本主義の発展により農村での共同体制は崩壊し，都市に人口が
集中した。仕事につけなかった者や貧しい市民らは暴徒化，浮浪化し，大き
な社会問題となったため，1601年に貧困者への救貧制度として「**エリザベ
ス救貧法**」が制定された。同法では，貧困者を労働能力に応じて分類し，有
能貧民は強制労働につかせ，無能貧民は救貧院に収容し，児童は徒弟奉公に
出した。

　1722年には「ワークハウス（強制就労所）テスト法」が制定された。救済
はワークハウスへの収容を条件とし，貧困者にワークハウステストを課し就
業意欲がある者だけを収容した。収容者は重労働をしいられ，自由が極端に
制限された。結果として救貧申請を断念し，救済されない者が増えた。1782
年には「ギルバート法」が制定され，ワークハウスの改善と，ワークハウス
以外に居住する有能貧民に仕事を斡旋して賃金を補助する院外救済が行われ
た。1795年の「スピーナムランド制度」では最低生活費に満たない者に対
する賃金補助が行われるようになった。これにより，納税者における救貧税
の負担が増大した。

2 19世紀

イギリス●　イギリスでは，1834年に従来の救貧法が大幅に改正され，「新救貧法」が
制定された。同法では，原則として救貧水準を全国一律にすること，救済は
ワークハウスへの収容に限定すること，貧民に対する救済は労働者の最低生
活水準以下に抑えることなどが確立された。

ドイツ●　ドイツでは，宰相ビスマルク Bismarck によって「疾病保険法」（1883年），
「災害保険法」（1884年），「廃疾・老齢保険法」（1889年）が創設された。こ
れらは世界初の社会保険制度であり，他人から援助してもらう恩恵的な救貧
施策から，みずから備える防貧施策への転換となった。

イギリス・● アメリカ　19世紀末になると，民間団体による**慈善組織化運動**が活発化し，1869年にはイギリスのロンドンに，1877年にはアメリカのバッファローにそれぞれ慈善組織協会が設立された。慈善組織協会のおもな活動は，ボランティアによる貧困家庭の訪問・面接，生活指導などを行う友愛訪問であった。また，学生や知識人らが貧困地域の人々とともに生活し，医療・教育などの活動を通して生活状態の改善をはかるセツルメント運動も行われた。

③ 20世紀

アメリカ●　アメリカの慈善組織化運動の指導者であるメアリー゠リッチモンド Richmond, M. は，慈善的な友愛訪問をより専門的な水準まで高め，**個別援助技術（ケースワーク）**の理論化・体系化を行った。リッチモンドは，「ケースワークを個人とその個人の社会環境との間によりよい調整をもたらすことによってパーソナリティの成長に貢献する」としている[1]。リッチモンドの功績によって現在の**社会福祉援助技術（ソーシャルワーク，⊃コラム）**の基礎が築かれ，ソーシャルワーカーが社会福祉援助活動を行う専門職として確立するにいたった。これらのことから，リッチモンドは，ケースワークの母と称されている。1935年にはルーズベルト大統領によるニューディール政策の一環として「**社会保障法**」が制定された。これに基づき社会保険，公的扶助，社会福祉サービスが創設され，アメリカの社会保障制度が確立した。1960年代に入ると，障害者の保護から自立支援へと福祉理念が変化し，自立生活運動（IL[2]運動）が活発化した。

ドイツ●　1970年代のドイツでは，将来の高齢化に備えた年金制度改革が行われた。また，1994年には「**介護保険法**」が成立し，在宅サービス関連の給付（1995年）や施設サービス関連の給付（1996年）が開始された。

フランス●　フランスでは，1945年に**社会保障計画（ラロック-プラン）**が発表された。

Column

ソーシャルワーク

　ソーシャルワークとは，社会福祉援助技術のことであり，人々のウェルビーイング well-being（福利）の増進を目標として，生活するうえで生じた問題を解決・緩和し，質の高い生活（QOL）を維持できるように支援・援助を行うことである。また，その技術を用いる支援者・援助者のことを**ソーシャルワーカー**という。日本では，国家資格である社会福祉士と精神保健福祉士がソーシャルワーカーとして位置づけられている。

1）メアリー・E.リッチモンド：ソーシャル・ケース・ワークとは何か．p.163，中央法規出版，1991．
2）IL：independent living（自立生活）の略。

そのなかで，社会保障は全国民を対象として，保険料を唯一の財源とすることや，全国社会保険金庫を頂点とし，保険者組織の関係当事者自身が制度の管理運営を行うなど，社会保障の基本方針が示された。

スウェーデン●　スウェーデンでは，1935年に「基礎年金法」が成立した。1937年には児童扶養手当が導入され，1944年には公的保育施設の制度化等が実施された。また，1956年に「**社会扶助法**」が制定されたことにより救貧制度が公的扶助制度に改められ，完全雇用制と最低賃金制が確立された。また，1980年に社会扶助法などの福祉関連法を統合した「社会サービス法」が制定された。1992年には，医療資源を有効かつ効果的に利用し，高齢者の生活の質を向上させることを目的とした**エーデル改革**（高齢者介護改革）が実施された。

イギリス●　イギリスでは，リベラル-リフォームとよばれる社会改革が進められ，「老齢年金法」（1908年），「職業紹介所法」（1909年），「国民保険法」（1911年）が制定された。1942年には，社会政策学者であるベヴァリッジ Beveridge, W. H. により「社会保険と関連サービス」（**ベヴァリッジ報告**）がまとめられた。報告書のなかで，社会の進歩をはばむ貧困・疾病・無知・不潔・無為（失業）の5大巨悪のうち，貧困を克服するためには，社会保険（均一の保険料拠出および給付）をおもな手段とし，国民扶助（生活保護）や任意保険を補助的な手段として使うことが提唱されている。いわゆる「ゆりかごから墓場まで」という言葉（◎コラム）があらわすように，国の責務として社会保障が示され，1945年に「家族手当法」，1946年に「国民保健法」および「国民保健サービス法」，1948年に「国民扶助法」および「児童法」が法制化された。

C　わが国の社会保障制度

1 第二次世界大戦後

福祉3法●　第二次世界大戦後のわが国では，戦争被災者や引揚者など生活に困窮している者への支援（救貧施策）が最優先課題であった。生活困窮者への社会保障制度を整備するために，1946（昭和21）年に「旧生活保護法」（現在の「生活保護法」），1947（昭和22）年に「児童福祉法」，1949（昭和24）年に「身体障害

Column

ゆりかごから墓場まで（From the cradle to the grave）

　この言葉は，第二次世界大戦後のイギリスの社会保障政策のスローガンであった。出生から死亡まで一生涯のあらゆる場合において，社会保障制度が国民の生活を保障することを示している。この理念は，日本を含めた各国の社会保障政策の指針となっている。

者福祉法」が制定された。これを**福祉3法**という。1951（昭和26）年には「社会福祉事業法」（現在の「社会福祉法」）が制定された。

2 高度経済成長期

国民皆保険・ ● 　1955（昭和30）年以降，わが国は本格的な高度経済成長期を迎えることと
皆年金 なるが，この時期の社会保障は，生活困窮者などに対する救済対策だけではなく，一般の人々が疾病や老齢によって貧困状態になることを防ぐためのものとしても重要性が増してきた。結果として，1961（昭和36）年に**国民皆保険・皆年金**が確立した（⟳80ページ）。国民皆保険・皆年金を導入することで，それまでの生活保護中心の社会保障から，被保険者自身が保険料を支払い疾病や老齢などのリスクに備える社会保険中心の社会保障へと転換していった。この国民皆保険・皆年金を中心として，雇用保険・社会福祉・生活保護・介護保険などの制度を組み合わせた日本独自の社会保障制度が構築された。

福祉6法 ● 　昭和30年代後半から40年代にかけては，社会保障制度の拡充や給付改善が活発に行われた。1960（昭和35）年に「精神薄弱者福祉法」（現在の「知的障害者福祉法」），1963（昭和38）年に「老人福祉法」，1964（昭和39）年に「母子福祉法」（現在の「母子及び父子並びに寡婦福祉法」）が制定された。福祉3法とこれらの法律を合わせて**福祉6法**という。1970（昭和45）年には「心身障害者対策基本法」（現在の「障害者基本法」）が制定され，障害者の自立とあらゆる分野の活動への参加が促進された。

福祉元年 ● 　1973（昭和48）年には，70歳以上の高齢者の医療費自己負担無料化や年金水準の大幅引き上げ，医療保険制度における保険給付率の改善などが行われた。このことから，この年を**福祉元年**とよんでいる。しかし，高齢者の医療費自己負担無料化は，医療費を急増させ，とくに高齢者が多く加入している国民健康保険の財政を圧迫した。さらに，同年の石油危機（オイルショック）をきっかけに国の財政は悪化した。

3 安定成長期

　1975（昭和50）年以降は，社会経済の変化や厳しい財政事情に加え，将来の少子高齢化社会に適応していくための対策が必要とされた。1982（昭和57）年には，高齢者の健康の保持・増進，医療の確保など老人福祉の向上を目的とした「老人保健法」が成立し，1983（昭和58）年の施行に伴って高齢者の医療費自己負担無料化は廃止された。同年には，老人医療費を国民が公平に負担することを目的とした老人保健制度が開始された。また，1984（昭和59）年には健康保険法等の一部改正，1985（昭和60）年には年金制度の改正など，社会保障制度の見直しが行われた。

福祉8法 ● 　1989（平成元）年には「高齢者保健福祉推進10か年戦略（ゴールドプラン）」

が策定され，市町村における在宅福祉対策の実施，特別養護老人ホームやデイサービスなどの施設の整備，ホームヘルパーの養成などが進められた。1990(平成2)年には，「老人福祉法等の一部を改正する法律」(福祉8法改正法)が公布された。福祉8法[1]の一部改正によって，福祉各法への在宅福祉サービスの位置づけや，高齢者および身体障害者の入所措置権の町村移譲，市町村・都道府県への老人保健福祉計画策定の義務づけなどが行われた。これによって，福祉の各分野における在宅福祉サービスが一層充実し，市町村では在宅・施設サービスを一元的に供給できる体制が整備された。

④ 経済停滞期

1994(平成6)年には「今後の子育て支援のための施策の基本的方向について(**エンゼルプラン**)」が策定され，少子化対策・子育て支援が始まった。このエンゼルプランを実施するため，保育の量的拡大への対応，多様な保育(低年齢児保育や延長保育など)の充実，地域子育て支援センターの整備などをはかるための「緊急保育対策等5か年事業」(1994〜1999年度)が策定された。

また同年，高齢者の保健福祉サービスをより一層充実させるための「新高齢者保健福祉推進10か年戦略(**新ゴールドプラン**)」が策定され，1995(平成7)年には「高齢社会対策基本法」が制定された。同年「精神保健法」が「精神保健及び精神障害者福祉に関する法律」(精神保健福祉法)に改正され，精神障害者の社会復帰の促進と自立，社会経済活動への参加を促進させるための援助が行われた。

1997(平成9)年には「**介護保険法**」が成立し，2000(平成12)年に介護保険制度が実施された。これに伴い，「今後5か年間の高齢者保健福祉施策の方向(**ゴールドプラン21**)」が策定され，高齢者の生活支援対策や介護サービスの基盤整備などが行われた。また，「社会福祉事業法」は「社会福祉法」に改正された。「社会福祉法」の成立に伴い，サービスの利用のしくみが措置から契約に転換された。また，多様な供給主体を参入させることで，利用者の選択の幅を広げるとともに，事業者の効率的な運営を促し，サービスの質の向上と量の拡大がはかられた。

1999(平成11)年には「少子化対策推進基本方針」が定められ，これに基づく重点施策の具体的実施計画として「重点的に推進すべき少子化対策の具体的実施計画について(**新エンゼルプラン**)」(2000〜2004年度)が策定された。新エンゼルプランでは，保育，保健医療体制，地域や学校の環境，仕事

---

1) 福祉8法：①児童福祉法，②身体障害者福祉法，③精神薄弱者福祉法(現在の知的障害者福祉法)，④老人福祉法，⑤社会福祉事業法(現在の社会福祉法)，⑥母子福祉法(現在の母子及び父子並びに寡婦福祉法)，⑦老人保健法(現在の高齢者医療確保法)，⑧社会福祉・医療事業団法(現在は廃止)のことをいう。

と子育ての両立のための雇用環境整備など幅広い内容が示された。

　さらに，次世代を担う子どもを育成する家庭を社会全体で支援するという見地から，2003(平成15)年には「次世代育成支援対策推進法」と「少子化社会対策基本法」が制定された。2004(平成16)年には「少子化社会対策基本法」に基づき「少子化社会対策大綱」が定められ，大綱に盛り込まれた施策を効果的に進めていくために「少子化社会対策大綱に基づく重点施策の具体的実施計画について(子ども・子育て応援プラン)」が策定された。

　2005(平成17)年には「障害者自立支援法」が成立し，これまで身体障害・知的障害・精神障害など障害ごとに行われてきた障害福祉サービスが統合され，障害の種別にかかわらず障害のある人が必要とするサービスを市町村が責任をもって提供することなどが示された。

　2006(平成18)年には，わが国の国民皆保険を維持しながら医療制度を持続させるため，医療費の適正化の推進と新たな高齢者医療制度の創設に向けた医療制度改革関連法が成立した。また，2008(平成20)年には従来の老人保険制度が廃止となり，「老人保健法」は「高齢者の医療の確保に関する法律」(高齢者医療確保法)に改称された。

　2012(平成24)年には，いわゆる社会保障と税の一体改革[1]の一環として「公的年金制度の財政基盤及び最低保障機能の強化等のための国民年金法の一部を改正する法律」「被用者年金制度の一元化等を図るための厚生年金保険法の一部を改正する法律」などが成立し，それに関連する制度改革がつぎつぎに行われた。

　2013(平成25)年には「障害者自立支援法」にかわる「障害者の日常生活及び社会生活を総合的に支援するための法律」(障害者総合支援法)が施行され，障害福祉サービスの充実がはかられた。

　2014(平成26)年には，「地域における医療及び介護の総合的な確保を推進するための関係法律の整備等に関する法律」(医療介護総合確保推進法)が公布され，医療や介護事業のための新たな基金の創設や，医療と介護の連携を強化するための基本方針の策定，地域における効率的で，かつ効果的な医療提供体制の確保等の整備が進められた。

　2018(平成30)年の改正「社会福祉法」では，地域共生社会の実現に向けた地域づくりおよび包括的な支援体制の整備が行われた。また，2021(令和3)年の改正「社会福祉法」では，市町村において，既存の相談支援等の取り組みをいかしつつ，地域住民のかかえる複合・複雑化した支援ニーズに対応する包括的な支援体制を構築するために，重層的支援体制整備事業が創設さ

---

1) 社会保障と税の一体改革：日本の社会・経済情勢の変化に対応し，安心で持続可能な社会保障制度の実現を目ざすために，消費税をはじめとする年金などの税制の抜本改革のことをいう。

れた。

　このように，わが国の社会保障制度は，社会経済状況の変化や少子高齢化などの社会構造の変化，国民の社会福祉に対する意識の変化に対応するように発展し，国民生活の安定や低所得者層の生活水準の向上，さらに社会経済への安定に対して大きな役割を果たしてきたといえる。

国・地方自治体の役割分担●　現在のわが国の社会保障制度は，社会保険料（被保険者拠出，事業主拠出），公費負担（国庫負担など），その他（資産収入など）を財源として，国・地方自治体が役割分担と連携をはかりながら実施されている。**国**は，全国的な規模で統一的に実施する必要がある施策（年金制度・雇用政策など）の企画・立案，国庫補助負担金の交付などを行い，**都道府県**は，健康増進計画・医療計画・介護保険事業支援計画の策定など，市町村よりも広域で適正な規模の圏域でのサービス量の確保やサービス提供体制の整備や，市町村間との調整などを行っている。**市町村**は，住民の身近な地方自治体として，日常生活に密着した取り組みが必要な高齢者介護，障害者福祉，子育て支援，健康づくりなどのサービスを実施している。

D 社会保険

目的●　**社会保険**とは，病気・傷害・出産・死亡・老齢・障害・失業など生活の困難をもたらすさまざまな事由（保険事故）に対して，事前に被保険者が保険料を出し合い，保険事故が現実に発生した人に給付を集中させるしくみである。社会保険は，民間の損害保険会社や生命保険会社が運営する民間保険（私保険）と異なり，国や地方自治体などによって運営される**公的**な制度である。つまり，保険者は国や**地方自治体**となり，被保険者は**国民**となる。

財源●　国民は法律に基づき社会保険への加入が強制され，保険料を支払わなければならない。

種類●　現在，①**医療**，②**年金**，③**介護**，④**労働（雇用・労災）**の4分野で社会保険制度が創設されている。

1 医療保険

目的●　私たちがいつでも安心して適切な医療行為を受けられるのは**国民皆保険制度**という**医療保険**制度があるためである。これは，すべての国民が公的医療保険に加入し，収入に応じた保険料を支払うことで，病気やけがをしたときには保険から医療費が支払われる制度であり，私たちはわずかな医療費を負担するだけで医療行為が受けられる。

種類●　医療保険制度の枠組みとしては，雇用されている人が加入する**被用者保険**，自営業者・無職の人などが加入する**国民健康保険**（市町村国保，国民健康保

険組合), 75 歳以上の高齢者が加入する**後期高齢者医療制度**に分けられる
(➡ 80 ページ)。

2 年金保険

目的● **年金保険**は, 老齢, 退職, 障害, 生計の担い手の死亡などにより所得を得
られなくなった被保険者に, 年金を支給することによってその家庭の所得を
保障し, 生活の安定をはかるための制度である。年金は, 現役世代がおさめ
る保険料が高齢者への年金として給付される**世代間扶養**のしくみ(賦課方式)
によってなりたっている[1]。この方式を採用することによって, 年金制度の
成立後からすぐに年金の給付を行うことができた。さらに, 保険料は賃金に
保険料率を掛けて算出されているため, 賃金が上がったぶんだけ現役世代が
おさめる保険料が増加し, 年金受給者へ給付される年金の額も増加する。年
金額は毎年度見直しが行われ, 物価や賃金の変動に応じて自動的にスライド
するしくみとなっている。

種類● 年金には, 社会保障として国が行う**公的年金**と, 国以外の機関が運営する
私的年金がある。公的年金には, 20 歳以上 60 歳未満のすべての国民が加入
する**国民年金**, 厚生年金保険の適用を受ける民間企業に勤務する人や公務員,
私立学校教職員などが加入する**厚生年金**の 2 つがある。民間企業に勤務する
人や公務員など雇用されている人を被用者ということから, 厚生年金を**被用
者年金**ともいう。

年金の受給開始年齢になったときには, 国民年金加入者は**基礎年金**を, 厚
生年金加入者は基礎年金に加えて**厚生年金**の給付を受けられる。そのほかに,
個人や企業ごとに, 厚生年金基金などにも加入することができる(➡ 図 4-2)。

公的年金制度によって給付される年金には, ①**老齢年金**, ②**障害年金**, ③
遺族年金の 3 つがある。

年金制度の体系● わが国の公的年金制度は, ➡ 図 4-2 に示すように, 1 階部分に国民年金,
2 階部分に厚生年金の 2 階建て構造となっている。

被保険者は, ①**第 1 号被保険者**, ②**第 2 号被保険者**, ③**第 3 号被保険者**
に分類される。

①**第 1 号被保険者** 20 歳以上 60 歳未満の自営業者・農業者とその家族,
学生, 無職の者のうち, 第 2 号被保険者・第 3 号被保険者でない者をいう。

②**第 2 号被保険者** 民間企業に勤務する人や公務員など厚生年金の加入
者をいう。厚生年金の被保険者であれば, 自動的に国民年金の被保険者とな
る。

③**第 3 号被保険者** 国民年金の加入者のうち厚生年金に加入している第 2

---

1) 賦課方式の対義語として, 積立方式がある。積立方式は, 将来自分が年金を受給するときに
必要となる財源を, 現役時代の間に積みたてておく方式をいう。

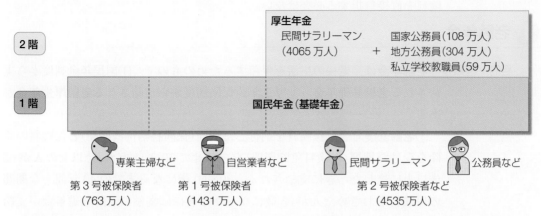

年金制度には，企業が任意で設立して社員が加入する企業年金（厚生年金基金・確定拠出年金・確定給付企業年金）や，自営業者などの国民年金の第 1 号被保険者が任意で加入する国民年金基金などがあり，厚生年金や国民年金に上乗せして受給することができる。

（数値は 2022 年 3 月末現在，厚生労働省による）

○ **図 4-2　公的年金制度の概要**

号被保険者に扶養されている 20 歳以上 60 歳未満の配偶者（年収 130 万円未満）をいう。したがって，民間企業に勤務する人や公務員などの妻で，とくに**専業主婦**がこれにあたる。

財源● 　国民年金（基礎年金）の給付財源は，被保険者からの保険料と国保負担（税金），積立金の運用収入である。国民年金第 1 号の被保険者は，毎月の一定金額の保険料をおさめることが義務づけられているが，保険料をおさめることがむずかしい場合には，保険料免除・納付猶予制度がある。

免除● 　保険料免除には，①**法定免除**と②**申請免除**の 2 つがある。

　　①**法定免除**　法律で定めた要件に該当する場合（生活保護法による生活扶助を受けている，障害基礎年金または被用者年金の障害年金を受けている）に，届け出ることによって保険料が全額免除される。

　　②**申請免除**　所得の減少や失業など経済的な理由により保険料が支払えない場合に申請して審査を受けて認められると，所得に応じて保険料の全額免除，4 分の 1 納付（4 分の 3 免除），2 分の 1 納付（2 分の 1 免除），4 分の 3 納付（4 分の 1 免除）のいずれかの免除が受けられる。

納付猶予● 　学生については，在学中の年金保険料の納付が猶予される**学生納付特例制度**がある。また，20 歳から 50 歳未満の第 1 号被保険者を対象に，年金保険料の納付を猶予する**納付猶予制度**がある。

保険料の実際● 　国民年金の被保険者である第 1 号被保険者の保険料は，月額 16,590 円である（2022 年度）。第 2 号被保険者の国民年金保険料は，厚生年金保険料に含まれており，厚生年金保険料と一括して徴収されている。第 3 号被保険者は，配偶者である第 2 号被保険者が厚生年金保険料を支払っているため，保

険料を直接負担する必要はない。

❶ 老齢年金

目的・種類● **老齢年金**は，老後の生活を保障するためのもので，①国民年金制度から支給される**老齢基礎年金**，②厚生年金保険制度から支給される**老齢厚生年金**がある。

①老齢基礎年金 保険料を納付した期間（保険料納付済期間）と保険料の免除を受けた期間（保険料免除期間）を合わせて 10 年（120 か月）以上の人が 65 歳以上に達したときに支給される。20〜60 歳になるまでの 40 年間，全期間の保険料をおさめた人が 65 歳になったときには満額の老齢基礎年金が支給される。支給額は毎年度見直しが行われ，2023 年 4 月分からの老齢基礎年金の満額は 67 歳以下で 79 万 5000 円（月額 6 万 6250 円），68 歳以上で 79 万 2600 円（月額 6 万 6050 円）となっている。支給額は保険料を支払っていない期間（保険料未納期間）に応じて減額される。

②老齢厚生年金 厚生年金に加入していた人が，老齢基礎年金の受給資格期間を満たした場合に，65 歳から老齢基礎年金に上乗せして給付される。以前は受給開始年齢が 60 歳であったが，1994（平成 6）年・2000（平成 12）年の年金制度の改正により 65 歳に変更された。移行期間の経過措置として，老齢基礎年金の受給資格期間を満たしており，厚生年金の被保険者期間が 1 年以上ある人には，65 歳になるまで特別支給の老齢厚生年金が支給される。

❷ 障害年金

目的・種類● **障害年金**は，年金制度に加入している被保険者が，法令で定められた障害の状態（➡表 4-2）となり十分に働けなくなった場合に，被保険者の所得を保障し生活の安定をはかるために支給される。障害年金には，①国民年金制度から支給される**障害基礎年金**，②厚生年金保険制度から支給される**障害厚生年金**がある。障害厚生年金は障害基礎年金に上乗せするかたちで支給される。

①障害基礎年金 国民年金に加入している間に，障害の原因となった病気

➡ 表 4-2　障害等級の分類

障害等級 1 級	身体の機能の障害または長期にわたる安静を必要とする病状によって，日常生活ができない程度のもの（他人の介助を受けなければ自分の身のまわりのことができない程度）。
障害等級 2 級	身体の機能の障害または長期にわたる安静を必要とする病状が，日常生活が著しい制限を受けるかまたは日常生活に著しい制限を加えることを必要とする程度のもの（必ずしも他人のたすけを借りる必要はないが，日常生活はきわめて困難で労働により収入を得ることができない程度）。
障害等級 3 級	労働が著しい制限を受けるかまたは労働に著しい制限を加えることを必要とする程度のもの。また，傷病が治癒していない場合は労働が制限を受けるかまたは労働に制限を加えることを必要とする程度のもの。

やけがについて，はじめて医師または歯科医師の診療を受けた日(初診日)が
あり，その病気やけがによって法令により定められた障害(1 級または 2 級)
の状態にあるときに障害基礎年金が支給される。また，20 歳前や 60 歳以上
65 歳未満(年金制度に加入していない期間)であっても，日本に住んでいる
間に初診日がある場合には支給される。

　②**障害厚生年金**　厚生年金に加入している間に，障害の原因となった病気
やけがについて初診日があり，その病気やけがによって法令により定められ
た障害(1 級または 2 級)の状態にあるときに，障害基礎年金の支給要件を満
たしていれば，障害基礎年金に上乗せするかたちで障害厚生年金が支給され
る。また，障害の状態が 2 級に該当しない軽い程度の障害のときは，3 級の
障害厚生年金が支給される。なお，初診日から 5 年以内に病気やけがが治り，
障害厚生年金に該当しない軽い障害が残ったときは，一時金として障害手当
金が支給される。

❸ 遺族年金

目的・種類●　**遺族年金**は，遺族の生活を保障するためのもので，①国民年金制度から支
給される**遺族基礎年金**，②厚生年金保険制度から支給される**遺族厚生年金**が
ある。

　①**遺族基礎年金**　国民年金に加入している被保険者または老齢基礎年金の
受給資格期間(25 年以上)を満たした人が死亡したときに，その人が生計を
維持していた家庭の 18 歳未満(障害者は 20 歳未満)の子のいる配偶者，また
は子に対して支給される。

　②**遺族厚生年金**　厚生年金に加入している被保険者が死亡したとき，また
は被保険者期間中の病気やけががもとで初診日から 5 年以内に死亡したとき
に，遺族(配偶者または子，父母，孫，祖父母)に対して支給される。また，
老齢厚生年金の受給資格期間(25 年以上)を満たした人が死亡したときや，1
級または 2 級の障害厚生年金を受けている人が死亡したときにも遺族厚生年
金は支給される。

❸ 介護保険

目的●　わが国では，急速に高齢化が進み，要介護者数の増加や介護期間の長期化，
要介護者を支える家族の状況の変化(介護する家族の高齢化や核家族化，女
性の社会進出など)により介護のニーズは一層高まってきた。このような状
況のなか，介護を必要とする人に介護サービスを提供することで介護不安を
解消し，安心して生活できる社会をつくるとともに，これまで家族などの一
部の限られた人にのみ担われてきた介護の負担を軽減し，高齢者の介護を社
会全体で支え合うしくみが必要であると考えられるようになってきた。これ
を**介護の社会化**とよんでいる。

◎表 4-3　介護保険制度改正の経緯

西暦(年号)	経緯
1997(平成 9)年	介護保険法成立(12 月)(2000 年 4 月施行)
2005(平成 17)年	介護保険法改正(10 月)(2006 年 4 月改正法の全面施行) ●介護予防の重視(新予防給付の創設, 地域支援事業の実施) ●居住費・食費の見直し, 低所得者に対する配慮 ●地域密着型サービスの創設, 地域包括支援センターの創設　など
2008(平成 20)年	介護保険法改正(5 月)(2009 年 5 月改正法の全面施行) ●介護サービス事業者の法令遵守などの業務管理体制の整備 ●休止・廃止の事前届制, 休止・廃止時のサービス確保の義務化　など
2011(平成 23)年	介護保険法改正(6 月)(2012 年 4 月改正法の全面施行) ●地域包括ケアの推進, 24 時間対応の定期巡回・随時対応サービスや複合型サービスの創設 ●介護予防・日常生活支援総合事業の創設 ●介護職員による痰の吸引などの実施　など
2014(平成 26)年	介護保険法改正(2015 年 4 月以降順次施行) ●在宅医療・介護連携の推進などの地域支援事業の充実, 予防給付(訪問介護・通所介護)を地域支援事業に移行し, 多様化 ●特別養護老人ホームを在宅での生活が困難な中重度の要介護者を支える施設として機能を重点化 ●一定の所得のある利用者の自己負担を 2 割へ引き上げ　など
2017(平成 29)年	介護保険法改正(2018 年 4 月以降順次施行) ●自立支援・重度化防止に向けた保険者機能の強化等の取り組みの推進 ●地域共生社会の実現に向けた取り組みの推進 ●2 割負担者のうちとくに所得の高い層の負担割合を 3 割とする　など
2020(令和 2)年	介護保険法改正(2021 年 4 月以降順次施行) ●地域住民の複雑化・複合化した支援ニーズに対応する市町村の包括的な支援体制の構築の支援 ●地域の特性に応じた認知症施策や介護サービス提供体制の整備等の推進 ●医療・介護のデータ基盤の整備の推進 ●介護人材確保および業務効率化の取り組みの強化　など

　1997(平成 9)年には「**介護保険法**」が成立し, 従来の老人福祉制度と老人医療制度にかわる**介護保険制度**が 2000(平成 12)年 4 月に施行された(◎表 4-3)。介護保険制度では, ①利用者がみずからサービスの種類や事業者を選んで利用できる, ②介護サービスの利用計画をつくって, 医療・福祉のサービスを総合的に利用できる, ③民間企業, 農協, 生協, NPO など多様な事業者によるサービスの提供を受けられるなど, これまでの制度との違いがみられた。

　2014(平成 26)年には, ①地域包括ケアシステムの構築(高齢者が住み慣れた地域で生活を継続できるようにするため, 介護・医療・生活支援・介護予防を充実させる)と, ②費用負担の公平化(低所得者の保険料軽減の拡充と, 所得や資産のある人の利用者負担の見直し)をおもな内容とする改正が行われた。

　2017(平成 29)年には, 「地域包括ケアシステムの強化のための介護保険法

等の一部を改正する法律」[1]が成立した。これにより，新たな介護保険施設として介護医療院が開設され，介護療養型医療施設の廃止期限が 6 年間延期された（◎ 109 ページ，**表 4-6**）。2018（平成 30）年からは，介護保険サービスの利用者負担が 2 割の人[2]のうち，とくに所得が高い人[3]については負担割合が 3 割に引き上げられた。そのほか，第 2 号被保険者の保険料が，加入する医療保険の加入者数に応じて負担する「加入者割」から，収入の総額に応じて負担する「総報酬割」に段階的に移行することとなった。2020（令和 2）年の「介護保険法」改正（「地域共生社会の実現のための社会福祉法等の一部を改正する法律」）では，地域共生社会の実現をはかるため，市町村の包括的な支援体制の構築の支援，地域の特性に応じた認知症施策や介護サービス提供体制の整備等の推進，医療・介護のデータ基盤の整備の推進，介護人材確保および業務効率化の取り組みの強化，社会福祉連携推進法人制度の創設等の措置を講じることとなった。

保険者● 　保険者は介護保険制度の運営を行っている全国の市町村（特別区を含む）である。保険者は，介護保険料の徴収や介護認定，介護保険サービスの給付など介護保険制度にかかわるさまざまな役割を担っている。

被保険者● 　被保険者は **40 歳以上**の者である。このうち，① 65 歳以上を**第 1 号被保険者**，② 40 歳以上 65 歳未満の医療保険加入者を**第 2 号被保険者**に分類している（◎ **表 4-4**）。第 1 号被保険者は要介護状態または要支援状態と判断された場合に給付が受けられる。第 2 号被保険者は老化に起因する疾病（特定疾病，◎ 238 ページ）に罹患し，要介護状態または要支援状態にあると判断された場合に給付が受けられる。

介護認定審査会● 　被保険者が介護保険におけるサービス（保険給付）を受けるためには，要介護状態または要支援状態であることを市町村などに設置されている**介護認定審査会**において認定されなければならない。介護認定審査会は，保健・医療・福祉の学識経験者ら 5 名程度で構成されている。

要介護・要支援● の認定 　要介護・要支援の認定の手続きは，◎ **図 4-3** に示すとおりである。認定を受けようとする被保険者本人またはその家族は，市町村の窓口にて認定の申請を行う。申請後に，市町村の職員などが被保険者の自宅を訪問し，心身の状況などに関する聞き取り調査（認定調査）を行う。また，市町村からの依頼により，被保険者の主治医が心身の状況に関する意見書を作成する。要介護認定は，客観的で公平な判定となるように，認定調査および主治医意見書

---

1 ）この改正は，高齢者の自立支援と要介護状態の重度化防止，地域共生社会の実現と制度の持続可能性を確保するとともに，サービスを必要する人に必要なサービスが提供されるようにするためのものである。
2 ）年金収入等が単身世帯の場合 280 万円以上，夫婦世帯の場合 346 万円以上をさす。
3 ）年金収入等が単身世帯の場合 340 万円以上，夫婦世帯の場合 463 万円以上をさす。ただし，月額 44,400 円の負担の上限がある。

○ 表 4-4　介護保険制度における被保険者

種類	第1号被保険者	第2号被保険者
対象者	65歳以上の者	40歳以上65歳未満の医療保険加入者
受給権者	●要介護者(寝たきりや認知症で介護が必要な者) ●要支援者(要介護状態となるおそれがあり日常生活に支援が必要な者)	左のうち,初老期における認知症,脳血管疾患などの老化に起因する疾病(特定疾病)によるもの
保険料負担	所得段階別定額保険料(低所得者の負担軽減)	●健康保険:標準報酬×介護保険料率(事業主負担あり) ●国民健康保険:所得割・均等割などに按分(国庫負担あり)
賦課・徴収方法	年金額一定以上は特別徴収(年金天引),それ以外は普通徴収	医療保険者が医療保険料とともに徴収し,納付金として一括して納付

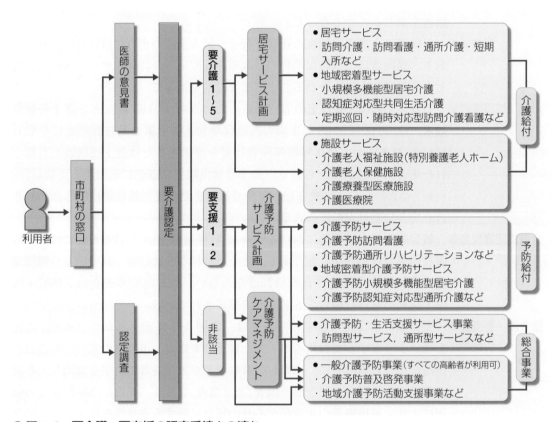

○ 図 4-3　要介護・要支援の認定手続きの流れ

をもとにコンピュータ判定(一次判定)が行われる。その後,保健・医療・福祉の学識経験者により構成された介護認定審査会により,一次判定の結果および主治医意見書等をもとに審査判定(二次判定)が行われる。二次判定の結果は市町村に通知され,市町村は介護認定審査会の判定結果に基づき要介護・要支援を認定し,被保険者に結果を通知する。なお,原則として申請日

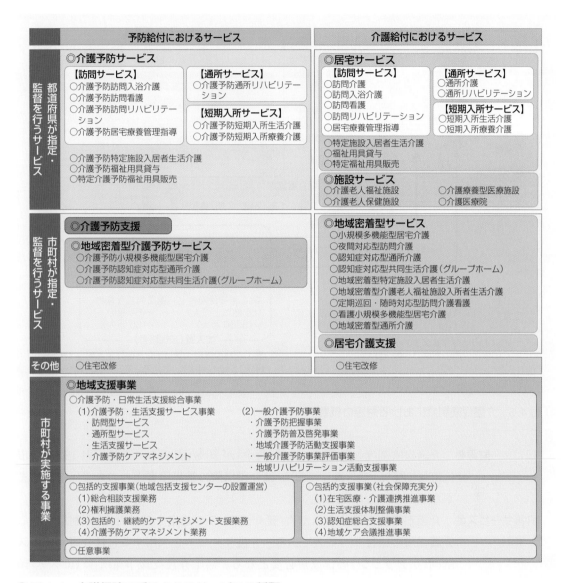

◯ 図 4-4 　介護保険で受けられるサービスの種類

から 30 日以内に認定結果を通知する。このように新規の要介護認定には市
町村による認定調査が原則であるが，更新・変更する場合には，認定調査を
介護支援専門員(ケアマネジャー，◯239 ページ)に委託することもできる。

要介護度● 　　要介護度は，**要支援 1・2**(2 段階)，**要介護 1～5**(5 段階)の合計 7 段階お
よび非該当に分かれる。要支援に認定された場合には**予防給付**が，要介護に
認定された場合には**介護給付**が受けられる(◯図 4-4)。一方，要介護・要支
援のいずれにも該当しないと判定された場合は給付を受けられないが，その
状態のままでは要支援・要介護となるおそれがある場合には，市区町村が
行っている**地域支援事業**(◯238 ページ)などを受けることができる。

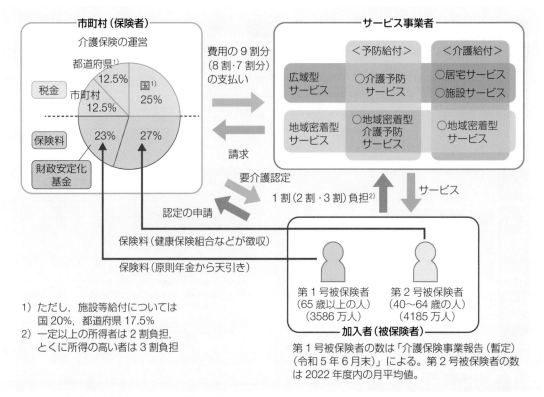

◎図 4-5　介護保険制度における財源の概要

財源● 　介護保険制度の財源は，公費（税金）が 50％（国 25％・都道府県 12.5％・市区町村 12.5％）で，残りの 50％ は介護保険の被保険者からの介護保険料でまかなわれている（◎図 4-5）。

介護サービス● 　介護が必要と認められた人（要介護 1〜5 の認定を受けた人）が利用できる介護保険の給付サービスである。介護サービスを利用するには**介護サービス計画（ケアプラン）**の作成が必要となる。居宅介護支援事業所（◎110 ページ，表 4-7）に常勤する介護支援専門員（ケアマネジャー）は，介護サービスを受ける被保険者にかわって被保険者・家族の状況，住居環境，被保険者・家族からの要望などを確認してケアプランの原案を作成する。原案は，被保険者・家族の同意が得られてはじめて正式なケアプランとなる。ケアプランの作成にあたって利用者負担はない。また，被保険者がみずからケアプランを作成することも認められている。被保険者が作成したケアプラン（いわゆるセルフケアプラン）は，市町村に届け出たうえで適当と認められた場合に，介護サービスを受けることができる。被保険者は，ケアプランで定められたサービスを提供する介護サービス提供事業者と利用契約を結ぶことによってサービスが受けられるようになる。

**介護予防●
サービス** 　支援が必要と認められた人（要支援 1 または 2 の認定を受けた人）が利用できる介護保険の給付サービスである。介護予防サービスを利用するには**介護**

予防サービス計画（**介護予防ケアプラン**）の作成が必要である。介護予防ケアプランは，地域包括支援センターに常勤する主任ケアマネジャーによって作成される。介護予防ケアプランの作成にあたって利用者負担はない。また，被保険者みずから作成することもできる。被保険者は，介護予防ケアプランで定められたサービスを提供する介護予防サービス事業者と利用契約を結ぶことによってサービスが受けられるようになる。なお，地域包括支援センターで行われている介護予防支援（介護予防ケアプランの作成，介護予防サービスの連絡・調整など）は，居宅介護支援事業所に業務委託することもできる（◯ 112ページ，図4-6）。

❶ 居宅サービス

居宅サービスとしては，◯ 表4-5 に示すように，①**訪問サービス**，②**通**

◯ 表4-5　居宅サービスの種類と内容

種類		内容
①訪問サービス	訪問介護 （ホームヘルプサービス）	訪問介護員（ホームヘルパー）が要介護者の家庭を訪問して，入浴・排泄・食事などの介護や，調理・洗濯・掃除などの家事援助を行う。また，これに付随する相談や助言なども行い，日常生活を支援する。
	訪問入浴介護	浴槽を積んだ巡回車などが家庭を訪問し，入浴の介護を行う。
	訪問看護	病状が安定したあと，医師の指示のもとで看護師などが家庭を訪問し，療養の世話や診療の補助などを行う。
	訪問リハビリテーション	病状が安定したあと，医師の指示のもとで理学療法士や作業療法士が家庭を訪問し，リハビリテーションを行う。
	居宅療養管理指導	医師・歯科医師や薬剤師などが家庭を訪問し，療養上の管理や指導を行う。
②通所サービス	通所介護（デイサービス）	デイサービスセンターなどで，生活指導・日常生活訓練・健康チェック・入浴・機能訓練などを日帰りで受ける（◯ コラム）。2000（平成12）年からは，デイサービスセンターに居住部分を加えた生活支援ハウス（高齢者生活福祉センター）が整備されている。
	通所リハビリテーション（デイケア）	老人保健施設や病院，診療所などに通い，理学療法士や作業療法士などから，入浴・機能訓練などを日帰りで受ける。
③短期入所サービス	短期入所生活介護（ショートステイ）	本人の状態が不安定なときや，介護する人が病気や冠婚葬祭などで介護できない場合，特別養護老人ホームなどに短期入所し，介護や看護を受ける（◯ コラム）。
	短期入所療養介護（ショートステイ）	老人保健施設，病院，診療所の療養病床などに短期入所し，医学的管理のもとに，日常生活の介護や看護，機能訓練を受ける。
④福祉用具貸与・販売		日常生活の自立をたすけるための福祉用具の貸与・販売を行う。
⑤住宅改修		介護のための小規模な住宅改修（手すりの取りつけなど）の費用を支給する。
⑥特定施設入居者生活介護		有料老人ホーム，軽費老人ホームなどの入居者に対し，必要な介護や機能訓練を行う。

所サービス，③短期入所サービス，④福祉用具の貸与・販売，⑤住宅改修，⑥特定施設入居者生活介護がある。居宅サービスを提供する事業者は，居宅サービス事業者として都道府県の指定を受ける必要がある。要介護者が居宅サービスを利用する場合，利用できるサービス量（利用限度額）は要介護度別に決められており，要介護者は限度額のなかで複数の居宅サービスを自由に組み合わせて利用することができる。要介護者が居宅サービス事業者からサービスを受けたときには，市町村から事業者に対して保険給付としてその費用が支払われる。これを**居宅サービス費**という。要介護者は所得に応じてかかった費用の1〜3割を負担する。なお，限度額をこえてサービスを利用した場合は，こえたぶんが全額自己負担となる。

　予防給付における介護予防サービスには，介護給付における居宅サービスとほぼ同様の種類のサービスが用意されている。名称に介護予防という語がついているが，サービスの内容はほぼ同様である。また，介護予防サービスの提供を行う事業者は，介護予防サービス事業者として都道府県の指定を受ける必要がある。

❷ 施設サービス

　介護保険で要介護者にサービスを提供できる施設を**介護保険施設**という。介護保険施設には，⮕ 表4-6 に示すように，①**介護老人福祉施設**（**特別養護老人ホーム**），②**介護老人保健施設**，③**介護療養型医療施設**，④**介護医療院**がある。

　介護保険施設に入所した際にかかる費用は，施設別あるいは要介護度別に設定されている。施設サービスには介護保険が適用されるため，要介護者が施設サービスを受けたときには，市町村から施設に対して介護報酬（施設介護サービス費）が支払われ，要介護者は所得に応じてかかった費用の1〜3割を負担する。居住費・食費・日常生活費は全額自己負担となるが，所得の低

Ⓒolumn

ナイトケア事業と高齢者世話付住宅生活援助員派遣事業

　1989（平成元）年からは，ショートステイの一環として，**ナイトケア事業**が開始されている。これは，夜間の介護を受けるのがむずかしいおおむね65歳以上の認知症高齢者（65歳未満であっても初老期認知症に該当するものを含む）を一時的に夜間のみ特別養護老人ホームに入所させるものである。ナイトケアを実施している特別養護老人ホームは，デイケアを実施している施設に比べて少なく，利用者のニーズに対応できていないのが現状である。

　また，1990（平成2）年からは，デイサービスの一環として，**高齢者世話付住宅（シルバーハウジング）生活援助員派遣事業**が実施されている。これは，高齢者世話付住宅に生活援助員を派遣し，入居者が地域の中で自立して安全かつ快適な生活を営むことができるように在宅生活を支援するものである。

◯ 表4-6　施設サービスの種類と内容

種類	内容
①介護老人福祉施設[1] （特別養護老人ホーム）	寝たきりや，認知症などでつねに介護が必要な人に対して，施設サービス計画に基づいた入浴・食事・排泄などの日常生活上の世話，機能訓練，健康管理，療養上の世話などを行う。また，定員29名以下の施設は，地域密着型介護老人福祉施設（地域密着型特別養護老人ホーム）とよばれる。いずれも開設者は，地方公共団体，社会福祉法人である。
②介護老人保健施設	要介護と認定された人のうち，病状が安定していて入院治療の必要がなく，リハビリテーションを必要とする人に限られる。施設サービス計画に基づいた看護・医学的な管理のもと，介護，機能訓練のほか必要な医療の提供，日常生活上の世話などを行う。開設者は，地方公共団体，医療法人，社会福祉法人などである。
③介護療養型医療施設[2]	医療法による療養病床または老人性認知症疾患療養病棟のある診療所・病院をいう。認知症の症状があるか，長期の療養を必要とする人に対して，施設サービス計画に基づいた療養上の管理・看護・介護，その他の世話および機能訓練，そのほか必要な医療を行う。本施設は，介護療養病床または老人性認知症疾患療養病棟のある診療所・病院であるため，設置者はそれらの開設者となる。
④介護医療院	入所者はおもに日常的な医学管理と長期療養を必要とする要介護者（寝たきりや認知症の症状がある人など）である。施設サービス計画に基づいた療養上の管理，看護・介護，機能訓練，日常生活上の世話のほか必要な医療を行う。また，看取りやターミナルケアなどの機能や生活施設としての機能も兼ね備えている。開設者は，地方公共団体，医療法人，社会福祉法人などである。

1) 2015（平成27）年4月から入居者は原則として要介護3以上の高齢者に限定され，在宅での生活が困難な中重度の要介護者向けの施設となっているが，軽度（要介護1・2）の要介護者についてもやむをえない事情により本施設以外での生活が著しく困難であると認められる場合に特例的に入所できる。

2) 2006（平成18）年の医療制度改革では，介護療養型医療施設の入所者のうち医療の必要性が低い人が多いということから2011（平成23）年度末までに廃止することが決定し，介護老人保健施設などへの転換が予定されていた。しかし，介護老人保健施設よりも医療保険適用の療養病床に転換するケースが多いことなどから，2011年の介護保険法改正によって介護療養型医療施設の廃止が2018（平成30）年3月末まで延期されたが，2017（平成29）年の介護保険法等の一部改正により，さらに2024年3月末まで延期された。

い人や1か月の利用料が高額な人は，申請することで居住費・食費の負担が軽減される。

　介護給付における施設サービスは，**要介護者のみ**利用できる。要支援者は心身の状態が要介護者よりも軽度とみなされるため，予防給付における施設サービスは用意されていない。

❸ 居宅介護支援・介護予防支援

　要介護者が自宅で居宅サービスなどを適切に利用できるように，居宅介護支援事業所のケアマネジャーが居宅サービス計画を作成し，サービス事業者

Column

高額医療・高額介護合算療養費制度

　世帯のなかで後期高齢者医療制度の被保険者全員によって1年間に支払われた医療保険と介護保険の自己負担額の合計が一定の基準額をこえた場合に，そのこえた金額が払い戻されるもので，医療費・介護費による家計の負担を軽減させる目的で2008（平成20）年に創設された。

◯ 表 4-7　居宅介護支援事業所と地域包括支援センターの概要

	居宅介護支援事業所	地域包括支援センター
業務内容	要介護認定を受けている人に対して，介護保険を利用してケアプランを作成し，それに基づいて介護事業所との連絡および調整を行う	住民を対象として，介護の相談以外に，福祉や医療の相談も受ける。それぞれの専門員が相談に応じ，相互連携しながら業務にあたる
職員	介護：ケアマネジャー	介護：主任ケアマネジャー，福祉：社会福祉士，健康：保健師
設置主体	株式会社，合同会社，NPO 法人，社会福祉法人などの法人	市町村，医療法人，社会福祉法人，包括的支援事業を実施することを目的として設置された公益法人または NPO 法人など

などとの連絡・調整を行い，介護保険施設などへの入所が必要な場合には，施設への紹介を行うことを**居宅介護支援**（ケアマネジメント）という。

　一方，要支援者が介護予防サービスを適切に利用できるように，地域包括支援センターの主任ケアマネジャーが介護予防ケアプランを作成し，介護予防サービス事業者などとの連絡・調整を行うことを**介護予防支援**という。介護予防支援は，居宅介護支援事業所に業務委託することができる（◯ 表 4-7）。

　居宅介護支援と介護予防支援は，原則としてかかった費用の 10 割が保険給付されるため，利用者の自己負担はない。

④ 地域密着型サービス・地域密着型介護予防サービス

　2006（平成 18）年の「介護保険法」改正によって，要介護者や要支援者が住み慣れた地域での生活を継続できるように**地域密着型サービス**および**地域密着型介護予防サービス**が設けられた。地域密着型サービスの種類と内容は◯**表 4-8** に示すとおりで，要介護者が対象となる。

　また，**地域密着型介護予防サービス**としては，①小規模多機能型居宅介護，②認知症対応型通所介護，③認知症対応型共同生活介護がある。その内容は，地域密着型サービスと同じであるが，要支援 1・2 の認定を受けた人が対象となる。

　サービスを利用する場合，原則としてサービスを提供する事業者のある市町村に居住する被保険者に限られているが，居住する市町村が同意し，さらに他市町村が許可すれば，他市町村でサービスを受けることもできる。

⑤ 地域包括支援センター

　2005（平成 17）年の「介護保険法」改正を受け，2006（平成 18）年 4 月より，公正・中立な立場から地域における介護予防マネジメントや総合相談などを行う中核機関として**地域包括支援センター**が設置された（◯ 図 4-6）。

　地域包括支援センターの設置主体は市町村であるが，市町村から地域支援

◯ 表 4-8　地域密着型サービスの種類と内容

種類	内容
①定期巡回・随時対応型訪問介護看護	定期的な巡回や，利用者からの連絡を受け，利用者の居宅を訪問して行われる。入浴・排泄・食事などの介護，療養生活を支援するための看護，そのほか日常生活を送るうえで必要となるサービスなどを行う。
②小規模多機能型居宅介護	利用者の居宅で，または利用者がサービス拠点に通ったり，短期間宿泊して利用する。入浴・排泄・食事などの介護，そのほか日常生活を送るうえで必要となるサービスや機能訓練などを行う。
③夜間対応型訪問介護	夜間の定期的な巡回や，利用者からの連絡を受け，利用者の居宅を訪問して行われる。入浴・排泄・食事などの介護，そのほか日常生活を送るうえで必要となるサービスなどを行う。
④認知症対応型通所介護	利用者（認知症者）が老人デイサービスセンターなどを訪れて利用する。入浴・排泄・食事などの介護，そのほか日常生活を送るうえで必要となるサービスや機能訓練などを行う。
⑤認知症対応型共同生活介護（グループホーム）	利用者が共同生活を送る住居で利用する。入浴・排泄・食事などの介護，そのほか日常生活を送るうえで必要となるサービスや機能訓練などを行う。
⑥地域密着型特定施設入居者生活介護	小規模型の施設において，地域密着型特定施設サービス計画に基づき，入浴・排泄・食事などの介護，洗濯・掃除などの家事，生活などに関する相談や助言，日常生活上の世話などを行う。入居定員 29 名以下の老人ホーム（有料・養護・軽費）をさす。入居者は，要介護者とその配偶者などに限られる。
⑦地域密着型介護老人福祉施設入居者生活介護	小規模型の施設において，地域密着型施設サービス計画に基づき，入浴・排泄・食事などの介護，そのほか日常生活を送るうえで必要となるサービスや機能訓練，療養上のサービスなどを行う。入所定員 29 名以下の特別養護老人ホームをさす。
⑧看護小規模多機能型居宅介護	利用者の状況に応じてサービスを組み合わせ，入浴・排泄・食事などの介護，療養生活を支援するための看護，そのほか日常生活を送るうえで必要となるサービスや機能訓練などを行う。
⑨地域密着型通所介護	利用者が老人デイサービスセンターなど訪れて利用する。入浴・排泄・食事などの介護，生活相談など，日常生活の世話や機能訓練などを行う。利用定員 18 人以下の通所介護事業所をさす。

　　　　　　事業（包括的支援事業）を委託された法人（社会福祉法人，医療法人，公益法人など）も設置・運営できる。センターには保健師・社会福祉士・主任ケアマネジャーなどが配置されている。この 3 職種のチームアプローチによって，住民の健康保持や生活の安定に必要な援助を行い，保健医療の向上および福祉の増進を包括的に支援している。具体的には，介護予防支援事業および包括的支援事業（①介護予防ケアマネジメント〔第一号介護予防支援事業として，要支援・要介護状態になる可能性のある者に対する介護予防ケアプランの作成など〕，②総合相談支援業務〔住民からの相談を受けて制度横断的な支援の実施など〕，③権利擁護業務〔成年後見制度の活用促進，高齢者虐待への対応など〕，④包括的・継続的ケアマネジメント支援業務〔地域ケア会議などを通じた自立支援型ケアマネジメントの支援，ケアマネジャーへの日常的個別指導・相談，支援困難事例などへの指導・助言など〕）が行われている。

地域ケア会議●　医療から介護・予防・住まい・生活支援まで包括的に提供する体制である地域包括ケアシステムを推進するうえで欠かせないのが**地域ケア会議**である。

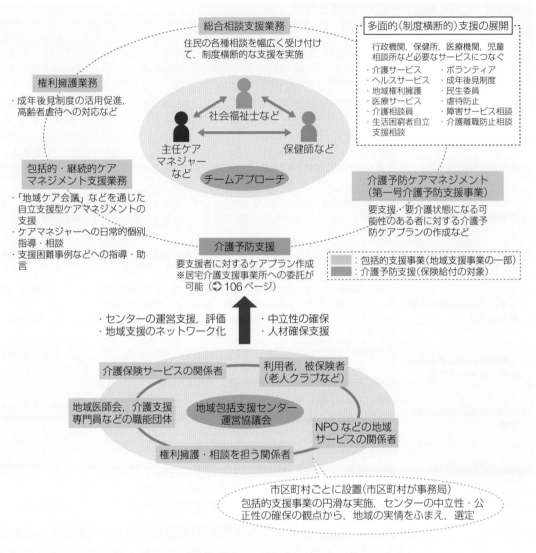

（厚生労働省：地域包括支援センターの手引きについてによる，一部改変）

◎ 図 4-6　地域包括支援センターの概要

　　地域ケア会議は，地域包括支援センター（または市町村）が主催し，高齢者個人に対する支援の充実をはかるとともに，それを支える社会基盤の整備を行う地域包括ケアシステムを実現させるためのものである。具体的には，医療・介護などさまざまな業種の専門家が協力して高齢者の個別課題の解決をはかったり，ケアマネジャーのケアマネジメントの実践力を高めるような支援を行う。さらに，個別課題を分析することで地域全体に共通した課題を明らかにして，課題解決に必要な資源開発や地域づくり，さらに介護保険事業計画へ反映させるなど政策形成につなげている。

運営協議会●　市町村は，地域包括支援センターの適切な運営，公正・中立性の確保，そ

の他センターの円滑かつ適正な運営をはかるため，地域包括支援センター運営協議会(**運営協議会**)を設置しなければならない。たとえば，市町村が地域包括支援センターの設置・変更・廃止，事業計画や職員確保などを決定する場合には，運営協議会での話し合いを経る必要がある。運営協議会は，原則として市町村ごとに1つ設置しなければならない。なお，複数の地域包括支援センターを設置している市町村であっても，運営協議会の設置は1つでよい。市町村長は，利用者や被保険者の意見を反映できるように運営協議会の構成員(医師，介護支援専門員，介護保険の被保険者など)を選出する。

4　労働(労災・雇用)保険

　労働保険とは，**労働者災害補償保険**(**労災保険**)と**雇用保険**を総称したものである。保険給付は各保険制度によって行われるが，労働保険料(労災保険料と雇用保険料を合わせたもの)の納付は一括して行う。労働者を1人でも雇用している事業所では，業種・規模にかかわらず，事業主は労働保険への加入手続きを行い，労働保険料を納付しなければならない。ただし，農林水産の一部の事業は除外されている。

1　労災保険

　労働災害(労災)は，労働者の業務上または通勤途上の負傷・疾病・障害・死亡のことをいい，**業務災害**(業務上の負傷など)と**通勤災害**(通勤途上の負傷など)に大別される。

　労災保険は，「**労働者災害補償保険法**」に基づく制度であり，労働者が労災に見舞われた場合に，労働者やその遺族に対して必要な保険給付が行われる。また，労災にあった労働者の社会復帰の促進や遺族の援護なども行われている。

　労災保険料は事業主が全額を負担する。また，労災保険への加入は事業所ごとに行うため，事業所に雇用されている労働者ならば，パートやアルバイトなどの雇用形態にかかわらず，労災保険の給付が受けられる。給付の種類と内容は，●表4-9に示すとおりである。労災保険への手続きが行われていない事業所に対しては，罰則が設けられている。

2　雇用保険

　雇用保険は，「失業保険法」にかわり1974(昭和49)年に制定された「**雇用保険法**」に基づく制度である(●図4-7)。本制度によって，①労働者が失業して収入がなくなったときや，②労働者がけがや病気で働けなくなったとき，③失業した労働者がみずから職業に関する教育訓練を受けたときなどに給付(**失業等給付**)を受けることができる。失業等給付には，求職者給付，就職促進給付や教育訓練給付，雇用継続給付がある。また，労働者の失業の予防や

◯ 表 4-9　労災保険給付の種類

種類		支給事由
療養(補償)給付[1]	療養の給付[2]	業務災害または通勤災害による傷病について，労災病院または労災指定医療機関などで療養する場合
	療養の費用の支給[3]	業務災害または通勤災害による傷病について，労災病院または労災指定医療機関以外の医療機関などで療養する場合
休業(補償)給付		業務災害または通勤災害による傷病にかかわる療養のため労働できず，賃金を受けられない日が 4 日以上に及ぶ場合
障害(補償)給付	障害(補償)年金	業務災害または通勤災害による傷病が治ったとき[4]に，障害等級第 1 級から第 7 級までに該当する障害が残った場合
	障害(補償)一時金	業務災害または通勤災害による傷病が治ったときに，障害等級第 8 級から第 14 級までに該当する障害が残った場合
遺族(補償)給付	遺族(補償)年金	業務災害または通勤災害により死亡した場合(法律上死亡とみなされる場合，死亡と推定される場合を含む)
	遺族(補償)一時金	①遺族(補償)年金を受け取る遺族がいない場合 ②遺族(補償)年金の受給者が失権し，ほかに遺族(補償)年金を受けることができる遺族がいない場合で，すでに支給された年金の合計額が給付基礎日額の 1,000 日分に満たないとき
葬祭料(葬祭給付)		業務災害または通勤災害により死亡した方の葬祭を行う場合
傷病(補償)年金		業務災害または通勤災害による傷病が，1 年 6 か月を経過した日，または同日以後において治っておらず，傷病による障害の程度が傷病等級に該当する場合
介護(補償)給付		障害(補償)年金または傷病(補償)年金の受給者で，介護を要する場合
二次健康診断等給付		事業主の行う健康診断などのうち直近のもの(一次健康診断)において，次のいずれにも該当する場合 ①検査を受けた労働者が，血圧測定，血中脂質検査，血糖検査，腹囲の検査またはBMI(肥満度)の測定のすべての検査において異常の所見があると診断されていること ②脳血管疾患または心臓疾患の症状を有していないとみとめられること

1) 業務上災害による傷病に必要な給付を「療養補償給付」，通勤災害による傷病に必要な給付を「療養給付」といい，これらを合わせて「療養(補償)給付」という。「休業(補償)給付」などについても同様。
2) 「療養の給付」とは，療養の現物給付，すなわち労災病院または労災指定医療機関などで被災労働者に無料で療養の給付を行うことをいう。この場合，被災労働者は無料で療養を受けられ，療養に要した費用は直接医療機関などに支給される。
3) 「療養の費用の支給」とは，療養の費用の現金給付，すなわち労災病院または労災指定医療機関以外の医療機関などで療養した場合，療養に要した費用全額を被災労働者が支払うことになるが，その相当額を被災労働者に現金で支給することをいう。
4) 「治ったとき」とは，傷病の症状が安定し，医学上一般にみとめられた医療を行ってもその医療効果が期待できなくなったときをいう。これを治癒というが，必ずしももとの身体状態に回復した場合だけをいうものではない。

雇用機会の増大，労働者の能力の開発・向上，そのほか労働者の福祉の増進をはかるために雇用保険二事業(雇用安定事業や能力開発事業)が行われている。

雇用安定事業は，被保険者に対して失業の予防をはかるとともに，雇用状態の是正，雇用機会の増大など雇用の安定をはかるための事業である。具体的には，雇用調整助成金(失業予防に努める事業主を支援)，特定求職者雇用開発助成金(就職困難者の雇入れを支援)，労働移動支援助成金(離職を余儀なくされた従業員に対し，再就職の支援やその受け入れを行う事業主へ助成

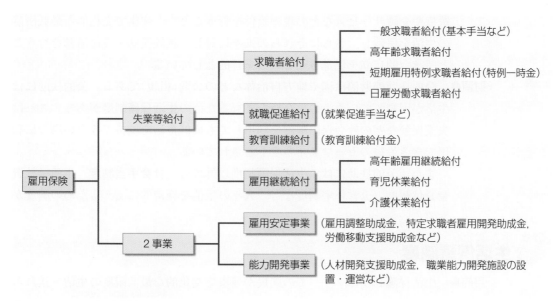

◯図 4-7　雇用保険制度の概要

金を支給)などがある。

　能力開発事業は，職業訓練施設の整備，労働者の教育訓練受講の援助など，職業生活の全期間を通じた労働者の能力開発・向上をはかるための事業である。具体的には，人材開発支援助成金(職務に関連した職業訓練等にかかる訓練経費や訓練期間中の賃金の一部等を支援)，職業能力開発施設の設置および運営などがある。

　労働者を雇用する事業は，業種や規模にかかわりなく雇用保険の適用事業となり，その事業に雇用される労働者は，原則としてすべて雇用保険の被保険者となる。ただし，1週間の所定労働時間が20時間未満の人や，同一事業主の適用事業に継続して31日以上雇用されることが見込まれない人，季節労働者のうち4か月以内の期間で雇用される人などは，雇用保険の対象外となり被保険者とはならない。また，これまで65歳の誕生日以降に雇用された人も雇用保険の対象外であったが，雇用保険の適用拡大などにより2017(平成29)年1月1日から雇用保険の適用対象となっている。

　雇用保険料は，事業主と労働者の双方で負担することになっている。なお，雇用保険の保険者は国であり，各都道府県労働局は，厚生労働省の指示のもと，地域の産業・雇用失業情勢に応じた職業紹介・雇用保険・雇用対策を行っており，公共職業安定所(ハローワーク)が相談窓口になっている。

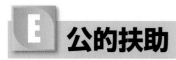 公的扶助

目的●　**公的扶助**は，生活が困窮している人や低所得者に対して，金銭給付または

医療や介護サービスなどの現物給付を行うことで，健康で文化的な最低限度の生活を保障し，さらにそれらの人々に対して相談援助・支援活動を行うことで社会的自立を促進させることを目的としている。

財源● 公的扶助の財源は国や地方自治体などの公費(租税)である。公的扶助には，生活が困窮している人の生存権をまもるための**生活保護制度**がある。これは，失業保険などの社会保障制度を利用しても最低生活を維持できない場合に利用できる最後のセーフティネットとされている。

また，公的扶助には，生活保護制度以外にも，**社会手当制度**，生活福祉資金貸付制度，公営住宅制度など，人々の生活を経済的に支えるための制度がある。

1 生活保護制度

目的● 生活保護制度は，すべての国民が健康で文化的な最低限度の生活を送れるように保障する「最低生活の保障」と，保護を受けている人が最終的に自立した生活を送れるようにする「自立の助長」を目的としている。

最低生活の保障● 最低限の生活を保障するための最低生活費は，厚生労働大臣が定める生活保護基準に基づき計算されており，支給される保護費は最低生活費から個人の収入を差し引いた差額となる。

生活保護法の改正● 「生活保護法」は2014(平成26)年に改正され，必要な人を確実に保護するという基本的な考え方を維持しながらも，生活保護制度が国民の信頼にこたえられるものにするために，①就労による自立の促進，②健康・生活などへの支援，③生活扶助の適正化(不正・不適正な受給の防止)，④医療扶助の適正化などの強化がはかられた。

生活困窮者対策● 2015(平成27)年には「**生活困窮者自立支援法**」が施行された。本法は，生活困窮者に対する自立相談支援事業の実施および住居確保給付金の支給や，その他の自立支援に関する措置を講ずることによって，生活困窮者の自立の促進をはかることを目的としている。

また，2018(平成30)年には「生活困窮者等の自立を促進するための生活困窮者自立支援法等の一部を改正する法律」が成立した。本法では，生活困窮者等の一層の自立の促進をはかることを目的として，生活困窮者に対する包括的な支援体制の強化，生活保護世帯の子どもの大学等への進学支援，児童扶養手当の支払い回数の見直しを行うほか，生活保護の医療扶助では後発医薬品を原則化する等の措置を講じるとしている。

基本原理● 生活保護制度には以下の4つの基本原理が定められている。

①**国家責任による最低生活保障の原理** 生活に困窮する国民の保護は国の責任において行われる。

②**無差別平等の原理** すべての国民は，生活保護法に定められている要件を満たす限り国籍や性別，身分や宗教などにかかわらず，無差別平等に保護

を受けることができる。

　③**最低生活保障の原理**　最低生活保障の水準を規定している。生活保護法によって保障される生活水準は，健康で文化的な最低限度の生活を維持するものでなければならない。

　④**保護の補足性の原理**　生活保護を受けるには，各自がもっている資産（預貯金，土地，家屋，生活用品など）や労働の能力などによって最善の努力をはかったとしても，また，民法に定められている扶養義務者の扶養や生活保護法以外の法律（介護保険法や児童福祉法など）による給付を優先して活用したとしても，最低限度の生活を維持できない場合に，はじめて保護を受けることができる。その場合に，最低限度の生活を維持するには足りない部分を補うかたちで保護が行われる。

　福祉事務所は，生活保護を申請した人に対して，収入や資産，扶養義務者の状況などについて調査を行う。これを**資力調査**（ミーンズテスト）といい，生活保護制度に特有のもので，ほかの社会保障制度にはない。

基本原則●　生活保護制度を実施するにあたっては４つの基本原則が定められている。

　①**申請保護の原則**　保護は要保護者やその扶養義務を負う者またはそのほかの同居親族が申請することによって開始される。ただし，要保護者が窮迫した状況にあるときは，申請がなくても必要な保護を行うことができる。

　②**基準・程度の原則**　保護は，厚生労働大臣の定める基準（要保護者の年齢，性別，世帯構成，所在地域，その他保護の種類等）に基づいて計算された要保護者の需要に対して，その者の金銭または物品で満たすことのできない不足分を補う程度に行われる。最低限の生活基準を満たすのに十分なものであるが，これをこえるような過度なものではない。

　③**必要即応の原則**　保護は要保護者の年齢・性別・健康状態などや世帯の実際の必要の相違を考慮したうえで，有効かつ適切に行われなければならない。つまり，保護は画一的なものであってはならない。

　④**世帯単位の原則**　生活保護の要否や程度は，個人単位ではなく，その人が属する世帯を単位として決定される。つまり，世帯に属するすべてが生活に困窮している場合に保護が受けられる。ただし，特別の事情がある場合は世帯を分離し，個人単位で保護が受けられる場合もある。

① 生活保護の動向

受給者数●　生活保護の受給者数（被保護者の人数）は，第二次世界大戦後の1951（昭和26）年には204万人（保護率2.42％）をこえていたが，経済成長期を迎え減少し，1965（昭和40）年は約160万人（保護率1.63％），1975（昭和50）年は約135万人（保護率1.21％）であった。その後，2回の石油危機などにより受給者数は増加傾向を示し，1984（昭和59）年は約147万人（保護率1.22％）となったが，それ以降1991（平成3）年までは平成景気とよばれる好景気が続いたた

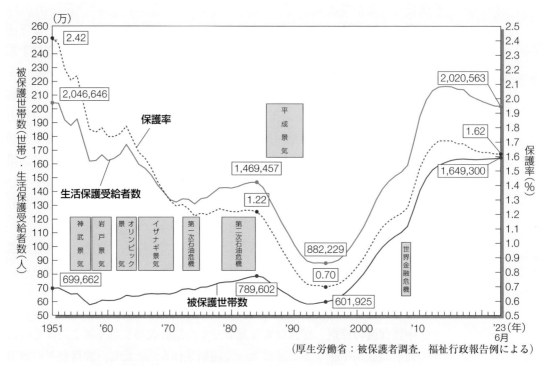

図 4-8　生活保護受給者数・被保護世帯数と保護率の年次推移

め，受給者数は減少した。しかし，1992（平成 4）年のバブル経済崩壊により日本経済が低迷を続けたため再び増加傾向となり，2008（平成 20）年の世界金融危機の影響により受給者数が急増した（○図 4-8）。2015（平成 27）年 10 月には約 216.6 万人（保護率 1.71％）となり過去最多となった。

　2023（令和 5）年 6 月（概数）の受給者数は約 202 万人（保護率 1.62％）で，前年同月と比べて 2,818 人（0.1％）減少しているが，生活保護を受ける世帯数は 165 万世帯で，対年同月と比べて 8,256 世帯（0.5％）増加している。これは，単身世帯の受給が増加しているためである。また，保護の申請件数は 21,681 件で，前年同月と比べて 800 件（3.8％）増加している。厚生労働省は，この結果を新型コロナウイルス感染症の影響の長期化や物価高を含む経済情勢などの影響によるものとしている。

❷ 生活保護の実施

　生活保護を担当する行政機関は**福祉事務所**である。福祉事務所の設置は，都道府県・市に義務づけられており，町村は任意で設置することができる。2023（令和 5）年 4 月 1 日時点の福祉事務所の設置件数は，全国 1,251 か所であり，そのうち，都道府県 205 か所，市（特別区を含む）742 か所，政令・中核市 257 か所，町村 47 か所である。

　福祉事務所では，被保護世帯に対して担当のケースワーカー（社会福祉主

事の資格をもった現業員)を設定する。ケースワーカーは生活保護受給者の家庭を訪問し面談を行い，その世帯の資産や生活状況などを調査し，保護の必要性を判断する。また，社会的自立に向けた指導・支援を行うなど生活保護業務の全般を担っている。

　生活保護を受けるためには，①事前の相談，②保護の申請，③保護費の支給などの手続きを行う。

　①事前の相談　生活保護制度の利用を希望する場合は，住んでいる地域にある福祉事務所の生活保護担当に相談しなければならない。福祉事務所では，生活保護制度のしくみや各種の社会保障施策などの活用について説明が行われる。

　②保護の申請　福祉事務所は，生活保護の申請を受けると，保護の必要性があるかどうか調査を行う。実際には，ケースワーカーが保護を申請した家庭を訪問して生活状況などの実地調査を行う。また，預貯金・保険・不動産などの資産調査や扶養義務者による扶養(仕送りなどの援助)の可否や，年金などの社会保障給付や就労収入などの有無，就労の可能性について調査を行う。その後，調査結果に基づいて世帯ごとに保護の必要性があるかどうかを決定する。

　③保護費の支給　保護費の支給が決定すると，厚生労働大臣が定めた基準に基づいて算出された最低生活費から個人の収入(年金や就労収入など)を引いた金額が保護費として毎月支給される。保護費を受給している間は，ケースワーカーによる年数回の訪問調査が行われる。また，被保護者に対しては，収入・資産などの届出が義務づけられている。さらに，就労の可能性のある被保護者に対しては，ケースワーカーによる就労に向けた助言や指導が行われる。保護費は，国が 3/4 を，地方自治体が 1/4 を負担する。

❸ 生活保護の種類と方法

　生活保護には，①**生活扶助**，②**住宅扶助**，③**教育扶助**，④**医療扶助**，⑤**介護扶助**，⑥**出産扶助**，⑦**生業扶助**，⑧**葬祭扶助**の 8 種類がある(◯ 表4-10)。被保護者は，必要に応じて 1 種類の扶助を受ける(単給)か，あるいはいくつかの扶助を組み合わせて受ける(併給)ことができる。医療扶助や介護扶助の場合は，医療機関や介護施設などにかかった費用が直接支払われるため，被保護者の負担はない。つまり，医療扶助や介護扶助は要保護者に対する現物給付となり，それ以外の扶助は原則として金銭(現金)給付となる。

　①生活扶助　日常生活に必要な費用が給付される。具体的には，食費や被服費など個人的な需要を満たすための費用(第 1 類費)，光熱水費や家具什器など世帯の共通的な需要を満たすための経費(第 2 類費)，入院患者日用品費，介護施設入所者基本生活費，期末一時扶助，一時扶助が含まれる。また，特定の世帯には加算(母子加算等)がある。

◯ 表 4-10 生活保護の種類

種類			内容
生活扶助	第 1 類費		食費・被服費など個人単位の経費
	第 2 類費		光熱費・家具什器などの世帯単位の経費，地区別冬季加算
	入院患者日用品費		病院などに入院している被保護者の一般生活費
	介護施設入所者基本生活費		介護施設に入所している被保護者の一般生活費
	加算	妊産婦加算	栄養補給など妊産婦の特別な需要に対応
		母子加算	一方の配偶者が欠ける状況にある者などが児童を養育しなければならないことに伴う特別な需要に対応
		障害者加算	障害をかかえることによって生じる特別な需要に対応
		介護施設入所者加算	介護施設に入所している被保護者の教養娯楽など特別な需要に対応
		在宅患者加算	在宅患者の栄養補給などのための特別な需要に対応
		放射線障害者加算	原爆放射線による負傷，疾病の状態にある者などにかかわる特別な需要に対応
		児童養育加算	中学校修了前の児童を養育する者の特別な需要に対応
		介護保険料加算	被保護者が負担すべき第 1 号保険料に対応
	期末一時扶助		年末における特別な需要に対応
	一時扶助		保護開始時，出生，入学，入退院時などに際して，必要不可欠の物資を欠いており，かつ緊急やむをえない場合に対応
住宅扶助	家賃，間代など		借家・借間の場合の家賃・間代などや，転居時の敷金など，契約更新料
	住宅維持費		現に居住する家屋の補修または建具，水道設備などの従属物の修理経費
教育扶助			義務教育に伴って必要な学用品費など
医療扶助			国民健康保険と同範囲および同水準の医療サービスの給付（国保などの取り扱いによりがたい場合でも一定の要件で給付）
介護扶助			介護保険と同範囲および同水準の介護サービスの給付
出産扶助			出産に伴い必要となる費用（施設分娩・居宅分娩）
生業扶助	生業費		生計の維持を目的とする小規模の事業を営むための資金または生業を行うための器具，資料代
	技能修得費	技能修得費	生計の維持に役だつ生業につくために必要な技能を修得するための経費
		高等学校等就学費	生活保護を受給する有子世帯の自立を支援する観点から，高等学校などへの就学費用を給付
	就職支度費		就職のために直接必要となる洋服代，はき物などの購入費用
葬祭扶助			葬祭に伴い必要となる費用

　　　生活扶助は原則として金銭給付であるが，金銭給付ができない場合や適当でない場合などは現物給付される。また，被保護者が居宅で生活扶助を受ける場合は，世帯主やこれに準じる者に交付されるが，施設などに保護されている場合は被保護者に対して交付される。
　　②**住宅扶助**　住宅の確保や補修・維持のために必要な費用が給付される。

具体的には，家賃や間代，地代などの費用が，所在地域別に定めた基準額の
なかで金銭給付される。また，住宅の老朽化や破損などにより最低限の生
活を維持することがむずかしい場合には，修繕に必要な経費が屋根補修費，
水道設備費，配電設備費として給付される。これらの給付は世帯主やそれに
準ずる者に対して行われる。住宅の現物給付としては，宿所提供施設（住居
のない被保護者に対して住まいとして提供される施設であり，生活寮的な機
能をもち，都道府県または市町村が設置する）を利用させること，または同
施設に委託して行っている。

③**教育扶助**　被保護世帯の義務教育を受けている児童・生徒（小学生・中
学生）に対しては，義務教育を受けるために必要な費用が給付される。具体
的には，教科書などの学用品費，実験実習見学費，通学用品費，教科外活動
費，学校給食費などの費用の不足分が原則として金銭給付されるが，必要に
応じて現物給付されることもある。なお，修学旅行代については文部科学省
の就学援助制度から支給される。保護費は，被保護者，親権者もしくは未成
年後見人，または通学している学校長に交付される。

④**医療扶助**　疾病や負傷により治療を必要とする場合に現物給付される。
費用は直接医療機関などへ支払われるため，本人負担はない。具体的には，
診察代，薬剤や眼鏡などの治療材料費，医学的処置，手術およびその他の治
療ならびに施術に伴う費用，居宅における療養上の管理および療養に伴う世
話などの費用，診療所・病院への入院および療養に伴う世話などの費用，診
療所・病院への交通費，さらに医師の同意がある場合は，柔道整復やあんま，
マッサージ，鍼灸などの施術費用も医療扶助の対象となる。

⑤**介護扶助**　生活保護受給者のうち，要介護者または要支援者を対象とす
る。被保護者は，必要な介護サービス（居宅介護，施設介護，予防介護，移
送[1]など）を，「生活保護法」による指定を受けた介護機関から提供（現物給
付）される。費用は直接介護事業者へ支払われるため本人負担はない。ただ
し，住宅改修（手すりの取りつけなど），福祉用具購入にかかる費用について

Column

無料低額宿泊所（宿泊所）

　「社会福祉法」に定める第2種社会福祉事業のうち，「生計困難者のために，無料
又は低額な料金で簡易住宅を貸し付け，又は宿泊所その他施設を利用させる事業」と
して開設された施設である。利用者の多くは，生活保護受給者である。宿泊所の設置
については自治体への届出義務があるが，無届けで運営している事業者もみられる。
以前から宿泊所の居住環境の改善と適切な運営等が求められている。

1）移送：介護保険にはなく，生活保護に特有のものであり，転居時の交通費，施設入退所時の
　交通費，求職活動時の交通費，三親等内の血族の葬儀に出席するための交通費をいう。

◯ 表 4-11　介護扶助の対象者と費用負担割合

年齢	区分		費用負担の割合
65 歳以上の生活保護受給者	介護保険の第 1 号被保険者		介護保険給付 9 割・介護扶助 1 割
40 歳以上 65 歳未満の生活保護受給者	医療保険加入者	介護保険の第 2 号被保険者	
	医療保険未加入者	被保険者以外の者	介護扶助 10 割

は金銭給付される。介護保険の被保険者の場合，9 割が介護保険給付となり，保険給付されない自己負担分の 1 割が介護扶助の給付となる（◯ 表 4-11）。

　⑥出産扶助　被保護者の出産に対して必要な分娩費用が基準額の範囲の中で給付される。出産扶助には，分娩費，分娩介助料，分娩前後の処置料，分娩に伴って必要となる脱脂綿やガーゼなどの衛生材料費が含まれる。病院・助産所などの施設で分娩する場合は，入院に必要な最小限度の実費が給付される。

　⑦生業扶助　被保護者およびそのおそれのある人を対象としている。生業扶助は，給付を受けたことによって，その人の収入が増加したり，自立の助長が見込まれる場合に限られる。生業扶助のうち，生業費，技能修得費，高等学校等就学費，就職支度費は，原則として金銭給付であるが，金銭給付ができないときあるいは適当でないときなどは現物給付される。

　⑧葬祭扶助　被保護者が死亡した場合に，検案（医師による死亡を確認し死因などの判断を行う），遺体の運搬や火葬，埋葬や納骨その他葬祭に必要な費用が給付される。故人の子ども，父母，祖父母，孫，兄弟姉妹などの扶養義務者やその他の遺族が困窮していて葬儀が行えない場合に適用される。故人に扶養義務者がいない場合には，家主や民生委員などが葬儀の申請を行うことで，必要最低額が金銭給付される。

2 社会手当

　社会手当は，公費を財源とし，一定の条件に基づいて行われる金銭給付である。社会保険のように保険料を納めなくても受け取ることができ，公的扶助（生活保護制度）のような資力調査（◯ 117 ページ）も必要としない。いわば社会保険と公的扶助との中間的方法をとった制度といえる。社会手当には，①児童手当，②児童扶養手当，③特別児童扶養手当，④障害児福祉手当，⑤特別障害者手当などがある。

　①児童手当　家庭等における生活の安定と児童の健やかな成長を目的に，児童を養育している者（保護者など）に対して手当を支給し，経済的な支援を行っている。1972（昭和 47）年に創設された児童手当は，社会情勢とともに，支給対象年齢・支給額の引き上げ，所得制限の緩和等の変更が行われてきた。2012（平成 24）年 4 月からは，手当月額として 3 歳未満が一律 15,000 円，3

歳から小学生の第 1・2 子が 10,000 円，第 3 子以降 15,000 円，中学生は一律 10,000 円が支給されており，所得制限限度額以上の世帯については，中学生以下に 1 人 5,000 円が特例給付として支給されている。

このように，現在の児童手当は 0 歳から中学校修了(15 歳に到達後の年度末)までの日本国内に住所をもつ児童を対象としており，手当の受給には，扶養家族の人数に応じた所得制限がある。児童手当の財源は，国，都道府県，市区町村，事業主拠出金である。なお，2021(令和 3)年に成立した「子ども・子育て支援法及び児童手当法の一部を改正する法律」に基づき，2022 年 10 月支給分から，高所得者世帯は児童手当の特例給付の対象外となった。

②児童扶養手当　離婚した母子家庭・父子家庭の児童のうち，年齢が 18 歳に達する日以後の最初の 3 月 31 日までの間の児童または一定の障害をもつ 20 歳未満の児童を支給対象としている。手当は，これらの児童を養育(児童と同居して監護し，かつその生計を維持すること)する母，父または祖父母などに対して支給される。

③特別児童扶養手当　精神または身体に障害をもつ 20 歳未満の児童を支給対象としている。手当は，その児童を扶養している父母または養育者(支給対象者と同居して監護し，かつその生計を維持している者)に対して支給される。

④障害児福祉手当　精神または身体に重度の障害をもち，日常生活において常時の介護を必要とする在宅の 20 歳未満の児童に支給される。

⑤特別障害者手当　精神または身体に著しく重度の障害をもち，日常生活において常時特別の介護を必要とする状態にある在宅の 20 歳以上の者に支給される。

③〜⑤は，支給対象者もしくはその配偶者または扶養義務者の前年の所得が一定の額以上であるときは支給されない。障害のある児童が 20 歳未満の場合は，特別児童扶養手当と障害児福祉手当が支給され，障害のある児童が 20 歳をこえた場合は，特別障害者手当のみが支給される。

F　社会福祉

目的●　**社会福祉**とは，社会的援助を必要とする人たちが，生活を安定させ自立した生活を送れるように，生活面での諸問題に対してさまざまな社会的サービスを提供し，支援するための制度である。高齢者，障害者，児童，母子・父子家庭に対して，**高齢者福祉，障害者福祉，児童福祉，母子・父子・寡婦福祉**に関する事業が行われている。社会福祉の基礎となる法律は「**社会福祉法**」である。「社会福祉法」は，1951(昭和 26)年に制定された「社会福祉事業法」から 2000(平成 12)年に改正されたもので，社会福祉の目的・理念・

原則などが定められている。

財源● 社会福祉は，社会保険のように給付を受けるために事前にお金を出し合うもの（加入者の拠出）ではなく，税金を財源として国が給付を行うものであるが，社会福祉制度によっては費用の一部を自己負担する場合もあることから，社会保険とも公的扶助とも異なる制度といえる。

実施体制● ⬆図4-9に示すように，社会福祉に関する行政組織として，国，都道府県，政令指定都市，市町村がそれぞれの役割を担い，住民に対する社会福祉サービスを実施している。サービスの提供方法については，これまでの行政による措置制度（サービスの要否，内容，提供主体などを行政が決定するしくみ）から利用者とサービス業者による契約制度（⬆コラム）になっている。

担い手● 社会福祉サービスには，社会福祉行政や福祉施設などの職員，児童福祉司や社会福祉士，介護福祉士，精神保健福祉士，ホームヘルパー，介護職員などの専門職員，民生委員や住民・ボランティアなどが幅広くかかわっている。

社会福祉事業● 「社会福祉法」における**社会福祉事業**とは，⬆表4-12，13に示す①**第1種社会福祉事業**と②**第2種社会福祉事業**のことをいう。

①**第1種社会福祉事業** 「生活保護法」や「老人福祉法」などに基づいて設置されている救護施設，介護老人福祉施設，授産施設などの施設を経営する事業のことをいう。公共性が高く，利用者への影響も大きいことから，これらの施設の経営は，原則として行政・社会福祉法人に限られる。行政および社会福祉法人が第1種社会福祉事業を経営する場合には，都道府県知事などへの届出が必要となり，その他の者が経営しようとする場合には都道府県知事などの許可を得なければならない。

②**第2種社会福祉事業** おもに在宅支援サービス（通所型や訪問型の居宅サービス，相談支援事業等）を提供する事業のことをいう。この事業は，利用者への影響が比較的小さいため，公的規制の必要性が低い。したがって，届出を行えば，行政や社会福祉法人に限らず事業を行うことができる。

利用者負担● サービス利用者は，サービスを受けた際の費用の一部を自己負担することがある。利用したサービス量に応じて一定割合を支払う定率負担（**応益負担**）と，利用者の所得に応じた負担額を支払う**応能負担**がある。

根拠法● 社会福祉サービスは，福祉6法（「児童福祉法」「身体障害者福祉法」「生活保護法」「知的障害者福祉法」「老人福祉法」「母子及び父子並びに寡婦福祉

利用契約制度

利用契約制度は，福祉サービスを利用する人がみずから社会福祉施設やサービスなどを選び，契約に基づいて福祉サービスを利用するしくみである。これにより，利用者はサービスの選択の幅が広がり，サービス提供者と対等な関係になると考えられている。福祉サービスを利用した場合には，利用者が費用の一部を負担する場合がある。

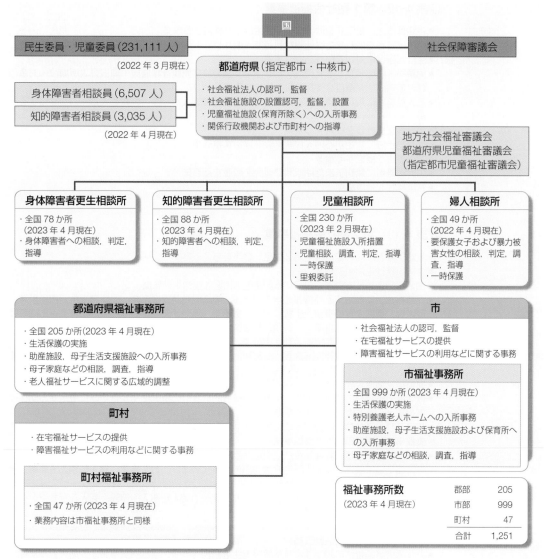

（厚生労働省：令和5年版厚生労働白書　資料編．p.194による，一部改変）

◆ **図4-9　社会福祉の実施体制**

法」）および「介護保険法」「障害者総合支援法」に基づいて行われる。

1 高齢者福祉

1 高齢者福祉の動向

「老人福祉法」が制定されるまでの高齢者福祉対策は，「厚生年金保険法」および「国民年金法」に基づく老齢年金の給付と，「生活保護法」による養老施設への収容保護などであった。1960年代から本格的な高齢者福祉施策がはじまり，1963（昭和38）年には「**老人福祉法**」が制定され，特別養護老

⊃ 表 4-12　第 1 種社会福祉事業

- 生活保護法に規定する救護施設・更生施設を経営する事業
- 生計困難者を無料または低額な料金で入所させて生活の扶助を行う施設を経営する事業
- 生計困難者に対して助葬を行う事業
- 児童福祉法に規定する乳児院・母子生活支援施設・児童養護施設・障害児入所施設・児童心理治療施設・児童自立支援施設を経営する事業
- 老人福祉法に規定する養護老人ホーム・特別養護老人ホーム・軽費老人ホームを経営する事業
- 障害者支援施設を経営する事業
- 売春防止法に規定する婦人保護施設を経営する事業
- 授産施設を経営する事業
- 生計困難者に無利子または低利で資金を融通する事業
- 共同募金を行う事業

⊃ 表 4-13　第 2 種社会福祉事業

- 生計困難者に対して日常生活必需品・金銭を与える事業
- 生計困難者生活相談事業
- 生活困窮者自立支援法に規定する認定生活困窮者就労訓練事業
- 児童福祉法に規定する障害児通所支援事業，障害児相談支援事業，児童自立生活援助事業，放課後児童健全育成事業，子育て短期支援事業，乳児家庭全戸訪問事業，養育支援訪問事業，地域子育て支援拠点事業，一時預かり事業，小規模住居型児童養育事業，小規模保育事業，病児保育事業，子育て援助活動支援事業
- 児童福祉法に規定する助産施設，保育所，児童厚生施設，児童家庭支援センターを経営する事業
- 児童福祉増進相談事業
- 就学前の子どもに関する教育，保育等の総合的な提供の推進に関する法律に規定する幼保連携型認定こども園を経営する事業
- 母子及び父子並びに寡婦福祉法に規定する母子家庭等日常生活支援事業，父子家庭日常生活支援事業，寡婦日常生活支援事業
- 母子及び父子並びに寡婦福祉法に規定する母子・父子福祉施設を経営する事業
- 老人福祉法に規定する老人居宅介護等事業，老人デイサービス事業，老人短期入所事業，小規模多機能型居宅介護事業，認知症対応型老人共同生活援助事業，複合型サービス福祉事業
- 老人福祉法に規定する老人デイサービスセンター，老人短期入所施設，老人福祉センター，老人介護支援センターを経営する事業
- 障害者総合支援法に規定する障害福祉サービス事業，一般相談支援事業，特定相談支援事業，移動支援事業，地域活動支援センター，福祉ホームを経営する事業
- 身体障害者福祉法に規定する身体障害者生活訓練等事業，手話通訳事業，介助犬訓練事業，聴導犬訓練事業
- 身体障害者福祉法に規定する身体障害者福祉センター，補装具製作施設，盲導犬訓練施設，視聴覚障害者情報提供施設を経営する事業
- 身体障害者更生相談事業・知的障害者更生相談事業
- 生計困難者に無料または低額な料金で簡易住宅を貸し付け，または宿泊所などを利用させる事業
- 生計困難者に無料または低額な料金で診療を行う事業
- 生計困難者に無料または低額な費用で介護老人保健施設，介護医療院を利用させる事業
- 隣保事業
- 福祉サービス利用援助事業
- 各社会福祉事業に関する連絡・助成を行う事業

人ホームが創設され，訪問介護事業の前身である老人家庭奉仕員派遣事業が制度化された。1970 年代になると，居宅の寝たきり高齢者の数や，高齢者の生活実態の深刻さが明らかとなり，寝たきり高齢者のための施設（特別養

護老人ホーム等)が緊急に整備されることになった。1980年代には，通所介護，短期入所生活介護が制度化されるなど，在宅福祉サービスの充実がはかられた。さらに，サービスの対象が生活保護世帯のような低所得世帯の高齢者から一般世帯の高齢者へと広げられた。

1989(平成元)年には「高齢者保健福祉推進10か年戦略(ゴールドプラン)」が策定されたが，想定よりも高齢化が早く進んだためにゴールドプランは見直され，1994(平成6)年に「新高齢者保健福祉推進10か年戦略(**新ゴールドプラン**)」が策定された。この計画では，在宅介護を充実させることに重点がおかれた。ホームヘルパー(訪問介護員)や訪問看護ステーションの設置に関する数値目標が設定され，高齢者介護サービスの基盤整備が進められた。

1997(平成9)年には「**介護保険法**」が成立し，2000(平成12)年から介護保険制度が実施された[1]。同年4月には，高齢者の保健福祉施策の一層の充実をはかるための計画として「今後5か年間の高齢者保健福祉施策の方向(**ゴールドプラン21**)」(2000〜2004年)が策定された。ゴールドプラン21では，「活力ある高齢者像の構築」「高齢者の尊厳の確保」「支え合う地域社会の形成」「利用者から信頼される介護サービスの確立」を基本目標として，介護サービスの基盤整備や生活支援対策などが行われた。

ゴールドプラン21後の新たなプランの策定の方向性，中長期的な介護保険制度の課題や高齢者介護のあり方について検討するため，2003(平成15)年には高齢者介護研究会が設置された。研究会の報告書(「2015年の高齢者介護」)では，高齢者が介護が必要となったとしても，その人らしい生活を自分の意思で送ることができるように，「高齢者の尊厳を支えるケア」の確立を前提として，介護保険制度を持続可能なものにしていく必要があるとしている。

② 高齢者福祉の施策

高齢者は，可能な限り地域社会で家族や隣人と暮らしていくことを望んでいる。そのため，居宅での生活を支援するための十分な居宅サービスが求められている。一方で，自宅での生活を継続することがむずかしい高齢者に対しては，安心して暮らせる場として，介護老人福祉施設(特別養護老人ホーム)などさまざまな施設サービスの整備が進められてきた。

居宅サービス●　介護保険法に規定されている居宅サービスとしては，①**訪問サービス**，②**通所サービス**，③**短期入所サービス**などがある(◐107ページ，**表4-5**)。

施設サービス●　介護保険施設(介護保険サービスで利用できる施設)としては，①**介護老人福祉施設(特別養護老人ホーム)**，②**介護老人保健施設**，③**介護療養型医療施**

---

1) 介護保険制度はその後，2005(平成17)年，2008(平成20)年，2011(平成23)年，2014(平成26)年，2017(平成29)年，2020(令和2)年に改正された(◐102ページ，**表4-3**)。

○ 表 4-14 老人福祉法に規定されている高齢者向け住まい

	特別養護老人ホーム	養護老人ホーム	軽費老人ホーム	有料老人ホーム	認知症高齢者グループホーム
概要	要介護高齢者のための生活施設	環境的・経済的に困窮した高齢者の施設	低所得高齢者のための住居（○129ページ, コラム）	高齢者のための住居	認知症高齢者のための共同生活住居
目的	入居者を養護することを目的とする施設	入居者を養護し, 自立した生活を営み, 社会的活動に参加するために必要な指導および訓練などの援助を行う	無料または低額な料金で食事の提供などの日常生活上必要な便宜を供与する	入浴・排泄・食事の介護, 食事の提供, 洗濯・掃除などの家事, 健康管理のいずれかの事業を行う	入浴・排泄・食事などの介護その他の日常生活上の世話や機能訓練を行う
おもな設置主体	地方公共団体, 社会福祉法人	地方公共団体, 社会福祉法人	地方公共団体, 社会福祉法人, 知事の許可を受けた法人	限定なし（営利法人中心）	限定なし（営利法人中心）
対象者	65歳以上で, 身体または精神に著しい障害があるため, 常時介護を必要とし, かつ居宅で養護を受けることが困難な者（新規入所者は原則として要介護度3以上）	65歳以上で, 環境上・経済的理由により居宅で養護を受けることが困難な者	60歳以上で, 身体機能の低下などにより自立した生活を営むことに不安があると認められ, 家族による援助を受けることが困難な者	高齢者（社会福祉法上, 高齢者に関する定義がないため, その解釈は社会通念による）	要介護者・要支援者であり認知症である者
根拠法	老人福祉法20条の5	老人福祉法20条の4	社会福祉法65条 老人福祉法20条の6	老人福祉法29条	老人福祉法5条の26項

＊老人福祉法に規定されている老人福祉施設のうち, 長期に居住することを目的としている施設として, 特別養護老人ホーム, 養護老人ホーム, 軽費老人ホームがある。また, 老人福祉施設以外の住まいとして, 有料老人ホーム, 認知症高齢者グループホームのほか, サービス付き高齢者向け住宅がある。

設, ④**介護医療院**がある（○109ページ, 表4-6）。また, ○ **表4-14**に示す高齢者向け住まいを利用することもできる。

日常生活用具の● 給付・貸与　市町村では, 65歳以上のひとり暮らしの高齢者, 寝たきりの高齢者やその家族に対して, 身体の機能低下を防止するため, あるいは介護を補助する

在宅介護支援センター

　在宅介護支援センターでは, ソーシャルワーカーや保健師, 看護師らが, 在宅の要援護高齢者もしくは要援護となるおそれのある高齢者とその家族に対して, 在宅看護に関する総合的な相談に応じたり, 必要に応じた保健福祉サービスが受けられるように市町村などと連絡・調整を行う。老人福祉法に基づく施設であるため, 老人介護支援センターともよばれる。2005（平成17）年の介護保険法の改正により, 在宅介護支援センターの相談機能を強化した地域包括支援センター（○112ページ, 図4-6）が新設され, 在宅介護支援センターの大半は地域包括支援センターへ移行した。

ために日常生活用具の給付または貸与を行ってきた。2000（平成12）年からは，これまでの対象品目の多くが介護保険の「福祉用具貸与・販売」に移行したため，現在では火災警報器や自動消火器，電磁調理器，老人用電話が給付または貸与の対象となっている。

高齢者総合相談●　保健・医療・福祉・介護などの相談に対して迅速に対応する窓口として，
センター　1987（昭和62）年度から高齢者総合相談センター（シルバー110番）が設置されている。

認知症高齢者●　わが国では，高齢者人口の増加に伴い認知症高齢者の増加が見込まれたた
支援対策　め，認知症高齢者の支援対策として，2012（平成24）年に「認知症施策推進5か年計画（**オレンジプラン**）」（2013〜2017年）が策定された。オレンジプランでは，認知症になっても本人の意思が尊重され，できる限り住み慣れた地域のよい環境で暮らしつづけることができる社会を実現するために，①認知症ケアパス（認知症の症状に応じた適切な医療や介護サービスなどを提供するためのしくみ）の作成・普及，②かかりつけ医の認知症対応力向上，認知症初期集中支援チームの設置など早期診断・早期対応のための体制整備，③地域での生活を支える医療サービスの構築，④地域での生活を支える介護サービスの構築，⑤地域での日常生活・家族の支援の強化，⑥若年性認知症施策の強化，⑦医療・介護サービスを担う人材育成の推進がはかられた。

　2015（平成27）年には，オレンジプランにかわる新戦略として，「認知症施策推進総合戦略──認知症高齢者等にやさしい地域づくりに向けて（**新オレンジプラン**）」が策定された。新オレンジプランでは，①認知症への理解を深めるための普及・啓発の推進，②認知症の容態に応じた適時・適切な医療・介護などの提供，③若年性認知症施策の強化，④認知症の人の介護者へ

Ⓒolumn

軽費老人ホーム（A型，B型，ケアハウス，都市型）

　軽費老人ホームは，身体機能の低下などにより自立した日常生活を営むことが不安な高齢者が入居することができる福祉施設である。社会福祉法人や地方自治体などが運営しているため，低額な料金で入居することができ，食事の提供をはじめとして日常生活に必要な生活支援を受けることができる。

　軽費老人ホームには，A型，B型，ケアハウス（C型）の3種類の施設があり，ケアハウス（C型）には自立型と介護型がある。A型，B型には所得制限があり，一定の収入がある人は入居できないが，ケアハウス（C型）には所得制限がない。介護型のケアハウス以外は要介護状態に対応していないが，入所中に介護が必要になった場合には，外部の介護サービスを受けることもできる。しかし，施設によっては退去しなければいけない場合もある。

　都市型軽費老人ホームは，都市部において低所得者でも入居できるように家賃などの利用料を低額に抑えた軽費老人ホームである。サービス内容はほかの軽費老人ホームと同様である。

の支援，⑤認知症の人を含む高齢者にやさしい地域づくりの推進，⑥認知症の予防法・診断法・治療法，リハビリテーションモデル，介護モデル等の研究開発およびその成果の普及の推進，⑦認知症の人やその家族の視点の重視という7つの項目にそって総合的な認知症高齢者の支援対策が進められている。新オレンジプランの対象期間は団塊の世代が75歳以上となる2025年までである。

高齢者虐待● 防止対策　いかなる場合であっても**高齢者虐待**は防止しなければならない。高齢者虐待の防止に関する施策（虐待を受けた高齢者の保護や養護者に対する支援）を推進するため，2005（平成17）年に「高齢者虐待の防止，高齢者の養護者に対する支援等に関する法律」（**高齢者虐待防止法**）が成立し，翌2006（平成18）年に施行された。本法に基づく対応状況等に関する調査（高齢者に対する虐待の状況と対応等に関する調査）が毎年度行われているが，高齢者虐待は依然として増加傾向にあり，高齢者虐待防止に向けた体制整備の充実や，再発防止に向けた取り組みの強化，加えて介護施設・事業所などへの周知および指導の徹底が急務である。

2 障害者福祉

1 障害者福祉の動向

障害者の日常生活・社会生活を総合的に支援するための法律として，1949（昭和24）年に「身体障害者福祉法」，1950（昭和25）年に「精神衛生法」（現在の「精神保健福祉法」），1960（昭和35）年に「精神薄弱者福祉法」（現在の「知的障害者福祉法」）が制定された。1970（昭和45）年には，「**心身障害者対策基本法**」が制定された。本法では，心身障害者対策に関する国・地方公共団体等の責務が明らかにされるとともに，心身障害者の発生の予防に関する施策および医療，訓練，保護，教育，雇用の促進，年金の支給など心身障害者の福祉に関する施策の基本事項が定められた。

国連（国際連合）は，1981（昭和56）年を国際障害者年と定め，1982（昭和57）年には「障害者に関する世界行動計画」が策定された。この計画を実施するため，「障害者の10年」（1983〔昭和58〕年〜1992〔平成4〕年）が宣言された。このような国際的な動きに対応するために，わが国で最初の「障害者対策に関する長期計画」（1983〜1992年度）が1982年に策定された。さらに，1992年には「障害者対策に関する新長期計画」（1993〜2002年度）が策定された。1993（平成5）年には「心身障害者対策基本法」が「**障害者基本法**」に改正された。これにより，障害者の自立と社会・経済・文化その他あらゆる分野の活動への参加の促進が定められ，障害者の「完全参加と平等」が目ざされた。その後，同法は2004（平成16）年，2011（平成23）年に一部が改正された。

　2002（平成14）年に策定された「障害者基本計画（第2次）」（2003〜2012年）には，「障害者対策に関する新長期計画（第1次）」の基本理念であるノーマライゼーションとリハビリテーションの考え方が受け継がれた。本計画では，障害者の社会への参加・参画に向けた施策の一層の推進をはかるために，2003（平成15）年から2012（平成24）年までの10年間に行うべき障害者施策の基本方針が示された。2013（平成25）年には「障害者基本計画（第3次）」，2018（平成30）年には「障害者基本計画（第4次）」が策定され，計画に基づいた取り組みが行われてきた。

　2003（平成15）年には社会福祉改革の一環として，身体障害者と知的障害者の福祉サービスが措置制度から支援費制度に移行した[1]。2004（平成16）年には「発達障害者支援法」が，2006（平成18）年には改正「教育基本法」および「高齢者，障害者等の移動等の円滑化の促進に関する法律」（バリアフリー法）が制定された。2020（令和2）年5月には，バリアフリー法の一部を改正する法律が成立し，高齢者や障害者等が円滑に移動等できるように，公共交通事業者に対するソフト面（渡り板等を使用して，車椅子使用者の円滑な乗降に必要な役務の提供を行うこと等）での対策強化と国民に向けた教育・啓発活動が行われている。

　2006（平成18）年には「障害者自立支援法」が施行され，障害者の種別（身体障害・知的障害・精神障害）にかかわらず必要なサービスを利用できるようになった。サービスの提供主体は県と市町村に分かれていたが，市町村が一元的にサービスを提供することになった。また，障害者に対する障害福祉サービスの必要性を明らかにするため，障害程度区分（障害者等の心身の状態を総合的に示すもの）が設けられた。さらに，働きたい障害者に対しては就労支援の強化が進められ，安定的に財源を確保するためのしくみも整備された。2010（平成22）年には，同法の一部が改正された。2011（平成23）年には「障害者虐待の防止，障害者の養護者に対する支援等に関する法律」（障害者虐待防止法）が成立した。また，同年には「障害者基本法の一部を改正

Column

ノーマライゼーション

　1960年代に北欧諸国から始まった社会福祉の考え方で，障害者と健常者とは，お互いに区別されることなく，社会生活をともにするのが正常なことであり，望ましい姿であるとしている。そのためには，障害者が健常者と同じように生活できるような環境整備が重要であるとしている。

1）措置制度は，都道府県・市町村などの地方自治体が，障害者へのサービス内容を決定し，サービスを提供する事業者に委託してサービスを提供する方法である。一方，支援費制度は，障害者がサービス内容をみずから選択し，サービスを提供する事業者と直接契約することでサービスを受ける方法である。

する法律」（改正障害者基本法）が施行された。

　2012（平成24）年の「児童福祉法」改正では，障害種別に分けられていた障害児施設が，通所・入所の利用形態別に一元化されることになり，市町村では障害児通所支援を，都道府県では障害児入所支援を行うことになった。また，放課後等デイサービスや保育所等訪問支援が創設された。2018（平成30）年の改正では，保育所等訪問支援の対象が乳児院および児童養護施設に拡大されるとともに，居宅訪問型児童発達支援が創設された。2022（令和4）年に成立した改正「児童福祉法」（2024年4月より施行）では，児童虐待の相談対応件数の増加等をふまえ，子育て世帯に対する包括的な支援のための体制強化がはかられる。

　2013（平成25）年には「障害者自立支援法」が改正され，「**障害者総合支援法**」に名称が変更された。本法では，障害者の定義に難病患者（⊕248ページ）が加えられ，これまでの障害程度区分が障害支援区分[1]に改められた。また，2014（平成26）年4月からは，重度訪問介護サービスの対象者の範囲が拡大され，ケアホーム（共同生活介護）がグループホーム（共同生活援助）に一元化されたことにより，グループホームでも介護サービスが提供されるようになった。

　2016（平成28）年には，障害のある人もない人も，互いにその人らしさを認め合いながらともに生きる社会（共生社会）を実現するために，「障害を理由とする差別の解消の推進に関する法律」（障害者差別解消法）が施行された。

　2018（平成30）年には「障害者総合支援法」が改正され，障害者がみずから望む地域で生活できるように生活と就労に対する支援の一層の充実がはかられた。また，高齢障害者による介護保険サービスの円滑な利用を促進させるために，利用者負担を軽減するしくみが設けられた。さらに障害児に対する支援も拡充された。本法は3年ごとに障害福祉サービスの改正を行っているため，2021（令和3）年にも改正された。

　2021（令和3）年には障害者差別解消法が改正され，事業者は障害のある人に対して必要かつ合理的な措置を行うことが義務づけられた。

　2024（令和6）年4月から施行される「障害者総合支援法」等の改正には，障害者の地域生活の支援体制の充実や，障害者の多様な就労ニーズに対する支援と障害者雇用の質の向上，精神障害者の希望やニーズに応じた支援体制の整備等を講じることが盛り込まれている。

　1960（昭和35）年に制定された「身体障害者雇用促進法」は，事業主に対して一定の割合で障害者の雇用を要請するものであったが，段階的な改正を

1）障害支援区分：障害者総合支援法において，「障害者等の障害の多様な特性その他の心身の状態に応じて必要とされる標準的な支援の度合いを総合的に示すもの」と定義される。必要とされる支援の度合いによって，「非該当」および「区分1〜6」までに分かれる。

○ 表 4-15　障害者の法的定義

法律	定義
障害者基本法 (第 2 条)	**障害者**：身体障害，知的障害，精神障害（発達障害を含む）その他心身の機能の障害がある者であって，障害および社会的障壁により継続的に日常生活または社会生活に相当な制限を受ける状態にある者
身体障害者福祉法 (第 4 条)	**身体障害者**：同法別表に該当する身体上の障害（視覚障害，聴覚または平衡機能障害，肢体不自由など）がある 18 歳以上の者で，都道府県知事から身体障害者手帳の交付を受けている者
知的障害者福祉法	**知的障害者**：同法では知的障害者の定義規定はない。厚生労働省が行う「知的障害児(者)基礎調査」では，「知的機能の障害が発達期（おおむね 18 歳まで）にあらわれ，日常生活に支障が生じているため，なんらかの特別の援助を必要とする状態にある者」と定義されている。
精神保健福祉法 (第 5 条)	**精神障害者**：統合失調症，精神作用物質による急性中毒またはその依存症，知的障害，精神病質その他の精神疾患を有する者

経て，障害者の雇用が義務化されるようになった。本法は 1987(昭和 62)年の改正により「障害者の雇用の促進等に関する法律」(**障害者雇用促進法**)に改称され，2008(平成 20)年・2013(平成 25)年・2019(令和元)年・2022(令和 4)年に改正された。2023(令和 5)年の改正(2023 年から施行)では，事業主の責務として障害者の職業能力を開発・向上させることが明確化された。また，障害者の就労機会の拡大をはかるため，長時間勤務がむずかしい重度の障害者や精神障害者についても実雇用率の算定対象に加えることになった。さらに，企業が実施する職場環境の整備や能力開発のための措置に対する助成等が拡充された。

　障害者の法的定義を○ 表 4-15 に示す。

② 障害者福祉の施策

　障害者を対象としたサービスは，○ 図 4-10 に示すように，①**自立支援給付**と②**地域生活支援事業**で構成されている。

　①**自立支援給付**　障害の種類や程度，介護者・居住の状態などをふまえて障害者ごとに個別に給付される。給付には，(1)介護給付，(2)訓練等給付，(3)自立支援医療，(4)補装具がある。

　(1)(2)**介護給付・訓練等給付**　その種類と内容は，○ 表 4-16 に示すとおりである。

　(3)**自立支援医療**　心身の障害を除去・軽減するための医療(精神通院医療，更生医療，育成医療)にかかる医療費の自己負担額を軽減させるための制度である。自立支援医療費の支給認定を受けた人が，指定自立支援医療機関を受診した場合に医療費が支給される。

　(4)**補装具**　補装具(障害者などの身体機能を補完または代替し，かつ長期間にわたり継続して使用されるもの，たとえば義肢，車椅子，盲人用安全杖

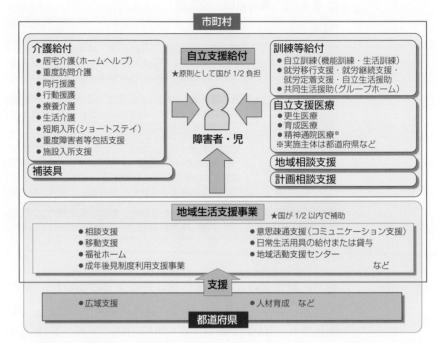

（全国社会福祉協議会：障害福祉サービスの利用について．p.3, 2015による，一部改変）

🡆 **図 4-10　障害者総合支援法の概要**

など）を購入する費用が支給される。

　②**地域生活支援事業**　🡆**表 4-17**に示すように，市町村と都道府県で実施する事業を分担している。本事業は，地域特性（地理的条件や社会資源の状況）と利用者の状況に応じた柔軟な実施[1]が可能であるため，各自治体は事業内容の詳細を自主的に決定して，効果的・効率的に実施することができる。

利用者の
費用負担　「障害者総合支援法」によって提供される障害福祉サービスを利用した場合，利用者負担は利用者やその家族の支払い能力（所得など）に応じて負担する応能負担となる。自己負担は，所得に応じて4区分の負担上限月額が設定されており，ひと月に利用したサービス量にかかわらず，それ以上の負担は生じないようになっている。また，療養介護を利用する場合には医療費と食費の減免があり，施設に入所する場合には食費等実費負担について減免される。さらに，世帯での合算額が基準額を上まわる場合には高額障害福祉サービス等給付費が支給され，一定の高齢障害者に対しては，介護保険サービスの利用者負担が軽減（償還）される。

1）柔軟な実施：①委託契約，広域連合などの活用，②突発的なニーズに対して臨機応変な対応が可能，③個別給付では対応できない複数の利用者への対応が可能であることを示す。

◯ 表4-16　介護給付・訓練等給付の種類と内容

	種類	内容
介護給付	居宅介護(ホームヘルプ)	自宅で，入浴・排泄・食事の介護などを行う。
	重度訪問介護	重度の肢体不自由や重度の知的障害・精神障害によりつねに介護を必要とする人に，自宅で，入浴・排泄・食事の介護，外出時の移動支援などを総合的に行う。
	同行援護	視覚障害により移動に著しい困難を有する人に，移動に必要な情報の提供(代筆など)，移動の援護などの支援を行う。
	行動援護	自己判断能力が制限されている人が行動するときに，危険を回避するために必要な支援，外出支援を行う。
	重度障害者等包括支援	介護の必要性がとても高い人に，居宅介護など複数のサービスを包括的に行う。
	短期入所(ショートステイ)	自宅で介護をする人が病気の場合などに，短期間，夜間も含め，施設で入浴・排泄・食事の介護などを行う。
	療養介護	医療と常時介護を必要とする人に，医療機関で機能訓練，療養上の管理，看護，介護および日常生活の世話を行う。
	生活介護	常時介護を必要とする人に，昼間，入浴・排泄・食事の介護などを行う。
	施設入所支援	施設に入所する人に，夜間や休日，入浴・排泄・食事の介護などを行う。
訓練等給付	自立訓練(機能訓練・生活訓練)	自立した日常生活・社会生活ができるよう，一定期間，身体機能または生活能力の向上のために必要な訓練を行う。
	就労移行支援	一般企業などへの就労を希望する人に，一定期間，就労に必要な知識と能力の向上のために必要な訓練を行う。
	就労継続支援 (A型：雇用型，B型：非雇用型)	一般企業などで就労が困難な人に，働く場を提供するとともに，知識と能力の向上のために必要な訓練を行う。
	自立生活援助	障害者支援施設やグループホーム等を利用していた障害者がひとり暮らしを希望した場合に，それに必要な理解力や生活力を補うための支援を行う。
	就労定着支援	一般就労した障害者が，就労に伴う環境変化により生活面での課題が生じた場合に，課題解決のための支援(関係機関等との連絡調整や指導，助言等)を行う。
	共同生活援助 (グループホーム)	夜間や休日に共同生活を行う住居で，相談や日常生活上の援助を行う(共同生活介護〔ケアホーム〕は共同生活援助〔グループホーム〕に一元化された)。

3 児童福祉

1 児童福祉の動向

　　1947(昭和22)年に制定された「**児童福祉法**」では，「すべて国民は，児童が心身ともに健やかに生まれ，かつ，育成されるよう努めなければならない」「すべて児童は，ひとしくその生活を保障され，愛護されなければならない」と規定している。なお，「児童福祉法」における児童とは**18歳未満**の子どもをいう。「児童福祉法」に基づき，**児童相談所**の設置が都道府県と政令指定都市に義務づけられている。また，人口20万人以上の中核市や東

○ 表 4-17　地域生活支援事業の種類

市町村事業	都道府県事業
[1] 理解促進研修・啓発事業 [2] 自発的活動支援事業 [3] 相談支援事業 　・基幹相談支援センター等機能強化事業 　・住宅入居等支援事業(居住サポート事業) [4] 成年後見制度利用支援事業 [5] 成年後見制度法人後見支援事業 [6] 意思疎通支援事業 [7] 日常生活用具給付等事業 [8] 手話奉仕員養成研修事業 [9] 移動支援事業 [10] 地域活動支援センター機能強化事業 11. 任意事業 　・日常生活支援(福祉ホーム運営，訪問入浴サービス，生活訓練など) 　・社会参加支援(レクリエーション活動支援，文化芸術活動振興，点字・声の広報発行など) 　・権利擁護支援(成人後見制度普及啓発など) 　・就業・就労支援(盲人ホームの運営など) 12. 障害支援区分認定等事務	[1] 専門性の高い相談支援事業 　・発達障害者支援センター運営事業 　・高次脳機能障害およびその関連障害に対する支援普及事業 [2] 専門性の高い意思疎通支援を行う者の養成研修事業 　・手話通訳者・要約筆記者養成研修事業 　・盲ろう者向け通訳・介助員養成研修事業 [3] 専門性の高い意思疎通支援を行う者の派遣事業 　・手話通訳者・要約筆記者派遣事業 　・盲ろう者向け通訳・介助員派遣事業 [4] 意思疎通支援を行う者の派遣に係る市町村相互間の連絡調整事業 [5] 広域的な支援事業 　・都道府県相談支援体制整備事業 　・精神障害者地域生活支援広域調整等事業 6. サービス・相談支援者，指導者育成事業 　・障害支援区分認定調査員等研修事業 　・相談支援従事者研修事業 　・サービス管理責任者研修事業 　・居宅介護従事者等養成研修事業 　・強度行動障害支援者養成研修(基礎研修)事業 　・強度行動障害支援者養成研修(実践研修)事業 　・身体障害者・知的障害者相談員活動強化事業 　・音声機能障害者発声訓練指導者養成事業 　・精神障害関係従事者養成研修事業 7. 任意事業 　・日常生活支援(福祉ホーム運営，オストメイト社会適応訓練，音声機能障害者発声訓練など) 　・社会参加支援(手話通訳者設置，字幕入り映像ライブラリーの提供，点字・声の広報発行など) 　・権利擁護支援(成年後見制度普及啓発など) 　・就業・就労支援(盲人ホームの運営など) 　・重度障害者に係る市町村特別支援

注：[　]は必須事業

京23区にも設置が認められている。

　2022(令和4)年度の児童虐待相談対応件数(○ 図4-11)は，前年度と比べて11,510件増加し，過去最多となった。相談内容としては，心理的虐待に関する相談対応件数129,484件(前年度と比べて4,760件増)が最も多く，ついで身体的虐待が51,679件(2,438件増)，ネグレクトが35,556件(4,108件増)，性的虐待が2,451件(204件増)となっている。2000(平成12)年には「児童虐待の防止等に関する法律」(**児童虐待防止法**)が施行され，このなかで児童虐待の定義(○ 表4-18)が明確化された。また，2003(平成15)年には「**少子化社会対策基本法**」が，2005(平成17)年には「**次世代育成支援対策推進法**」が施行された。これにより，次世代の社会を担う子どもが健やかに生まれ，かつ，安全に育てられる環境を整備するための次世代育成支援のための行動計画が，国・地方公共団体・事業主によって策定された。本法は，2005(平成

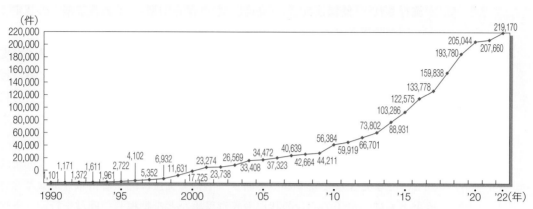

注：2010 年度は東日本大震災の影響により福島県を除いて集計した数値。2022 年度は速報値。

(厚生労働省：令和 4 年度の児童相談所での児童虐待相談対応件数等による)

⮕ 図 4-11　児童虐待相談対応件数の推移

⮕ 表 4-18　児童虐待の定義

種類	定義
身体的虐待	なぐる，蹴る，たたく，投げ落とす，激しく揺さぶる，やけどを負わせる，溺れさせる，首を絞める，縄などにより一室に拘束するなど。
性的虐待	子どもへの性的行為，性的行為を見せる，性器を触るまたは触らせる，ポルノグラフィの被写体にするなど。
ネグレクト	家に閉じ込める，食事を与えない，ひどく不潔にする，自動車の中に放置する，重い病気になっても病院に連れて行かないなど。
心理的虐待	言葉によるおどし，無視，きょうだい間での差別的扱い，子どもの目の前で家族に対して暴力をふるう（ドメスティック・バイオレンス：DV），きょうだいに虐待行為を行うなど。

(厚生労働省ホームページ<https://www.mhlw.go.jp/seisakunitsuite/bunya/kodomo/kodomo_
kosodate/dv/about.html><参照 2022-12-02>による)

17)年 4 月 1 日から 2015(平成 27)年 3 月 31 日までの時限立法とされていたが，2014(平成 26)年の改正により 2025(令和 7)年 3 月 31 日まで延長されることになった。2004(平成 16)年には「児童虐待防止法」および「児童福祉法」の一部が改正された。2004(平成 16)年度からは「児童虐待防止法」が施行された 11 月を児童虐待防止推進月間(オレンジキャンペーン)と定め，児童虐待防止に向けた広報・啓発活動などが行われている。

　2005(平成 17)年には「育児支援家庭訪問事業」が実施された(2009〔平成21〕年からは養育支援訪問事業となる)。養育支援訪問事業では，育児ストレス，育児ノイローゼ，産後うつ病などによって，子育てへの不安や孤立感などをかかえる家庭や，さまざまな原因で養育支援が必要な家庭を訪問して援助，指導，助言等を行っている。2006(平成 18)年には，「就学前の子どもに関する教育，保育等の総合的な提供の推進に関する法律」(認定こども園法)

が施行され，「幼保連携型」「幼稚園型」「保育園型」「地方裁量型」の認定こども園が設置された。

2007(平成19)年には，地域における子育て支援事業として「地域子育て支援拠点事業」が開始された。また，義務教育終了後の児童に対して就職援助を行う「児童自立生活援助事業(自立援助ホーム)」が実施された。さらに，次世代育成事業として「生後4か月までの全戸訪問(こんにちは赤ちゃん事業)」が創設された(2009〔平成21〕年からは乳児家庭全戸訪問事業となる)。乳児家庭全戸訪問事業では，生後4か月までの乳児のいるすべての家庭を訪問し，さまざまな不安や悩みを聞き，子育て支援に関する情報提供などを行うとともに，母子の心身の状況や養育環境などを把握し，助言を行い，支援が必要な家庭に対しては適切なサービスを提供している。

2015(平成27)年には，幼児期の学校教育や保育，地域の子育て支援の量を拡充させ，支援の質を向上させるために創設された「子ども・子育て支援新制度」が開始された。

2019(令和元)年10月1日からは，消費税率が10%に引き上げられたことに伴い，幼稚園・保育所・認定こども園，地域型保育事業(小規模保育，家庭的保育，居宅訪問型保育，事業所内保育)，企業主導型保育事業(企業主導型保育施設)などを利用する3~5歳のすべての子どもの利用料が無償化された。また，0~2歳の子どもの利用料については，住民税非課税世帯[1]に対して無償化された。

就学前の障害児が発達支援(いわゆる障害児通園施設)を利用する場合，3~5歳の子どもの利用料が無償化された。0~2歳の子どもの利用料については，住民税非課税世帯に対してすでに無償化されている。

② 児童福祉の施策

児童福祉の目的は，児童の権利・利益を保障することである。児童福祉の施策は，すべての児童が対象となる保育・育成に関するものから，虐待されている児童や障害をもつ児童に対するものまで多岐にわたっている。

児童相談所● 児童相談所は，市町村との役割分担と連携をはかりながら，家庭やその他からの児童に関する相談に応じ，それぞれの児童や家庭に最も効果的な援助を行うことで，児童の福祉をはかり，児童の権利を擁護している。児童相談所は，都道府県・政令指定都市・中核市・東京23区に設置される行政機関であり，各都道府県に1か所は設置されなければならない(2023年2月1日現在，全国230か所)。児童相談所には，教育・訓練・指導担当児童福祉司

---

1) 住民税非課税世帯とは，住民税が課税されない家庭のことである。個人の住民税が非課税となる条件としては，生活保護を受給している人，未成年者・障害者・寡婦(夫)で前年合計所得金額が125万円以下の人(給与所得者の場合は204万4,000円未満)，前年合計所得が各自治体の定める金額以下の人などである。

（スーパーバイザー），児童福祉司，相談担当職員などが配置されている。また，児童相談所に付設もしくは児童相談所と密接な連携が保てる範囲内に，子どもを一時的に保護するための一時保護所が設置されている（2023 年 2 月 1 日現在，全国 151 か所）。

児童委員●　児童委員は，みずからも地域住民の一員である。児童委員は担当する地域の児童が元気に安心して暮らせるように，児童を見まもり，母親の子育ての不安や妊娠中の心配ごとなどに対する相談や支援などを行っている。また，一部の児童委員は，厚生労働大臣から指名を受けて主任児童委員となり，児童福祉に関する機関と児童委員との連絡・調整や児童委員の活動に対する援助・協力などを行っている。

児童福祉施設●　児童福祉に関する事業を行う各種施設を児童福祉施設といい，「児童福祉法」に基づいて事業を行っている。その種類と設置目的を◯ 表 4-19 に示す。設置主体は，国，都道府県，市区町村，社会福祉法人等である。市区町村が設置する場合は都道府県知事に対して届出が，国，都道府県および市区町村以外の者が設置する場合は都道府県知事の認可が必要である。

④ 母子・父子・寡婦福祉

母（父）子家庭とは，未婚，死別または離別の女（男）親と，その未婚の 20 歳未満の子どものみからなる世帯のことをいう。また，配偶者のない女子であって，かつて配偶者のない女子として 20 歳未満の児童を扶養していたことのある者（かつて母子家庭の母であった者）を寡婦という。一般的に母（父）子家庭は，経済的，社会的，精神的に不安定な状態にある場合が多く，児童を健全に育成するためには多くの配慮（保護，指導，助成，援助）が必要とされる。令和 3 年度全国ひとり親世帯等調査結果によると，母子世帯数は 119.5 万世帯，父子世帯数は 14.9 万世帯であった。世帯数には母子または父子以外の同居者がいる世帯も含まれている。

① 母子・父子・寡婦福祉の動向

1947（昭和 22）年に制定された「児童福祉法」に基づいて母子寮が整備され，母子家庭またはそれに準じる家庭の母子の保護が行われた。1997（平成 9）年には，「児童福祉法」の改正により，母子寮から母子生活支援施設に改称された。また施設の目的も保護から「自立の促進のための生活支援」へと変更された。1952（昭和 27）年には，低利の福祉資金の貸付などを内容とした「母子福祉資金の貸付等に関する法律」が制定され，1959（昭和 34）年には，国民年金法の制定により死別母子世帯に対する母子（福祉）年金が支給されるようになった。1964（昭和 39）年には，母子福祉の基本法となる「母子福祉法」が制定され，1981（昭和 56）年の改正では，寡婦が対象に加えられ，「母子及び寡婦福祉法」に改称された。2002（平成 14）年の改正では，母子家

○ 表 4-19　児童福祉施設の種類と設置目的

種類	設置目的
助産施設	保健上必要があるにもかかわらず，経済的理由により，入院助産を受けられない妊産婦を入所させて，助産を受けさせる。
乳児院	乳児（保健上，安定した生活環境の確保などの理由によりとくに必要のある場合には幼児を含む）を入院させて養育する。あわせて退院した者に対して相談などの援助を行う。
母子生活支援施設	配偶者のない女子またはこれに準ずる事情にある女子と養育する児童を入所させて保護する。また，これらの者の自立の促進のためにその生活を支援し，あわせて退所した者に対して相談などの援助を行う。
保育所	日々保護者の委託を受けて，保育に欠ける乳幼児を保育する。
幼保連携型認定こども園	満3歳以上の幼児に対する教育と，保育が必要な乳児・幼児（満3歳未満）に対する保育を行う。乳児・幼児の健やかな成長がはかられるような適当な環境を与えて，その心身の発達をたすける。
児童厚生施設	児童遊園や児童館など，児童に健全な遊びを与えて，健康を増進し，情操をゆたかにする。
児童養護施設	保護者のいない児童（安定した生活環境の確保などの理由によりとくに必要のある場合以外，乳児を除く），虐待されている児童，その他環境上養護を要する児童を入所させて，これを養護する。あわせて退所した者に対して相談や自立のための援助を行う。
障害児入所施設	次の区分に応じて障害児を入所させ，支援を行う。 ①福祉型障害児入所施設：保護，日常生活の指導，独立自活に必要な知識技能の付与。 ②医療型障害児入所施設：保護，日常生活の指導，独立自活に必要な知識技能の付与および治療。
児童発達支援センター	次の区分に応じて障害児を日々保護者のもとから通わせて，支援を行う。 ①福祉型児童発達支援センター：日常生活における基本的動作の指導，独立自活に必要な知識技能の付与または集団生活への適応のための訓練。 ②医療型児童発達支援センター：日常生活における基本的動作の指導，独立自活に必要な知識技能の付与または集団生活への適応のための訓練および治療。
児童心理治療施設	軽度の情緒障害を有する児童を，短期間，入所させたり保護者のもとから通わせて，その情緒障害を治し，あわせて退所した者に対して相談などの援助を行う。
児童自立支援施設	不良行為をなしたり，なすおそれのある児童や，家庭環境その他の環境上の理由により生活指導などを要する児童を入所させたり，保護者のもとから通わせて，個々の児童の状況に応じて必要な指導を行い，その自立を支援する。あわせて退所した者に対して相談などの援助を行う。
児童家庭支援センター	地域の児童の福祉に関する各種の問題について，児童に関する家庭などからの相談のうち，専門的な知識や技術を必要とするものに応じ，必要な助言や指導を行う。あわせて児童相談所，児童福祉施設などとの連絡調整，その他厚生労働省令の定める援助を総合的に行う。

庭の自立支援策として子育て・生活支援策，就業支援策，養育費確保策，経済的支援策が進められた。また，子育て・生活支援に関しては，父子家庭も施策の対象に加えられた。2003（平成15）年には「母子家庭の母の就業の支援に関する特別措置法」が，2013（平成25）年には「母子家庭の母及び父子家庭の父の就業の支援に関する特別措置法」が施行され，就業支援に関する施策の充実がはかられた。

2014（平成26）年には，「母子及び寡婦福祉法」が「**母子及び父子並びに寡婦福祉法**」に改称され，支援体制の充実，就業支援施策および子育て・生活支援施策の強化，施策の周知の強化，父子家庭への支援の拡大などが行われ

た。父子家庭への支援としては父子福祉資金が創設され，父子家庭に対する福祉資金の貸付が行われるようになった。また，母子自立支援員[1]や母子福祉団体による支援を父子家庭の父も受けられるようになり，名称が「母子・父子自立支援員」「母子・父子福祉団体」と改称された。

② 母子・父子・寡婦福祉の施策

両立支援●　ひとり親世帯の場合，就労と子育ての両立が重要になることから，市町村は，ひとり親家庭の児童の保育所への優先入所について特別の配慮を行っている。また，ひとり親家庭の父母が一時的な傷病などのために日常生活に支障が生じる場合には，家庭生活支援員を派遣し，一時的な生活援助や居宅での保育サービスなどを行う「ひとり親家庭等日常生活支援事業」が実施されている。さらに，2014(平成 26)年からは，「児童福祉法」に基づく「子育て短期支援事業」が実施されている。これは，さまざまな理由で児童を養育することができなくなった場合に，児童を一定期間，児童養護施設などで養育・保護してくれるものである。この事業には，短期入所生活援助(ショートステイ)事業，夜間養護等(トワイライトステイ)事業がある。

就業支援●　ひとり親世帯の経済的自立にとって就業支援は重要である。2003(平成 15)年には，「母子家庭の母の就業の支援に関する特別措置法」が制定され，母子家庭などに対する総合的な自立支援策が実施された。都道府県および市町村では，2008(平成 20)年から，母子家庭の母などの就業をより効果的に促進させるため，「母子家庭等就業・自立支援事業実施要綱」をもとに，就業相談から技能講習，就業情報の提供まで一貫した就業支援サービスを行っている。

経済的支援●　児童扶養手当は，ひとり親世帯の生活の安定と自立を促進させるためのたすけとなっている。また，母子家庭，父子家庭，寡婦の経済的自立をはかる制度として，母子父子寡婦福祉資金の貸付制度がある。これにより，修学資金・就学支度資金(高等学校・大学の授業料や入学金など)，技能習得資金，医療介護資金など目的に応じた 12 種類の貸付金を利用することができる。

---

1) 母子自立支援員：2003(平成 15)年に施行された改正母子及び寡婦福祉法により，母子相談員の名称が母子自立支援員に改められ，業務内容には母子および寡婦の職業能力の開発の向上と求職活動に関する支援が追加された。

まとめ

- わが国の社会保障（狭義）は，社会保険，公的扶助，社会福祉，公衆衛生・医療の4つから構成されている。
- 社会保険制度として，医療，年金，介護，労働（雇用・労災）の4分野が創設されている。
- 公的年金制度によって給付される年金には，老齢年金，障害年金，遺族年金がある。
- 公的扶助制度の中心は，生活保護である。
- 社会福祉制度では，高齢者福祉，障害者福祉，児童福祉，母子・父子・寡婦福祉に関する事業が行われている。

復習問題

❶ 〔　〕内の正しい語に丸をつけなさい。

▶ 介護給付における施設サービスは，〔① 要支援・要介護〕者のみ利用できる。

▶ 労災保険料は，〔② 労働者・事業主〕が全額を負担する。

▶ 資力調査が実施されるのは，〔③ 生活保護・社会手当〕である。

▶ 生活保護の受給者数は，〔④ 100・200・300〕万人程度である。

▶ 社会福祉サービスの提供方法は，〔⑤ 措置・契約〕制度に基づく。

▶ 児童虐待相談対応件数は，〔⑥ 増加・減少〕傾向にある。

❷ 次の文章の空欄を埋めなさい。

▶ 第二次世界大戦後のイギリスの社会保障政策のスローガンは，「〔①　　　　〕から〔②　　　　〕まで」である。

▶ 公的年金には，国民年金と〔③　　　　〕年金（被用者年金）の2種類がある。

▶ 生活保護を担当する行政機関は，〔④　　　　〕である。

▶ 障害者総合支援法では，これまでの障害程度区分から〔⑤　　　　〕区分に変更された。

▶ 児童福祉法における児童は，〔⑥　　〕歳未満の子どもをいう。

看護と法律

第1章 看護関係の法律を学ぶにあたって

A 法とはなにか

人と社会● 人間は単独では生活することができない。なんらかのかたちで社会を形成し，社会の中で生活を営んでいる。社会の中で人々が共同で生活するためには，一定の決まりを設け，お互いにこれをまもることが必要である。この決まりが**規範・ルール**といわれるもので，道徳や倫理・宗教・慣習などもある。これらの規範のうち，国家の権力によって遵守することが強制されるものを**法**という。この法によって人々の行動は制約を受けるが，基本的人権や生活がまもられ，援助が必要なときは公の機関が支援をすることになる。

法● 法にはいろいろな種類がある。まず最高法規としての**憲法**がある。その下にある**法律**は，国民としてまもらなければならない決まりを文章にしたものであり，唯一の立法機関である国会において審議のうえ制定される。衆議院と参議院の2院制をとっているわが国では，法律が成立するためには原則として両院で可決されなければならない。

命令● 立法・行政・司法の三権分立のわが国では，法律を実施するのは内閣などの行政機関の役割である。そのために行政機関では法律に基づいてさらに細かい内容の規定をつくる。これを**命令**という。内閣が制定する命令を**政令**，各省大臣が制定する命令を**省令**（内閣総理大臣が制定するものは**内閣府令**）という。その他，人事院や会計検査院などの長が制定する命令を**規則**という。

地方公共団体● 都道府県・市町村などの地方公共団体は，国の法律や命令に違反しない範囲で，議会が**条例**を制定し，知事や市町村長が行政事務を処理するために**規則**を制定する。

法令● 法令とは，国の最も重要な根本法である憲法や法律を中心にして，それを実施するための細目を決めた政令・省令・規則・条例などをいう（◆図1-1）。法規ということもある。

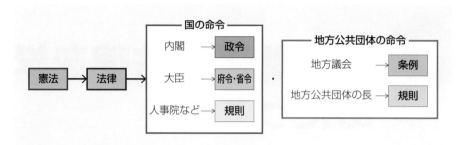

⬆ 図 1-1　法令の構造

看護職の活動に必要な衛生法

概要●　日本国憲法は，第 13 条ですべて国民は，個人として尊重されるとうたい，さらに第 25 条では第 1 項ですべて国民は，健康で文化的な最低限度の生活を営む権利を有する，第 2 項で国は，すべての生活部面について，社会福祉，社会保障及び公衆衛生の向上及び増進に努めなければならないとしている。

　健康な生活を営むことは国民すべてがもつ基本的権利であり，国はその責任において，国民の健康で文化的な最低限度の生活を生活保護制度で保障し，さらに公衆衛生の向上・増進のために必要な措置をとらなければならない。

　保健師助産師看護師法などを衛生法という。国が公衆衛生の向上のために保健衛生分野の行政施策を進める目的で制定した法の総称である。

衛生法の分類●　衛生とは生を衛ることである。衛生法の分類の方法について，いろいろな考え方があるが，通常行われている次の 5 つに分けて説明する。

　①医事法　国民の医療を確保するため，看護師・医師などの医療関係者の資格や業務と病院など医療施設の設備や運営などを規定することを目的にする法律のグループ

　②保健衛生法　国民に対して一般的に健康の保持・増進をはかることを目的とする法律のグループ

　③予防衛生法　特定の感染症を予防することを目的とする法律のグループ

　④薬務法　医薬品・医療機器など衛生上規制が必要な物品の製造・販売などを規制し，薬剤師の資格を定めることを目的とする法律のグループ

　⑤環境衛生法　生活環境の維持・改善を目的とする法律のグループ

　この看護と法律では，准看護師が知っておくべき関係法令として，准看護師を含む看護職の資格制度を定めている保健師助産師看護師法と保健医療施設で活動するために必要な衛生法（⬆表 1-1）を中心に，社会福祉や医療保険関係法，労働法，年金関係法，環境保全に関する法などにもふれることにする。衛生法のほとんどは厚生労働省の所管である。

○ 表 1-1　おもな衛生法の分類

衛生法	医事法	1.　医療の基本と医療を行う場所に関するもの：医療法 2.　医療を行う人に関するもの：**保健師助産師看護師法**・**看護師等の人材確保の促進に関する法律**・医師法・歯科医師法・薬剤師法・診療放射線技師法・臨床検査技師等に関する法律・理学療法士及び作業療法士法・視能訓練士法・言語聴覚士法・臨床工学技士法・義肢装具士法・救急救命士法・歯科衛生士法・歯科技工士法・あん摩マツサージ指圧師，はり師，きゆう師等に関する法律・柔道整復師法・精神保健福祉士法・公認心理師法 3.　医療を支えるもの：医療介護総合確保法・独立行政法人国立病院機構法・高度専門医療研究国立研究開発法人法・国立健康危機管理研究機構法・国立研究開発法人日本医療研究開発機構法・臨床研究法・臓器移植法・再生医療推進法・ゲノム医療法・死産の届出に関する規程・死体解剖保存法・医学及び歯学の教育のための献体に関する法律
	保健衛生法	1.　地域保健・健康づくりに関するもの：地域保健法・健康増進法 2.　精神保健と精神障害者の福祉に関するもの：精神保健及び精神障害者福祉に関する法律・精神保健福祉士法(再) 3.　母子保健に関するもの：母子保健法・成育医療法・医療的ケア児支援法 4.　母性の保護に関するもの：母体保護法 5.　学校保健に関するもの：学校保健安全法 6.　個別の保健医療対策に関するもの：原子爆弾被爆者援護法・自殺対策基本法・がん対策基本法・ハンセン病問題解決促進法・肝炎対策基本法・アルコール健康障害対策基本法・難病患者医療法・アレルギー疾患対策基本法・循環器病対策基本法・歯科口腔保健推進法 7.　老人保健に関するもの：高齢者の医療の確保に関する法律 8.　食品に関するもの：食品安全基本法・食品衛生法・食品表示法・カネミ油症法・栄養士法・調理師法・製菓衛生師法
	予防衛生法	1.　感染症の予防と医療に関するもの：感染症の予防及び感染症の患者に対する医療に関する法律・新型インフルエンザ等対策特別措置法・予防接種法 2.　外来の感染症の予防に関するもの：検疫法
	薬務法	1.　薬事一般に関するもの：医薬品，医療機器等の品質，有効性及び安全性の確保等に関する法律 2.　人等の組織の医療適用に関するもの：再生医療等の安全性の確保等に関する法律・安全な血液製剤の安定供給の確保等に関する法律 3.　薬事を行う人に関するもの：薬剤師法(再) 4.　薬害被害者の救済等に関するもの：独立行政法人医薬品医療機器総合機構法・C型肝炎感染被害者救済給付金支給特別措置法 5.　麻薬・覚醒剤などの取り締まりに関するもの：麻薬及び向精神薬取締法・大麻草栽培規制法・あへん法・覚醒剤取締法 6.　毒物・劇物の取り締まりに関するもの：毒物及び劇物取締法
	環境衛生法	1.　食品衛生に関するもの：食品安全基本法(再)・食品衛生法(再)・食品表示法(再)・調理師法(再)・製菓衛生師法(再) 2.　環境衛生関係の営業に関するもの：生活衛生関係営業の運営の適正化及び振興に関する法律・理容師法・美容師法・クリーニング業法・旅館業法・公衆浴場法・興行場法 3.　生活環境の整備改善に関するもの：水道法・下水道法・有害物質を含有する家庭用品の規制に関する法律・建築物における衛生的環境の確保に関する法律 4.　狂犬病の予防に関するもの：狂犬病予防法 5.　墓地・埋葬などに関するもの：墓地，埋葬等に関する法律 6.　畜産衛生に関するもの：と畜場法・牛海綿状脳症対策特別措置法
	環境法	1.　環境保全・公害防止に関するもの：環境基本法・大気汚染防止法・水質汚濁防止法・騒音規制法・振動規制法・悪臭防止法・土壌汚染対策法・廃棄物の処理及び清掃に関する法律・公害健康被害の補償等に関する法律・公害紛争処理法 2.　自然の保護に関するもの：自然環境保全法・自然公園法・温泉法・鳥獣保護狩猟適正化法・動物愛護法

注 1）法としての体系で分類しているため，説明の便から分けている本文とは異なる。
注 2）略称で示しているものもある。

C 看護業務に関係する法

衛生法の分野を含めて，准看護師を含む看護職が業務を行うなかで，実際にどのような分野の法が関係しているかを学習しておく。

1 患者をまもる法

患者中心● 医療の中心は患者であり，患者は医療制度の利用者である。医療は利用者の利益を保護し，利用者の視点を重視して行われなければならない。**医療法**はこのことを規定したうえで，具体的に情報提供や医療安全を進め，医療提供の場である病院・診療所・助産所の役割を規定している。また，**保健師助産師看護師法**や保健衛生諸法においても，根底に流れている思想は，利用者をまもり，その視点を重視することである。

それ以外にも，医療分野で患者をまもる法に，刑罰の基本を定めた**刑法**や社会生活の基本を定めた**民法**などがある。

刑法● 刑法は，国民を犯罪などの危険からまもる基本となる法律である。国民を危険からまもるため，国民に対し犯罪となるような危険な行為を禁止している。医療行為である看護にも多くの**危険な行為**が含まれている。免許をもたない者が危険な行為を行うのを禁止することは，同じ思想に基づいている。医療では危険な行為が行われることが前提であり，たとえ患者のために行っていた行為であっても，そのときの医学・看護学の水準に照らして不十分とみとめられるような状況で誤って患者を傷つけたりすると，業務上過失致傷という犯罪になることがある。また，それ以外でも，保健師助産師看護師法に違反した場合の罰則適用の原則は刑法が規定する。

犯罪● 医療上の事故で患者を傷つけてしまう業務上過失致傷罪に最も気をつけなければならない。犯罪とは，構成要件(刑法や保健師助産師看護師法など個別法の禁止規定)に該当し，違法(正当防衛や正当な行為でない)であり，有責(責任が問える，つまり故意や重大な過失があること，違法性を認識できること，やむをえない緊急避難でないこと，14歳以上)であることである。

民法● 医療は患者が医療者に治療を依頼し，医療者がこれに応じて始まるのであるから，人と人の約束事である**契約**という民事上の行為の一部である。したがって，民法の諸原則が適用され，患者の利益はまもられる。これは，学問的には準委任といわれている。

2 医療関係者に関する法

一般に病院の規模が大きくなるほど，行われる医療内容は幅広く高度で専門的なものとなり，病院で働く医療関係の職種は多くなる。

身分法・資格法● 患者の傷害や疾病を治療し，できるだけ早く社会に復帰できるよう支援す

ることは，すべての医療関係者にとって共通の目標である。多くの医療関係者は，その職責が十分に果たせるよう，**身分法**または資格法といわれる資格・免許を定めた法律のグループによって資格要件・免許・業務などが定められている。いろいろな職種の人々が，患者のために医療を提供するという同じ目的のためにチームをつくり，それぞれの専門性をいかした医療を提供しなければならない。そのためにはチーム医療といわれるように，お互いにチームの人々の専門と役割を理解し尊重し合うことが必要である。

③ 医療関係者が働く場所に関する法

医療法等●　最近の統計によると，就業している准看護師30万人のうち36%は病院，32%は診療所，25%は介護分野で働いている（2020年末。「厚生労働白書」など）。このように，ほとんどの准看護師が医療・介護分野で働いている。

　病院や診療所，介護保険施設とはどのような施設をさすのか。病院や診療所は**医療法**に，介護保険施設は**介護保険法**に，また社会福祉施設は社会福祉関係の諸法律に定められている。

　病院には，医師・看護師・准看護師その他の医療関係者をおかなければならないことが医療法に定められ，おくべき人員の標準が医療法を実施するための医療法施行規則と都道府県条例により定められている。

④ 費用と医療提供に関する法

健康保険法等●　医療に要する費用については，働く者のうち多くの人々は**健康保険法**により，自営業者の多くは**国民健康保険法**により給付を受ける。また，75歳以上の高齢者に対しては，**高齢者の医療の確保に関する法律**により医療の給付に必要な費用をまかなっている。また，**生活保護法**による医療扶助を受けている患者もいる。

分野に応じた●
法律　医療が提供される場面で，患者のなかには**障害者総合支援法**や**感染症法**の対象となる者もおり，それぞれの法律によって必要な医療が提供されている。体重が2,500g未満の低出生体重児が生まれたときの届出や未熟児への訪問指導については，**母子保健法**に規定されている。このように医療の提供に関しては多くの法律が関係しており，これらは患者の療養生活のためにも必要な知識である。

⑤ 准看護師の業務と法

保健師助産師●
看護師法　准看護師の資格要件や業務については，**保健師助産師看護師法**に規定されている。准看護師の業務は，医師と看護師以外では，准看護師の免許をもつ者のみに許されている**業務独占**であること，資格をもたない者が名称を使えない**名称独占**であることも明記されている。

准看護師の責務●　看護チームの一員として働く場合には，必要に応じて看護師の指示を受け，

まかされた業務に責任をもってあたらなければならない。万一業務上の過失により患者に危害を与えた場合には，その内容によっては保健師助産師看護師法に従い，行政上の処分を受けなければならない。行政処分だけではなく，刑法上の罰則や民法上の損害賠償責任など国民としての義務も負わなければならない。そのほか，患者の秘密をまもることや准看護師籍の登録事項の変更，2年ごとの業務従事者届も免許を受けた者の当然の義務であり，これらも保健師助産師看護師法に定められている。

6 法律以外の医療関係者の業務に関するルール

役割分担● 医療は，世の中の多くのしくみと同様に，人・物・金で構成される。中心となる**人**については保健師助産師看護師法や医師法などが規定している。それら法律の運用にあたっては，基本的には医学や看護学を基本として，看護師と各職種の連携をはかることが**医師及び医療関係職と事務職員等との間等での役割分担の推進**について（平成19年厚生労働省医政局長通知）などの通知やそのほかの規則で具体的に求められている。日常の業務に直接かかわるものは次のとおりである。

業務の範囲● **分娩における医師，助産師，看護師等の役割分担と連携等**について（平成19年医政局長通知）により医療関係職種の協働について明確にされた。**内診**は従来どおり医師と助産師の業務である。また，福祉関係職と看護職の関係において，爪切りや歯みがきなども問題のない場合は，福祉職が行うことができることを**医師法第17条，歯科医師法第17条及び保健師助産師看護師法第31条の解釈について**（平成17年医政局長通知）で明らかにしている。

静脈注射● 医師や歯科医師の指示のもとで行う静脈への注射は看護職の業務であることが**看護師等による静脈注射の実施**について（平成14年医政局長通知）で明らかにされた。

看護記録の保存● 医療法施行規則において，病院の看護記録については**2年間**の保存が義務づけられている。また，保険診療の規則である**保険医療機関及び保険医療養担当規則**では，療養の給付の担当に関する記録として**3年間**の保存が義務づけられている。

　このように，准看護師の活動のために広い分野にわたるさまざまな法令・通知がかかわっていることがわかるであろう。

・法令には，憲法，法律，政令，省令，規則，条例などがある。
・国が公衆衛生の向上のために，保健衛生分野の行政施策を進める目的で制定した法を，衛生法という。
・看護職は衛生法のほか，看護業務に関係する法律と法律以外のルールを把握する必要がある。

復習問題

❶ 次の文章の空欄を埋めなさい。

▶日本の最高法規は〔①　　　　　〕である。

▶日本の法律は立法機関である〔②　　　〕で制定される。

▶内閣が制定する命令を〔③　　　〕といい，〔④　　　　　〕大臣が制定する命令を厚生労働省令という。

▶准看護師の資格要件や業務は，〔⑤　　　　　　　　〕法に規定されている。

▶病院に医師・看護師・准看護師などをおかなければならないことが〔⑥　　　〕法に定められている。

❷ 次の日本国憲法の条文の空欄を埋めなさい。

▶第 13 条「すべて国民は，〔①　　　〕として尊重される。」

▶第 25 条第 1 項「すべて国民は，〔②　　　　　〕で文化的な〔③　　　　　〕の生活を営む権利を有する。」

▶第 25 条第 2 項「国は，すべての生活部面について，社会福祉，社会保障及び〔④　　　　　〕の向上及び増進に努めなければならない。」

看護職のための法

A 保健師助産師看護師法（昭和23年法律第203号）

准看護師業務の●
基本

保健師助産師看護師法は，医事法(⊕第3章)に分類されるが，保健師・助産師・看護師・准看護師の資格・業務などについて定めた重要な法であるため，独立して章をたてて詳しく学ぶ。法律名の後のかっこ内は，昭和23年に203番目に公布された法律という意味である。

1 目的

保健師・助産師・看護師の資質を向上し，医療と公衆衛生の普及・向上をはかることを目的とする法律である。

看護●

看護とは，一般的には傷病者の手当てをしたり世話をしたりすることであり，さらには健康をまもることまで含む幅広い概念である。さまざまな定義については，先人の書物を読み，患者・利用者の意見を聞きながら学修してほしいが，著者は，人間の自然治癒力を引き出し生きる希望と力を創り生涯にわたり尊厳をもって輝く人生を送れるように支援することであると考える。

保健師助産師看護師法第5条と第6条では，**傷病者と褥婦に対する療養上の世話または診療の補助**という行為の概念が書かれているが，それは看護のなかでも看護師・准看護師のみが行える行為を書いているものであり，看護全体を定義しているものではない。

2 定義

保健師・助産師・看護師・准看護師の法律上の定義は次のとおりである。

①**保健師** 厚生労働大臣の免許を受けて，保健師という名称で保健指導をすることを業とする者。業とするということは，公衆または特定の多数人を対象に，許された行為を意図をもって繰り返し行うことであり，報酬の有無にかかわらない。

②**助産師** 厚生労働大臣の免許を受けて，助産や妊婦・褥婦・新生児の保健指導を行うことを業とする**女子**。男子には免許の道は開かれていない。

　　　　　助産とは分娩の介助を行うことで，妊婦に分娩徴候があらわれてから後産が終了して完全に分娩が終わるまでの間に行う一連の分娩の介助行為をいう。

　　　　　③**看護師**　厚生労働大臣の免許を受けて，傷病者や褥婦に対する**療養上の世話**または**診療の補助**[1)]をすることを業とする者。

　　　　　療養上の世話とは，療養中の患者や褥婦に対して，その症状に応じて行う医学的知識と技術を必要とする世話をいい，診療の補助とは，医師または歯科医師が患者を診断治療する際の補助行為をいう。

　　　　　④**准看護師**　**都道府県知事**の免許を受け，**医師・歯科医師・看護師の指示を受けて**，傷病者や褥婦に対する療養上の世話または診療の補助を業とする者。太字が看護師と異なるところであることに注意されたい。

名称独占●　　保健師・助産師・看護師・准看護師でなければ，各名称または類似の名称を名のってはならない。これを**名称独占**という。なお，専門看護師と認定看護師という名称は公益社団法人日本看護協会の制度であり，保健師助産師看護師法による資格ではないが，医療法の分野では広告できるなどの扱いが認められている。なお，愛玩動物看護師は愛玩動物看護師法で認められている。

免許の意味●　　厚生労働大臣や都道府県知事の**免許**を受けるということは，厚生労働大臣や都道府県知事が，一般の人には許されていない行為を特定の資格要件を備えた者に許可し，その身分を　公　に証明することである。

看護師と●
准看護師の
業務の違い　　看護師と准看護師の業務の違いを認識したい。准看護師の業務内容は看護師と同じである。しかし，准看護師が業務を行うには，医師・歯科医師・看護師の指示を受けなければならない。

　　　　　なお，准看護師には終戦直後の乙種看護婦（→166ページ）にあった「急性かつ重症の傷病者または褥婦に対する療養上の世話を除く」というような業務上の制限はない。

3　免許と登録

保健師・助産師・●
看護師の免許　　保健師・助産師・看護師の基本は免許である。保健師・助産師・看護師になるには，**厚生労働大臣**の行うそれぞれの国家試験に（保健師・助産師はさらに加えて看護師国家試験にも）合格し，厚生労働大臣からそれぞれの免許を受けなければならない。

　　　　　厚生労働大臣の免許は，本人の申請によって厚生労働省に備える保健師籍・助産師籍・看護師籍に登録することによって与えられる。免許証とは，この登録を終えたことの証明書である。

准看護師の免許●　　准看護師になるには，**都道府県知事**の行う准看護師試験に合格し，都道府県知事から准看護師の免許を受けなければならない。都道府県知事の免許は，

1）この部分は保健師助産師看護師法第5条では「傷病者若しくはじよく婦に対する療養上の世話又は診療の補助」との表記である。

都道府県に備える准看護師籍に登録することによってなされる。どこの都道府県で登録しても免許の効力は**全国**に及ぶ。

> **籍への登録事項**
> ①登録番号・登録年月日
> ②本籍地都道府県名・氏名・生年月日
> ③試験合格の年月（准看護師の場合はそのほか試験施行地都道府県名）
> ④免許の取消し・業務の停止の処分に関する事項
> ⑤厚生労働大臣が定める再免許・再交付の旨など
> 　結婚により姓がかわるなど，これらの事項に変更が生じた場合には，30日以内に籍の訂正を申請しなければならない。

相対的欠格事由●　①罰金以上の刑に処せられた者，②罰金以上の刑には処せられないが業務に関して犯罪や不正行為のあった者，③心身の障害により業務を適正に行うことができない者（心身の障害については厚生労働省令で規定）[1]，④麻薬・大麻[2]・あへんの中毒者，のいずれかに該当する者には，その程度によって免許が与えられないことがある。これを**相対的欠格事由**[3]という。

　すでに免許を受けている保健師・助産師・看護師・准看護師で，上にあげた相対的欠格事由に該当する状態になった場合，たとえば交通違反で罰金刑を受けたり，業務上の不正行為を行ったり，麻薬中毒になったような場合，あるいは保健師・助産師・看護師・准看護師としての品位をそこねるような行為があったときは，その程度によって，免許の取消し，3年以内の業務停止，または戒告の処分を受ける。

再免許●　免許の取消し処分を受けた場合であっても，該当する状態がなくなったり，再び免許を与えてもよいと認められる状況になったときには，再び免許が与えられることがある。これを再免許という。その場合，都道府県知事は**准看護師再教育研修**を命ずることができる。

手続●　保健師・助産師・看護師の免許の取消し，業務の停止，再免許にあたっては，厚生労働大臣はあらかじめ医道審議会[4]の意見を聞かなければならない。准看護師の場合は，都道府県知事は准看護師試験委員の意見を聞かなけれ

1）心身の障害により業務を適正に行うことができない者として，厚生労働省令では「視覚，聴覚，音声機能もしくは言語機能または精神の機能の障害により保健師・助産師・看護師または准看護師の業務を適正に行うにあたって必要な**認知**，**判断**および**意思疎通**を適切に行うことができない者」と定めている。
2）麻薬・向精神薬取締法では，大麻は麻薬の1つである。
3）欠格事由とは，免許を取得するためには備えていてはならない要件のことで，絶対的欠格事由と相対的欠格事由とがある。絶対的欠格事由とは，絶対に免許を取得できない事由のことで，保健師・助産師・看護師・准看護師の免許にはない（2001年の法律改正により削除）。
4）医道審議会は，厚生労働大臣の諮問に応じて，医療関係者の身分にかかわる法律で規定された重要事項を審議する機関である。

ならない。いずれの場合も本人に弁明の機会を与えなければならない。

 業務

1 保健師の業務

名称独占●　保健師の業務は，保健師の名称を用いて保健指導に従事することである。**保健指導**とは，健康を保つ目的に向かって教え導くことである。保健師でなければ，保健師やまぎらわしい名称を用いることは禁じられている。これを保健師の**名称独占**という。ただし，保健師という名称を用いなければ，ほかの職種の者，たとえば医師・看護師・准看護師・養護教諭・衛生管理者などが保健指導を行っても差しつかえない。

保健師の義務●　保健師には，独自の業務上の義務が規定されている。

　①**主治医の指示に従う義務**　保健師は，療養中の患者を指導するにあたって，その患者に主治医があるときには，その指示を受けなければならない。

　②**保健所長の指示に従う義務**　保健師は，その業務に関して管轄の保健所長の指示を受けたときは，これに従わなければならない。

2 助産師の業務

業務独占と●名称独占　助産師は，正常な経過をたどる産婦の分娩を独自の判断で介助し，妊婦・褥婦（じょくふ）・新生児の保健指導をすることを業とするが，これは助産師だけに許されている業務である。これを助産師の**業務独占**という。ただし，医師はその業務の一部として，助産師の業務を行うことができる。助産師でなければ助産師やまぎらわしい名称を用いることは禁じられ**名称独占**である。

助産師の義務●　助産師の業務は独立して行えるものであり，医業の一部を行うものであることから独自の業務上の義務が規定されている。

　①**異常の場合の処置禁止**　助産師は，妊婦・産婦・褥婦・胎児・新生児に異常があると判断した場合には，医師の診療を求めなければならず，みずからこれらの者に対して処置をしてはならない。

　②**助産・保健指導の義務**　業務の求めがあった場合は，正当な理由がなければ，こばんではならない。応招義務または応召義務ということもある。

　③**証明文書に関する義務**　分娩の介助や死胎の検案（したい）をした場合で，出生証明書[1]・死産証書[2]・死胎検案書[3]の交付の求めがあった場合は，正当な理由がなければ，こばんではならない。また，分娩の介助や死胎検案をしないのに，出生証明書・死産証書・死胎検案書を交付してはならない。

1）出生証明書：医師または助産師が分娩に立ち会った場合に，その子がその母から出生したことを証明する文書。
2）死産証書：医師または助産師が立ち会った分娩が死産であった場合に，それを証明する文書。
3）死胎検案書：分娩に立ち会わず，死胎だけを検査した場合に作成する文書。

④**刑事上の協力義務**　妊娠4か月以上の死産児を検案して異常があると判断した場合には，24時間以内に所轄の警察署に届け出なければならない。

⑤**助産録に関する義務**　助産師が分娩の介助をした場合には，助産に関する事項を助産録に記載し，**5年間保存**しなければならない。

なお，助産所に関しては，医療法で規定している。

③ 看護師・准看護師の業務

看護師の業務 ●
独占と名称独占

看護師は，傷病者や褥婦に対して**療養上の世話**と**診療の補助**をすることを業とする。これは看護師でなければできないので**業務独占**である。看護師やまぎらわしい名称の使用は禁じられ，**名称独占**である。ただし，保健師と助産師は看護師の業務が行えるほか，医師と歯科医師も業務の一部として看護師の業務を行うことができる。

准看護師の業務 ●
独占と名称独占

准看護師の業務は，看護師の業務と同一である。しかし業務を行うにあたって，医師・歯科医師・看護師の指示を受けて行わなければならない。准看護師の制度が設けられたのは，幅広い看護業務には一部を分担する職種が必要だったからである。准看護師の業務である医師・歯科医師・看護師の指示を受けて傷病者・褥婦に対する療養上の世話と診療の補助を行うことは准看護師だけに許されている**業務独占**である。また，准看護師やまぎらわしい名称の使用が禁じられる**名称独占**である。

准看護師に関して看護師とは異なる規定があるので，参考までに記載する。放射性同位元素等の規制に関する法律（昭和32年法律第167号）では，18歳未満の者に放射性同位元素等の取り扱いを禁止しているが，准看護師については例外としている。また，沖縄の復帰に伴う特別措置に関する法律（昭和46年法律第129号）により，復帰前の沖縄県の公衆衛生看護師助産師看護師法に基づき臨時准看護婦養成所等を卒業した者は，沖縄県内に限り准看護師の業務を行うことができることとなっている。現在も数十人が従事している。

診療の補助の ●
例外規定

医療内容の高度・専門化に伴い，特定の分野を担当する医療関係者が増えている。これらの医療関係者が，それぞれの専門分野に限って**診療の補助**を行えるようにするため，保健師助産師看護師法が看護師・准看護師の業務独占としている診療の補助について，各法律で例外規定が設けられている。

たとえば，保健師助産師看護師法の規定にかかわらず各個別法で診療の補助がほかの職種に許されている行為は，●**表2-1**のとおりである。

④ 看護職の業務上の義務

❶業務範囲をまもる義務

保健師・助産師・看護師・准看護師の業務には，それぞれ独自の判断で行えるものと，主治の医師・歯科医師の指示がなければ行えないものとがあり，さらに指示があっても行ってはならないものがある。

⊃ 表2-1　看護師・准看護師の業務独占の例外

職種	内容
保健師	看護師の業務を行うことができる。
助産師	看護師の業務を行うことができる。内診は助産師の業務独占である。
医師	医業の範囲内で看護師の業務を行うことができる。
歯科医師	歯科医業の範囲内で看護師の業務を行うことができる[1]。
歯科衛生士	歯科診療の補助を行うことができる。歯石の除去・フッ素の塗布は歯科衛生士の業務独占である。
診療放射線技師	診療の補助として，政令で定める画像診断装置を用いた検査，造影剤の血管内投与，下部消化管検査に関しカテーテル挿入などを行うことを業とすることができる。X線の照射などは診療放射線技師の業務独占である[2]。
臨床検査技師	診療の補助として，採血（医師の具体的な指示を受けて行うものに限る）やインフルエンザ検査のための鼻腔拭い液等による検体の採取などと生理学的検査を行うことを業とすることができる[2]。
理学療法士	診療の補助として，理学療法を行うことを業とすることができる。
作業療法士	診療の補助として，作業療法を行うことを業とすることができる。
視能訓練士	診療の補助として，両眼視機能の回復のための矯正訓練とこれに必要な検査および眼科にかかる検査を行うことを業とすることができる。
言語聴覚士	診療の補助として，嚥下訓練，人工内耳の調整，その他厚生労働省令で定める行為を行うことを業とすることができる。
臨床工学技士	診療の補助として，生命維持管理装置の操作を行うことを業とすることができる[2]。
義肢装具士	診療の補助として，義肢および装具の装着部位の採型ならびに義肢および装具の身体への適合を行うことを業とすることができる。
救急救命士	診療の補助として，救急車や入院するまでの間の救急救命処置を業とすることができる[2]。
介護福祉士	診療の補助として，喀痰の吸引等を行うことを業とすることができる。

1）新型インフルエンザ等対策特別措置法により，医療関係者の確保困難時に検体採取と注射行為ができる。
2）同様に注射行為ができる。

独自の判断で行える業務　独自の判断で行える業務としては，保健師では通常の場合の保健指導があり，助産師では正常な場合の助産，妊婦・褥婦・新生児に対する保健指導がある。看護師では，傷病者・褥婦に対する療養上の世話について独自の判断で行えるものが多い。准看護師も，医師・歯科医師・看護師の判断・指示を受けて療養上の世話を行うことができる。

指示がなければ行えない業務　保健師・助産師・看護師・准看護師の業務は，医療の一環であり，当然，医師・歯科医師の業務と密接な関連がある。したがって，保健師・助産師・看護師・准看護師が業務を行う際には，正当な業務範囲を逸脱して，医師・歯科医師の独占業務に属することまで行うことのないようにしなければならない。保健師助産師看護師法第37条で次のように規定している。

> **保健師助産師看護師法第37条**
> 　保健師，助産師，看護師又は准看護師は，主治の医師又は歯科医師の指示があっ

> た場合を除くほか，診療機械を使用し，医薬品を授与し，医薬品について指示しその他医師又は歯科医師が行うのでなければ衛生上危害を生ずるおそれのある行為をしてはならない。ただし，臨時応急の手当てをし，又は助産師がへその緒を切り，浣腸を施しその他助産師の業務に当然に付随する行為をする場合は，この限りではない。

絶対的医行為● 本来，医師・歯科医師がみずから行うべき診断・外科手術などは，医師・歯科医師のみが行うものであり，かりに指示があったとしても行うことはできない。これを**絶対的医行為**という。また，助産師が行うべき**内診**[1]などについても同様である。

❷就業届出義務

業務に従事している保健師・助産師・看護師・准看護師は，厚生労働省令で定める2年ごとの年の12月31日現在における次の事項を該当する年の翌年1月15日までに就業地の都道府県知事に届け出る義務がある。この届出を**業務従事者届**といい様式が定められている。

> **業務従事者届事項**（おもなもの）
> ①氏名・性別・年齢，②住所，③保健師籍・助産師籍・看護師籍・准看護師籍の登録番号・登録年月日，④業務に従事する場所の所在地・名称，⑤保健師業務・助産師業務・看護師業務のうち2以上の業務に従事する者は主たる業務，⑥従事期間

❸秘密をまもる義務

保健師・看護師・准看護師は，正当な理由がなく，業務上知りえた人の秘密をもらしてはならない。これを**守秘義務**ともいう。保健師・看護師・准看護師でなくなったあとにおいても同様である。この規定に違反した者は，6か月以下の拘禁刑または10万円以下の罰金に処せられる。なお，保健師助産師看護師法の規定では助産師が除かれているが，助産師は従前から，医師・薬剤師とともに刑法に同様の守秘義務が規定されているためである。

医事法以外の衛生法にも関係者の守秘義務について定めているものが少なくない。たとえば，母体保護法，精神保健及び精神障害者福祉に関する法律，感染症の予防及び感染症の患者に対する医療に関する法律などには，健康診断や治療・手術などに関係した者が，業務上知りえた人の秘密を正当な理由なくもらしたときは処罰されるという規定があり，看護業務に従事する者は

1）内診とは，腟内に挿入した手と腹壁上に置いた手で，子宮，付属器，子宮傍組織などを触診すること。

この点にも十分な注意が必要である。

■4 資質の向上

臨床研修●
（努力義務）
保健師・助産師・看護師・准看護師は，免許を受けたあとも臨床研修その他の研修を受け，資質の向上をはかるように努めなければならない。必ずしも受けなければならないものではなく，研修を受けるよう努力するものであり，このようなものを一般的に**努力義務**という。

特定行為研修●
特定行為[1]を手順書[2]により行う看護師は，厚生労働大臣が指定する研修機関において特定行為区分[3]ごとに特定行為研修[4]を受けなければならない。特定行為は診療の補助の行為の一部である。具体的な行為や内容は，**保健師助産師看護師法第 37 条の 2 第 2 項第 1 号に規定する特定行為及び同項第 4 号に規定する特定行為研修に関する省令**（平成27 年厚生労働省令第33 号）[5]で定められている。なお，保健師・助産師・准看護師は特定行為研修の対象とならない。この規定に反しても看護師には罰則はない。また，改正法の附則第 27 条により 2015（平成 27）年 10 月 1 日の施行の際に看護師免許をもつ者・申請中の者には，5 年間は改正法を適用しないこととされていた。つまり，この猶予期間の間は，これら看護師が手順書により特定行為を行うことができた。また，同じ附則第 29 条で，政府は特定行為が適切に行われるように特定行為研修の趣旨を周知することとされている。

5 試験

国家試験と●
都道府県試験
試験は，一定以上の能力をもつ者のみを合格させることによって各免許の資質を保ち向上させるもので，看護の質の根幹である。受験資格というかたちで，各資格がどのような養成・教育を受けるべきか，すなわち能力をもつべきかを示している。保健師国家試験・助産師国家試験・看護師国家試験は厚生労働大臣が，准看護師試験は都道府県知事が，毎年少なくとも 1 回以上行うことになっている。過去に年 2 回行われていたこともあったが，いまは1 回である。なお，准看護師試験について，都道府県知事は指定する一般社団法人・財団法人に試験事務を行わせることができる。この場合に当該法人の役職員・試験委員は公務員とみなされ，守秘義務などの規定が適用される。

実施に先だち，試験の行われる場所・日時・受験願書の提出場所と受付期

1）特定行為：診療の補助であって，看護師が手順書により行う場合には，実践的な理解力，思考力，判断力，高度かつ専門的な知識・技能がとくに必要なものとして厚生労働省令で定める 38 行為。

2）手順書：医師・歯科医師が看護師に診療の補助を行わせる指示のために厚生労働省令により作成する文書・電磁記録。患者の病状の範囲，診療の補助の内容などが厚生労働省令で定められている。

3）特定行為区分：厚生労働省令で定める 38 特定行為を 21 にまとめた区分。

4）特定行為研修：特定行為を行うための研修で厚生労働省令で定める基準に適合するもの。

5）特定行為研修のための省令であり，手順書により特定行為を行う看護師に特定行為研修の定義，区分，研修基準，指定研修機関の指定基準などを定めたもの。

限などにつき，各国家試験の場合は官報で，准看護師試験の場合は都道府県の公報で告示される。

① 受験資格

学校・養成所● 各試験の受験資格は，文部科学省令・厚生労働省令に定める基準に適合するものとして，文部科学大臣が指定する学校または都道府県知事が指定する養成所で学ぶことが必要である。

■1 保健師国家試験の受験資格

保健師国家試験を受験できるのは，次のいずれかに該当する者である。

①文部科学大臣の指定した学校において１年以上保健師になるのに必要な学科を修めた者
②都道府県知事の指定した保健師養成所を卒業した者
③外国の保健師学校を卒業し，または外国において保健師に相当する免許を得た者で，厚生労働大臣が前記の者と同等以上の知識と技能があると認めた者

■2 助産師国家試験の受験資格

助産師国家試験を受験できるのは，次のいずれかに該当する者である。

①文部科学大臣の指定した学校において１年以上助産に関する学科を修めた者
②都道府県知事の指定した助産師養成所を卒業した者
③外国の助産師学校を卒業し，または外国において助産師に相当する免許を得た者で，厚生労働大臣が前記の者と同等以上の知識と技能があると認めた者

■3 看護師国家試験の受験資格

看護師国家試験を受験できるのは，次のいずれかに該当する者である。

①文部科学大臣の指定した大学(短期大学を除く。)において看護師になるのに必要な学科を修めて卒業した者
②文部科学大臣の指定した学校において３年以上看護師になるのに必要な学科を修めた者
③都道府県知事の指定した看護師養成所を卒業した者
④免許を得たのち３年以上業務に従事している**准看護師**，または高等学校・中等教育学校を卒業している**准看護師**で，①〜③に規定する大学，学校または養成所において２年以上修業した者
⑤外国の看護師学校を卒業し，または外国において看護師に相当する免許を得た者で，厚生労働大臣が①〜③の者と同等以上の知識と技能があると認めた者

さまざまな課程●　前述の①～③は，高等学校（または中等教育学校）を卒業した者，またはこれと同等以上の学力があると認められた者を入学・入所資格とする課程であり，3年課程ということがある。これには定時制もあり，その場合の修業年限は4年である。このほか，高等学校とその専攻科において看護師を養成するための一貫した教育を施す課程がある。この場合の専攻科の修業年限は2年以上である。

2年課程●　④が准看護師から看護師になる道であって，①～③の大学，看護師学校・養成所に併設された2年（定時制は3年以上，通信制は2年以上）の課程がある。通信制の課程の入学資格は，准看護師の免許取得後7年以上（2018〔平成30〕年3月までは10年以上）の業務経験があることが要件とされている。これらを2年課程という。進学課程とは最近はいわない。

■4 准看護師試験の受験資格

准看護師試験を受験できるのは，次のいずれかに該当する者である。

> ①文部科学大臣の指定した学校において2年以上看護に関する学科を修めた者
> ②都道府県知事の指定した准看護師養成所を卒業した者
> ③看護師国家試験の受験資格のある者
> ④外国の看護師学校を卒業し，または外国において看護師免許を得た者のうち，看護師国家試験の受験資格は認められないが，厚生労働大臣の定める基準に従い，都道府県知事が適当と認めたもの

①・②の入学・入所資格は，いずれも中学校卒業（または中等教育学校の前期課程修了），またはこれと同等以上の学力があると認められた者である。高等学校の衛生看護科は①に含まれる。

❷ 試験科目

省令により規定●　保健師・助産師・看護師・准看護師として受けるべき教育内容は保健師助産師看護師学校養成所指定規則（文部科学省・厚生労働省の共同省令）に定められており，試験科目はその教育内容に応じて，保健師助産師看護師法施行規則（厚生労働省令）に，⇨**表 2-2** のとおり規定されている。

6 学校・養成所

指定●　学校・養成所を指定するのは，文部科学大臣と都道府県知事である。文部科学大臣が指定するものを**学校**といい，都道府県知事が指定するものを**養成所**といって両者を区別している。かつては准看護師養成所の指定のみが都道府県知事の権限であり，ほかは厚生労働大臣の指定であったが，2015（平成27）年4月からこのように変更された。

種別●　学校・養成所の指定に関しては，保健師助産師看護師法施行令と保健師助

○ 表2-2　保健師・助産師・看護師国家試験，准看護師試験の試験科目

保健師国家試験	①公衆衛生看護学，②疫学，③保健統計，④保健医療福祉行政論
助産師国家試験	①基礎助産学，②助産診断・技術学，③地域母子保健，④助産管理
看護師国家試験	①人体の構造と機能，②疾病の成り立ちと回復の促進，③健康支援と社会保障制度，④基礎看護学，⑤地域・在宅看護論，⑥成人看護学，⑦老年看護学，⑧小児看護学，⑨母性看護学，⑩精神看護学，⑪看護の統合と実践
准看護師試験	①人体の仕組みと働き，②栄養，③薬理，④疾病の成り立ち，⑤保健医療福祉の仕組み，⑥看護と法律，⑦基礎看護，⑧成人看護，⑨老年看護，⑩母子看護，⑪精神看護

産師看護師学校養成所指定規則によって詳しく規定されているが，学校も養成所も指定のための条件は同一である。

　①**文部科学大臣が指定するもの**　学校教育法第1条の学校(大学・短大・高等学校)・学校に付設される専修学校(たとえば，医科大学に付設される専修学校である看護師学校)・各種学校である。

　②**都道府県知事が指定するもの**　①以外の養成所である。

入学資格●　看護師学校・養成所(後述する2年課程を除く)の入学資格は大学への入学資格を有する者(高等学校や中等教育学校卒業など)，准看護師学校・養成所の入学資格は高等学校への入学資格を有する者(中学校卒業者)である。

2年課程の●
入学資格　看護師2年課程の入学資格は，免許を得たのち3年以上業務に従事した准看護師または高等学校や中等教育学校を卒業している准看護師である。准看護師の免許を所有していることが要件であり，単に准看護師試験に合格しただけでは入学資格は与えられないので注意すること。

1 医療事故

医療事故と●
医療過誤　医療行為に関連して発生した，予測に反したわるい結果を**医療事故**という。そのうち医師・看護師などの医療従事者が，業務を行うにあたって，業務上必要とされる注意を怠り，そのため他人の権利を侵害し損害を与え法的責任を問われることを**医療過誤**という。医療事故にいたらないものは**ヒヤリ・ハット**といわれている。

3つの法的責任●　看護師などが医療過誤をおこした場合には，ふつう道義的な責任と職場での責任とは別に，民事上・刑事上・行政上の3つの法的責任が問われる。

1 民事上の責任

民事上の責任とは，民法上の不法行為に対する損害賠償責任が中心である。すなわち，民法第709条などの規定に基づく准看護師や雇用主の損害賠償責任である。国立や地方自治体立の病院においては，同様の内容で国家賠償法が適用される。

> **民法第709条**
>
> 　故意又は過失によって他人の権利又は法律上保護される利益を侵害した者は，これによって生じた損害を賠償する責任を負う。
>
> **民法第710条**
>
> 　他人の身体，自由若しくは名誉を侵害した場合又は他人の財産権を侵害した場合のいずれであるかを問わず，前条の規定により損害賠償の責任を負う者は，財産以外の損害に対しても，その賠償をしなければならない。
>
> **民法第715条**
>
> 　ある事業のために他人を使用する者は，被用者がその事業の執行について第三者に加えた損害を賠償する責任を負う。ただし，使用者が被用者の選任及びその事業の監督について相当の注意をしたとき，又は相当の注意をしても損害が生ずべきであったときは，この限りでない。

過失●　医療過誤における**過失**とは，医師・看護師などの医療従事者は，業務を行うにあたって，業務上必要とされる注意をはらって事故の発生を未然に防止すべき法律上の義務があるのに注意義務に違反することである。

　過失によって患者の死亡・傷害・症状の悪化などの損害を発生させた者は，患者または家族に対して損害を賠償する責任がある。損害には，財産的損害のほかに精神的損害も含まれる。

過失の例●　過失には，処置の誤り，薬品の種類や分量の誤り，投薬または注射すべき患者の取り違え，機械・器具の操作の誤り，不適切な観察，記録の記入ミスなどである。注意すれば結果が予見でき，適切な措置により損害の回避や事故の防止ができたのに，不注意により重大な結果をまねくことである。

　十分注意してもなお避けられない場合は不可抗力であり，この場合は過失とはならない。したがって，損害賠償の責任は生じない。

❷ 刑事上の責任

業務上過失●
致死傷罪
　刑事上の責任とは，刑法による業務上過失致死傷罪に問われる責任である。看護職の場合，必要となる注意義務というのは，職業人として良識ある通常一般の看護職が有する医学上の知識および技術による注意能力が基準とされる。これは一般社会人の注意能力より高いものである。

> **刑法第211条**
>
> 　業務上必要な注意を怠り，よって人を死傷させた者は，5年以下の拘禁刑[1]又は100万円以下の罰金に処する。重大な過失により人を死傷させた者も，同様とする。

1）拘禁刑は2025年までに施行予定であり，それまでは従来どおり懲役刑と禁錮刑となる。

一般に民事責任は刑事責任より追及される範囲が広く，刑事責任を負う場合は民事責任も免れないことが多い。

3 行政上の責任

3段階の責任● 行政上の責任とは，保健師助産師看護師法による行政処分を受ける責任である。これには免許の取消し・業務の一時停止・戒告がある。前述のとおり，保健師・助産師・看護師・准看護師は，相対的欠格事由に該当するようになった①罰金以上の刑に処せられたとき，②保健師・助産師・看護師・准看護師の業務に関し犯罪または不正の行為があったときは，免許の取消し・3年以内の業務停止・戒告となることがある。

行政処分の執行● 行政処分は，民事上の責任・刑事上の責任とは別に行政上の立場から行う。保健師助産師看護師法の目的からみて，事件にかかわった者に，そのまま業務を継続させることが適当かどうかという観点で，保健師・助産師・看護師については厚生労働大臣が，准看護師については都道府県知事が行う。

なお，いったん免許取消処分を受けた者であっても，その後の事情により再免許を与えられることがある。業務に再度つく場合には，**研修**を受けるよう命ぜられることがある。

4 罰則

法律は，その目的を実現するために，違反した者に対して刑罰をもって実効性を担保することがある。保健師助産師看護師法においては，刑法に規定がある業務上過失傷害罪などを除いても，無免許行為，虚偽免許取得などの行為については罰則を設けている。また罰則の重さも2年以下の拘禁刑から10万円以下の罰金まで，罪状に応じて6段階に分かれている（⊕表2-3）。

8 保健師助産師看護師法の歴史

1 保健師助産師看護師法の誕生

各規則の誕生● **産婆規則**は1899（明治32）年に（1947〔昭和22〕年に助産婦規則と改称），**看護婦規則**は1915（大正4）年に，**保健婦規則**は1941（昭和16）年に制定され，当時の呼称で産婆（助産婦）・看護婦・保健婦の資格要件を規定していた（⊕図2-1）。いずれも都道府県知事の行う検定試験に合格するか指定された養成所を卒業した者に対し，免許が与えられた。

太平洋戦争が勃発し，国民医療の適正化と国民体力の向上をはかることを目的に，ばらばらであった医師法など各種医療関係者の法規を統合して1942（昭和17）年に**国民医療法**が制定された。その際，保健婦規則，産婆（助産婦）規則，看護婦規則は国民医療法に基づく命令として位置づけられた。

看護婦規則によれば，看護婦の免許は，都道府県知事の行う検定試験に合

◆ 表 2-3　罰則の種類

① 2 年以下の拘禁刑または 50 万円以下の罰金（両方とも科す場合あり。） ・無免許で保健師・助産師・看護師・准看護師の業務を行った者 ・虚偽または不正の事実で免許を受けた者 ・同時に名称独占にも違反すると，罰金は 100 万円以下と重くなる。 **② 1 年以下の拘禁刑または 50 万円以下の罰金** ・保健師助産師看護師試験委員や試験事務担当者・准看護師指定試験機関の役職員や試験委員で故意または重大な過失で事前に試験問題をもらし，または故意に不正な採点をした者 ・准看護師指定試験機関の役職員等で守秘義務違反者 ・同じく都道府県知事の停止命令に反した者 **③ 6 月以下の拘禁刑または 50 万円以下の罰金（両方とも科す場合あり。）** ・業務停止期間中に業務を行った者 ・保健師に対する主治医の指示，保健師に対する保健所長の指示，保健師・助産師・看護師および准看護師に対し禁止された行為，助産師の異常妊産婦等の処置禁止の各規定に反した者	**④ 6 月以下の拘禁刑または 10 万円以下の罰金** ・守秘義務に反した保健師・看護師・准看護師（助産師は刑法第 134 条に同じ内容） ・守秘義務の違反については，被害者の告訴がなければ起訴されない。 **⑤ 50 万円以下の罰金** ・命令に反し保健師等再教育研修などを受けなかった者 ・業務従事届を出さなかった者，みずから行わなかったのに出生証明書などを交付した，または異常死産児の届出をしなかった，助産録の記載・保存をしなかった助産師 **⑥ 30 万円以下の罰金** ・名称独占に違反し，看護師等でないのに名称を使用した者 ・特定行為の指定研修機関にあって虚偽の報告をした者 ・准看護師指定試験機関の帳簿に虚偽の記載をし，または試験事務を休止したなどの者

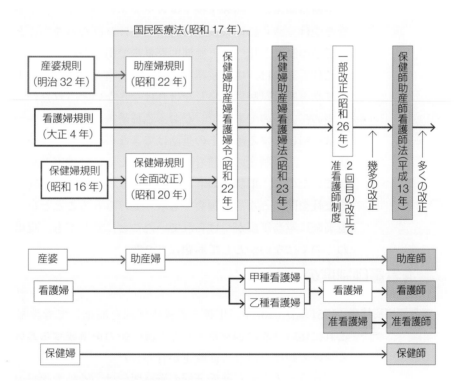

◆ 図 2-1　保健師助産師看護師法の変遷

格するか，または指定された看護婦養成所を卒業した者に対し，都道府県知事から与えられることになっていた。看護婦養成所においては，高等小学校卒業者(現在の中学2年程度)を対象に2年の教育が行われた。

保健師助産師● 1945(昭和20)年に太平洋戦争が終わり，わが国に進駐した連合軍総司令
看護師法の誕生 部(GHQ)の協力によって，看護職の教育制度が改革され，1947(昭和22)年には，保健婦規則・助産婦規則・看護婦規則にかわって，国民医療法の政令として保健婦助産婦看護婦令が制定された。これは看護を基本とし従前の各規則に比べ飛躍的に改善された教育のしくみや免許制度を導入し，今日の保健師助産師看護師法の基礎となった。

　1948(昭和23)年には，保健婦助産婦看護婦令の根拠法である国民医療法が民主主義時代に合わないため廃止され，同年7月，保健婦助産婦看護婦令の内容をほぼそのまま引き継いで，**保健婦助産婦看護婦法**が制定された。

　保健婦助産婦看護婦法は，今日(2024年2月現在)までに29回の改正が行われ，准看護婦が誕生したのは1951(昭和26)年の第2回目の改正である。

甲種看護婦と● 制定当時の保健婦助産婦看護婦法は，看護婦を**甲種看護婦**と**乙種看護婦**の
乙種看護婦 2種類に分けた。

　甲種看護婦は，高等学校卒業者を入学資格とする教育機関で3年以上の教育を受け，さらに国家試験に合格しなければならないこととなったが，これは従前の制度と比べると画期的な進歩であった。

　乙種看護婦は，中学校卒業者を入学資格として2年以上の教育を受け，さらに都道府県試験に合格しなければならないとされたが，これも従前よりレベルの高いものであった。なお，乙種看護婦には「急性かつ重症の傷病者または褥婦に対する療養上の世話はできない」という業務制限が付されていた。

　しかし，新制度の甲種看護婦になるためには国家試験の受験が義務づけられていたので，旧制度の看護婦たちが既得権擁護の運動をおこし，これが大きな社会問題となって国会でも取り上げられることとなった。その際，乙種看護婦に業務制限がつけられていたことに対しても，現場の業務に混乱をまねくのではないかとして問題にされた。

② 准看護師制度の誕生

准看護婦資格● 1951(昭和26)年，甲種・乙種の区別を廃止して看護婦を1本に統一し，
の誕生 これに伴い「看護婦をたすけて看護の総力を構成する要員」として新しく准看護婦の制度を設ける法改正が行われた。

　こうして生まれた准看護婦の資格要件は，乙種看護婦のそれとほぼ同様であったが，業務制限は設けられていない。この看護婦と准看護婦の2本立てによる制度が現在まで続いている。

改正の痕跡● 第4条は削除という条文である。条文をずらすと，ほかの条文や法律にまで影響が及ぶのでこの形で残す。また，第15条の2という条文がある。加

える場合に同趣旨で枝番号とする。第 15 条あるいは第 15 条第 2 項とは別のものである。場合によっては枝番の枝番まである。

③ 最近の看護制度の改正

内容の充実●　1968(昭和 43)年に，男子である看護人・准看護人の名称を看護士・准看護士にするよう法律が改正され，1993(平成 5)年には男子も保健士の名称を用いて保健指導の業務を行うことができるよう門戸が広がった。2001(平成 13)年には免許の欠格事由が大幅に改正され，障害があっても本人の業務遂行能力に応じて資格が取得できることになった。また，素行不良の者は看護師になれないという表現を削ったほか，助産婦に加えて保健婦・看護婦・准看護婦にも守秘義務が法定された。

師への名称変更●　2001(平成 13)年 12 月の法律改正において，男女共同参画推進のため看護職の名称を**保健師・助産師・看護師・准看護師**とし法律の題名も改めた。

医療安全●　2006(平成 18)年 6 月には，医療制度の大改革の一環として，医療安全を推進するため，①新たな保健師・助産師免許の取得にあたっては**看護師国家試験にも合格することを条件**とすること，②助産師・看護師・准看護師も名称独占とすること，③免許停止などの行政処分を受けた看護職については医療への安心と信頼を確保する観点から処分類型の厳格化・再教育の義務化などを行うこと，④医療法を改正し，助産所において嘱託医師を産科の医師とし，嘱託医師では十分に対応できない場合の後方支援として連携医療機関を確保すること，⑤医療法施行規則で病院について**看護記録を 2 年間保管**することとされた。

資質の向上●　2009(平成 21)年 7 月には，少子高齢化を迎えて必要とされる看護師等の資質の向上をはかるため，看護学教育の柱の最初に**大学**を明文化し，保健師・助産師の教育を実態に合わせて 1 年に延長し，卒業後も**臨床研修**に努めることを内容とする改正が行われた。

特定行為の研修●　2014(平成 26)年 6 月には，**地域における医療及び介護の総合的な確保を推進するための関係法律の整備等に関する法律**により，看護師に対する特定行為の研修制度が新設され，2015(平成 27)年 10 月から施行されている。

准看護師試験の●
民間委託　地域の自主性・自立性を高める改革推進法により，2019(令和元)年度から都道府県知事は准看護師試験の実施を民間団体に委託できるようになった。

刑法改正●　2022(令和 4)年の刑法改正で懲役が拘禁刑となった。

B 看護師等の人材確保の促進に関する法律
（平成 4 年法律第 86 号）

看護職独自の●
法律

　高齢化の進展，保健医療環境の変化などにより，増大する看護需要に対処するため処遇や研修など人材確保のために講ずべき**基本指針の策定**，国民の看護への理解の推進，**ナースセンターの設置**などを内容とする法律である。

1 看護師等の人材確保の促進

基本指針の●
策定等

　厚生労働大臣・文部科学大臣は，看護師等の就業の動向・養成・処遇の改善・研修等の資質の向上・就業促進など人材確保促進のための基本指針を策定し，国，地方公共団体，病院等の開設者等，看護師等と国民は，それぞれの立場に従って看護師等の確保の促進などに努めなければならないとされ，その努めるべき事項が示されている。このため，1992（平成4）年に文部省・厚生省・労働省の共同告示第1号として，**看護師等の確保を促進するための措置に関する基本的な指針**がつくられ，2023（令和5）年に改正された。

国の責務●
　国は人材確保の促進に必要な財政上や金融上の措置を講ずること，病院の健全経営について配慮すること，看護に対する国民の理解を深め，看護に親しむ活動への国民の参加を促すことに努める。

地方公共団体の●
責務
　地方公共団体は看護に対する住民の理解を深めるとともに，人材確保促進に必要な措置を講ずるよう努める。

病院等の●
開設者等の責務
　病院等の開設者等は，看護師の処遇改善，研修の実施，研修機会確保の配慮に努め，看護に親しむ活動への国民の参加を促すために必要な協力をする。就職していない看護職はナースセンターに届け出るよう努める。

看護師等の責務●
　看護師等は，保健医療の重要な担い手であることを自覚し，能力の開発と向上をはかり，これを自信と誇りをもって看護業務に発揮するよう努める。

国民の責務●
　国民は看護従事者への感謝の念をもつよう心がけ，看護に親しむ活動に参加するよう努める。

就業協力員と●
確保推進者
　都道府県は，看護師等の確保対策や看護に対する住民の理解を深める対策への協力などを行わせるため，**看護師等就業協力員**を委嘱し，看護師等の確保に関する施策・看護に対する住民の関心と理解の増進に関する施策への協力などの活動を行う。

　看護師等の数が医療法で定める基準を著しく下まわる病院の開設者は，医師・看護師等のなかから**看護師等確保推進者**をおき，看護師等の配置や業務改善計画の策定，確保に関する事項を処理させなくてはならない。

2 ナースセンター

職業紹介など●
　都道府県知事は，看護師等について，無料の職業紹介事業を行うほか，看

護師等の確保のための調査，研修，情報の提供，相談，啓発活動などの業務を行う一般社団法人または一般財団法人を，都道府県ごとに 1 個に限り**都道府県ナースセンター**として指定することができる。これには，各都道府県看護協会があたっている。

　　厚生労働大臣は，都道府県ナースセンターの健全な発展をはかるため，都道府県ナースセンターの業務に関して啓発活動，連絡調整，指導，情報・資料の収集・提供などを行うほか，看護師等の確保をはかるために必要な業務を行う一般社団法人または一般財団法人を，全国に 1 個に限り**中央ナースセンター**として指定することができる。これには，一般社団法人のなかでもさらに公益性が高い公益社団法人日本看護協会があたっている。

**離職等の届出 ●
の努力**　　看護師等は，病院を離職した場合などに都道府県ナースセンターに届け出るよう努めなければならない。いわゆる**努力義務**である。

- 保健師助産師看護師法は，保健師・助産師・看護師・准看護師の資格・業務などについて規定している。
- 准看護師は，医師や看護師の指示を受けて，傷病者や褥婦に対して療養上の世話と診療の補助をする。
- 准看護師は，名称独占であり，業務独占である。
- 助産録は 5 年間保存しなければならない。
- 看護職が医療過誤をおこした場合，民事上・刑事上・行政上の法的責任が問われる。

復習問題

❶ 次の文章の空欄にあてはまる看護職を枠内から選びなさい。

| 保健師・助産師・看護師・准看護師 |

▶業務独占でないのは〔①　　　　　〕である。
▶都道府県知事の免許を受けるのは〔②　　　　　〕である。
▶男性がなれないのは〔③　　　　　〕である。
▶特定行為研修の対象者は〔④　　　　　〕である。

❷ 次の文章の空欄を埋めなさい。

▶業務従事者届は，〔①　　　〕年ごとに就業地の都道府県知事に届け出る。
▶准看護師は免許取得後に〔②　　　　〕研修を受けるよう努めなければならない。
▶准看護師が業務を行うにあたっては，医師・〔③　　　　　〕・看護師の指示を受けなければならない。
▶准看護師の免許は〔④　　　〕された都道府県をこえて通用する。
▶助産師が行う〔⑤　　　　〕は，医師の指示があっても准看護師には行えない。

第

3

章

医事法

A 医師法・医療法

1 医師法（昭和 23 年法律第 201 号），歯科医師法（昭和 23 年法律第 202 号）

医療と保健指導●　医師は医療と保健指導を，歯科医師は歯科医療と保健指導を担当することによって，公衆衛生の向上と増進に寄与し，国民の健康生活を確保することを任務とする。医師法と歯科医師法は構成が似ているので一緒に記述する。

1 免許・試験・研修

免許●　医師または歯科医師免許は，大学で 6 年以上医学・歯学を学んで卒業し，医師・歯科医師国家試験に合格した者に対し，厚生労働大臣から与えられる。ただし，**絶対的欠格事由**があり，未成年者には免許は与えられない。2019（令和元）年までは成年被後見人[1]・被保佐人[2]も含まれていたが，法律が改正され，削除された。

相対的欠格事由として，心身の障害により業務を適正に行うことができない者（心身の障害については厚生労働省令で規定），麻薬・大麻[3]・あへんの中毒者，罰金以上の刑に処せられた者，医事に関し犯罪または不正の行為のあった者については，その程度によって免許が与えられないことがある。

外国の医学校・歯学校卒業生や外国の医師・歯科医師免許所有者については，厚生労働大臣の認定により，各国家試験受験の道が開かれている。

免許は厚生労働省に備えてある医籍・歯科医籍に登録することによって行われる。登録されたときには免許証が交付される。

1）成年被後見人：精神上の障害により物事の道理を判断する**能力を欠く常況**にある者として，一定の者の請求により家庭裁判所から後見開始の審判を受けた者。
2）被保佐人：精神上の障害により**物事の道理を判断する能力**が著しく不十分な者として，一定の者の請求により家庭裁判所から保佐開始の審判を受けた者。
3）麻薬・向精神薬取締法により，大麻は麻薬の 1 つとなった。

研修● 　医師については，免許取得後 2 年以上，医科の大学病院または都道府県知事が指定する病院において**臨床研修**を行うことが義務づけられている。臨床研修は 2004（平成 16）年度から必修化され，外科・内科・産婦人科・精神科・地域保健など主要な診療科について研修することになっている。必修化以前に免許を受けた者は研修を修了したとみなされている。

　また，医師は専門医として認められるためには**専門研修**を受ける。

　歯科医師については，2006（平成 18）年度から免許取得後 1 年以上の**臨床研修**が必修化されている。

② 業務

業務独占・● 　医業・歯科医業は，医師・歯科医師でなければ，その業務をすることができない業務独占であり，医師・歯科医師またはこれとまぎらわしい名称を使うことができない名称独占である。業務独占の例外として，共用試験合格医学生の実習行為，助産師の内診などがある。なお，歯科医師は，新型インフルエンザ等対策特別措置法により，厚生労働大臣と都道府県知事から関係者確保が困難時に要請されれば，検体採取とワクチン注射行為ができる。
名称独占

医学生の● 　実習に出るための共用試験に合格した医学生は，大学の臨床実習で医師の指導監督のもとで医師として具有すべき知識・技能の習得のために医業の一部を行うことができる。歯科医学生も以下同様である。
臨床実習特例

医師・歯科医師● 　医業・歯科医業を行うにあたっては，次の義務が課せられている。
の義務

　①診療義務　診療に従事する医師・歯科医師は，診察や治療の求めがあった場合には，正当な理由がなければ，こばんではならない。応招義務[1]ともいう。働き方改革のなかでゆるめられている。

　②証明文書に関する義務　診察をした医師・歯科医師が診断書の交付を求められたとき，また，検案[2]を行った医師や出産に立ち会った医師が検案書・出生証明書・死産証書の交付を求められたときは，正当な理由がなければこばんではならない。診断書とは通常の診断書・死亡診断書をいい，検案書とは死体検案書・死胎検案書をいう。

　③無診察治療等の禁止　医師・歯科医師は，みずから診察しないで治療や診断書・処方箋の交付を行ってはならない。みずから出産に立ち会っていない，検案をしていない医師は，出生証明書・死産証書・検案書を交付してはならない。ただし，診療中の患者が受診後 24 時間以内に死亡した場合には，あらためて診察を行わなくとも死亡診断書を交付して差しつかえない。

　④刑事上の協力義務　医師が死体・妊娠 4 か月以上の死産児を検案して異

1）厚生労働省はかつて応召を使っていたが，最近は応招を使う。
2）検案：医師が自分で診療していなかった者の死体を調べ，死亡の事実を医学的に確認することをいう。

状を認めたときは，24 時間以内に所轄警察署に届け出なければならない。

⑤処方箋の交付義務　医師・歯科医師が患者に薬剤を調剤して投与する必要があると認めた場合には，処方箋を交付しなければならない。ただし，次の場合などは，処方箋を交付しなくてもよい。

①患者側が処方箋は必要でないと申し出た場合，②処方箋を交付することがかえって患者に不安を与え治療を困難にするおそれがある場合，③短時間ごとにおこる症状の変化に応じて薬剤をかえる場合，④診断・治療方法が決定していない場合，⑤覚醒剤を与える場合。

なお，患者または看護にあたっている者により，とくにその医師・歯科医師から直接薬剤をほしいという申し出があった場合は，医師・歯科医師はみずから作成した処方箋に基づいて，みずから調剤することを薬剤師法で認められている。

⑥保健指導の義務　医師・歯科医師が診療したときは，本人または保護者に対し，療養の方法など保健向上に必要な事項を指導しなければならない。

⑦診療録の記載・保存の義務　医師・歯科医師は，診療後なるべく早く診療に関する事項を診療録（カルテ）に記載しなければならない。診療録は，病院・診療所に勤務する医師・歯科医師が行った診療についてはその管理者が，その他の医師・歯科医師の診療に関するものはその医師・歯科医師が **5 年間保存**しなければならない。

⑧届出義務　医師・歯科医師は，准看護師等と異なり就業しているといないとにかかわらず，隔年ごとの 12 月 31 日現在の氏名・住所・業務の種別などを厚生労働大臣に届け出なければならない。

⑨業務上の秘密をまもる義務　医師・歯科医師は，正当な理由がないのに業務上取り扱い知りえた人の秘密をもらしてはならない。これは医師法等には規定されていないが，助産師の場合と同様に**刑法**によって拘禁刑・罰金刑に処せられることが規定されている。共用試験合格者には同様の内容が医師法に規定されている。ただし，道路交通法では，医師は診察を受けた者が重度の精神病，認知症，薬物中毒など自動車の運転に支障を及ぼす状態にあるときは，診察結果を公安委員会に届け出ることができる。

2 医療法（昭和 23 年法律第 205 号）

歴史●　1948（昭和 23）年，戦時色の濃い国民医療法が廃止され，医師法・歯科医師法・保健婦助産婦看護婦法と同時期に新しく制定された法律。当初は医療施設に関する法であった。その後の時代の変化に対応した数次の改正により，医療施設の規制だけでなく，医療の目的や理念などを盛り込んだ医療の基本的な法となった。

患者の利益の● 　医療法は，患者が医療に関して適切な選択ができるよう支援するとともに，
　　　　保護 **患者の利益**を保護し，**良質な医療提供体制**を確保することを目的としており，医療の安全を確保するのに必要な事項，医療機関の適切な整備とその管理・運営，医療機関相互の機能分担・業務連携を進めるために必要な事項，医療法人制度などを規定している。

1 医療提供の理念

生命の尊重と● 　医療は，生命の尊重と個人の尊厳の保持を旨とし，医師や看護師など医療
　個人の尊厳 の担い手と患者の信頼関係に基づいて行われなければならない。内容は，治療・疾病予防・リハビリテーションを含む良質で適切なものでなければならない。また，国民みずからの健康の保持のための努力をもとに，医療施設や家庭においても効率的に提供されなければならない。

適切な説明と● 　医師，歯科医師，薬剤師，**看護師**など医療の担い手は，医療提供の理念に
　患者の理解 基づき，医療を受ける者に対し，良質かつ適切な医療を行うよう努めなければならない。医療を提供するにあたっては，適切な説明を行い，医療を受ける者の理解を得るよう努めなければならない。

　　　国民● 　国民は，医療提供施設それぞれの機能の分担と業務の連携の重要性について理解を深め，その機能に応じ医療に関する選択を適切に行い医療を適切に受けるように努めなければならない。

2 医療施設

　　　定義● 　医療法では，**医療提供施設**という用語を用い，病院，診療所，介護老人保健施設，介護医療院，調剤薬局その他を定義している。介護老人保健施設・介護医療院・調剤薬局は，ほかの法律で内容を規定している。なお，**医療機関**という用語は医療法では公的医療機関の病院と診療所をさすときに出てくる。一般的に狭義の医療機関は病院と診療所をさすことが多いが，広くは加えて，薬局，訪問看護事業所，助産所まで含むこともある。いずれの施設も名称使用の規制がある。

　①**病院**　医師・歯科医師が医業や歯科医業を行う場所で，**20人以上の患者**を入院させるための施設のあるもの。病院は，傷病者が科学的で適正な診療を受けることができる便宜を与えることをおもな目的として組織され，運営されるものでなければならない。

　一般病院[1]のうち一定の機能を有する病院として，**地域医療支援病院・特定機能病院・臨床研究中核病院**がある（◯表3-1）。これらの病院は人員配置基準や構造設備基準などで，通常の病院より高い要件を満たして承認を受けたものであり，名称の独占が認められている。

1）一般病院とは，一般病床だけか，ほかの種別の病床を一部含む病院。

◯ 表 3-1　地域医療支援病院・特定機能病院・臨床研究中核病院

分類	規定
地域医療支援病院	国公立・公的団体の病院のうち **200 人以上**の患者が入院できる施設があり，次の要件に該当するなど**都道府県知事**の承認を得た病院。 ○地域医療確保の支援のため，他の病院・診療所からの紹介患者に医療を提供。 ○建物，設備，器械・器具を当該病院以外の医師等の診療・研究・研修に利用させる体制を整備。 ○かかりつけ医機能[1)]の確保，地域医療従事者の資質の向上のための研修を行わせる能力。 ○救急医療の提供能力。
特定機能病院 （医学部附属病院本院や多くの国立高度専門医療研究センター）	**400 人以上**の患者が入院できる施設があり，次の要件に該当するなど**厚生労働大臣**の承認を得た病院。 ○診療科名中に，基本的に診療科として内科・精神科・小児科・外科・整形外科・脳神経外科・皮膚科・泌尿器科・産婦人科・産科・婦人科・眼科・耳鼻咽喉科・放射線科・救急科・歯科を含むこと。 ○通常の基準以上の医療従事者と施設，高度の医療提供能力，高度の医療技術の開発・評価能力，高度の医療に関する研修能力を有すること。 ○管理運営業務が適切に遂行されるよう，管理者の権限の明確化，医療安全の監査委員会の設置，管理者業務が法令に適合すること。
臨床研究中核病院（国立がん研究センター病院や一部の医学部附属病院本院）	**400 人以上**の患者が入院できる施設があり，臨床研究の実施の中核的な役割を担うことに関する次の要件に該当するなど**厚生労働大臣**の承認を得た病院。 ○臨床研究に携わる医師，看護師等の従事者，臨床研修に関する諸記録を備えなければならないこと。 ○特定臨床研究に関する研究の立案・実施，他の機関を主導して特定臨床研修の共同実施などの役割をもつこと。

1)身近な地域で日常的な医療の提供や健康管理に関する相談等を行う機能。
＊臨床研究中核病院は特定機能病院と重複することがある。
＊地域医療支援病院と特定機能病院は，感染症蔓延時の都道府県との協定に従わないときに承認を取り消されることがある。

②**診療所**　医師・歯科医師が医業や歯科医業を行う場所で，患者を入院させる施設がないか **19 人以下**の患者を入院させる施設があるもの。

③**助産所**　助産師が業務を行う場所で，妊婦，産婦または 褥 婦を入所させないもの，もしくは **9 人以下**を入所させる施設があるもの。

④**介護老人保健施設**　要介護者に心身の機能の維持・回復のため看護・介護・機能訓練などの必要な医療と日常生活上の世話を行う施設。次の介護医療院とともに介護保険法に規定されている。

⑤**介護医療院**　長期にわたる療養が必要な要介護者に療養上の管理・看護・介護・機能訓練などの医療と日常生活上の世話を行う施設。

病床の種別●　病院の病床（患者を入院させるベッド）は，患者の疾患や入院の目的により，**精神病床**，**感染症病床**，**結核病床**，**療養病床**，**一般病床**に分けられ，種別ごとに施設の構造設備基準や人員配置基準などが定められている（◯**表 3-2**）。

③ 医療機関の開設等の規制と管理者

病院の開設●　病院を開設しようとするときは，都道府県知事の許可を受けなければならない。また，病床数・病床の種別を変更しようとするときも，都道府県知事

○表 3-2 病床の種別

種別	目的
精神病床	精神疾患を有する者を入院させるためのもの。
感染症病床	感染症の予防及び感染症の患者に対する医療に関する法律(○203ページ)に規定する一類感染症,二類感染症,新型インフルエンザ等感染症,新感染症,指定感染症の患者を入院させるためのもの。
結核病床	結核の患者を入院させるためのもの。
療養病床	精神病床,感染症病床,結核病床以外で,主として長期にわたり療養を必要とする患者を入院させるためのもの。
一般病床	上記以外のもの。

の許可を受けなければならない。ただし,病床数を減少させる場合は許可を要せず,届け出るだけでよい。

診療所の開設● 入院施設をもたない診療所を医師・歯科医師[1]が開設する場合は許可を必要としないが,開設後10日以内に都道府県知事に届け出なければならない。医師・歯科医師以外の者が開設者の場合・入院施設を有する診療所の場合は,事前に都道府県知事の許可が必要である。また,新たに病床を設ける場合も事前の許可が必要である。

助産所の開設● 助産所の開設は,助産師が開設する場合は許可を必要としないが,開設後10日以内に都道府県知事に届け出なければならない。助産師以外の者が開設する場合は事前に都道府県知事の許可が必要である。

許可の基準● 都道府県知事は,病院の開設の許可・病床数の増加・病床種別の変更について,医療計画における当該地域の基準病床数に達しているか,それをこえる場合には,許可を与えないことがある。また,病院・診療所・助産所の開設の許可は,営利を目的とする者に対しては与えられないのが原則である。

開設者と管理者● 病院・診療所・助産所の開設者は,必ずしも医師・歯科医師・助産師でなく,地方公共団体や医療法人などでもよい。しかし管理者は,病院・診療所の場合は臨床研修修了医師(歯科医業の場合は臨床研修修了歯科医師),助産所の場合は助産師でなければならない。

管理者は従事者を監督し,それぞれの業務が十分に行えるよう配慮しなければならない。また,病室(入所室)の定員をまもること,病室でない場所に患者を入院させないこと,病床の種別をまもること,院内感染を防ぐことなどを遵守しなければならない。病院の管理者はそのほか,医師を宿直させること,毎月,患者などに関する事項を記載した病院報告を保健所長に提出することなどの責務が課せられている。

知事と市長等●
との役割分担 医療機関に関しては都道府県知事が基本的な権限をもつので本文では都道府県知事と書いている。ただし,地方自治体間の権限委譲が進んでおり,地

1)医師・歯科医師は,臨床研修等修了者(みなされる者を含む)に限られる。

方自治法第 252 条の 19 第 1 項に基づく同法施行令第 174 条の 35 の規定により，**病院**の開設許可は，**都道府県知事・政令指定都市の市長**が権限をもつ。**診療所**の開設許可・臨床研修を終えた医師・歯科医師が開設する場合の届出・助産師が**助産所**を開設する届出は，**都道府県知事・政令指定都市の市長・東京 23 特別区長・保健所設置市の市長**が権限をもつ。読むときには読みかえていただきたい。

④ 病院等の人員・構造設備の基準

■1 人員の基準

病院は，病床の種別に応じ，厚生労働省令・都道府県の条例で定める員数の医師，歯科医師，薬剤師，**看護師**などの従事者をおかなければならない。

医療法施行規則には，特定機能病院・臨床研究中核病院とそれ以外の病院に分けて，病院におくべき人員の配置基準が，病床の種別に応じて具体的に規定されている。ここでは，医療関係者のうち看護師・准看護師の員数の標準を中心に説明する。医療施設を開設する標準であり，健康保険法による診療報酬を算定する場合の人員基準とは異なる。

大部分の病院● 入院患者(入院している新生児を含む)に対する看護師・准看護師の数を以下の基準で算定した合計数にする(端数^{はすう}は 1 人とする)。

①一般病床・感染症病床：患者 3 人に 1 人
②一部(大学附属病院および内科，外科，産婦人科，眼科，耳鼻咽喉科を有する 100 床以上の病院)の精神病床：患者 3 人に 1 人
③結核病床：患者 4 人に 1 人
④精神病床：患者 4 人に 1 人(②以外のもの)
⑤療養病床：患者 4 人に 1 人

外来患者については，患者 30 人に 1 人の看護師・准看護師をおく。なお，医師は病院では最小限 3 人以上であり，入院患者 16 人に 1 人以上の配置とすることを基本にし，病院の機能によって異なる。

特定機能病院● 特定機能病院では，医師・歯科医師・薬剤師・看護師・准看護師の員数について，それ以外の病院より多い員数の標準が設定されている。看護師・准看護師の員数は，入院患者 2 人に 1 人，外来患者 30 人に 1 人として算定した数の合計数以上が標準である。

臨床研究中核● 臨床研究中核病院は，特定機能病院よりもさらに臨床研究機能を強化する
病院 病院であるので，臨床研究支援・管理に 10 人以上の看護師，5 人以上の医師・歯科医師を配置するなど特定機能病院よりも人員配置が手厚い。

診療科等による● 産婦人科・産科は，看護師のうち適当数を助産師とするものとしている。
要件 また，歯科は，看護師のうち適当数を歯科衛生士とすることができる。

　　なお，療養病床では入院患者 4 人に 1 人の看護補助者をおくものとし，療養病床を有する病院では，実情に応じて適当数の理学療法士・作業療法士をおくこととされている。

療養病床を●
有する診療所　　療養病床を有する診療所は，入院患者 4 人に 1 人の看護師・准看護師，入院患者 4 人に 1 人の看護補助者をおくこととされている[1]。

２ 構造設備の基準

　　病院・診療所・助産所は，衛生・防火・保安の点で安全と認められる構造設備をもたなければならない。たとえば病室の床面積は，病院・療養病床にあっては患者 1 人につき 6.4 m^2 以上，それ以外では個室で 6.3 m^2 以上，多床室で患者 1 人につき 4.3 m^2，病院廊下の幅は 1.8 m 以上などの多様な内容の規定がある。療養病床など長期入院型は広めに規定されている。

病院の法定施設●　　病院については，必要な施設として，①各科専門の診察室，②手術室，③処置室，④臨床検査施設，⑤エックス線装置，⑥調剤所，⑦消毒施設，⑧給食施設，⑨洗濯施設，⑩分娩室・新生児の入浴施設（産婦人科または産科のある病院のみ）を備えていなければならない。療養病床を有する病院ではさらに①機能訓練室，②談話室，③食堂，④浴室を備えなければならない。

地域医療支援●
病院等　　地域医療支援病院では，以上に加え，①集中治療室，②化学・細菌および病理の検査施設，③病理解剖室，④研究室，⑤講義室，⑥図書室，⑦医薬品情報管理室（医薬品に関する情報の収集・分類・評価・提供を行うための室），⑧救急用の患者輸送用自動車を備えなければならない。特定機能病院では地域医療支援病院の法定施設（⑧は除く）を備えるほか，無菌状態が維持された病室を，臨床研究中核病院では検査の正確性が確保された臨床検査室を備えなければならない。

助産所の●
構造設備　　換気や清潔など衛生面で遺憾（いかん）のないように省令で決められている。入所室は地階・3 階以上には設けてはならないが，耐火構造であれば 3 階以上でもよい。入所室面積は 2 母子以上を入所させる場合は 1 母子につき 4.3 m^2 以上とする。入所室を有する場合は 9 m^2 以上の分娩室を設けなければならないが，分娩を取り扱わない場合は必要がない。

⑤ 診療に関する諸記録の保存

2 年間保存●　　病院は，診療に関する諸記録を備え，**2 年間保存**しておかなければならない。診療に関する諸記録とは，病院日誌，各科診療日誌，処方箋（せん），手術記録，**看護記録**，検査所見記録，エックス線写真，入院患者・外来患者の数を明らかにする帳簿，入院診療計画書である。ただし医師の記載する**診療録（カルテ）**は医師法により **5 年**である。地域医療支援病院・特定機能病院・臨床研究中核病院では，さらに病院の管理・運営に関する諸記録も加わる。

1）2024（令和 6）年 3 月末までは緩和措置で 6 人に 1 人となる場合がある。

⑥ 医療提供体制の確保

基本方針●　厚生労働大臣は，良質で適切な医療を提供する体制を確保するため，**医療提供体制の確保に関する基本方針**を定める。

医療計画●　都道府県は，基本方針や地方の実情に応じ，医療提供体制の確保をはかるための**医療計画**を定める。**がん・脳卒中・急性心筋梗塞・糖尿病**[1]**・精神疾患の5疾病**治療予防事業，**救急・災害・重大な感染症・へき地・周産期・小児の6事業**[2]について各医療の確保，看護師や医師など医療従事者の確保，かかりつけ医機能，災害・感染症医療従事者の確保，医療連携，居宅医療，複数市町村単位の二次・都道府県単位の三次医療圏[3]の設定，基準病床数[4]，医療安全などを内容とし，医療法で策定手続きや達成のための方策を定めるもの。地域医療計画や保健医療計画ということもある。

病床機能報告●
制度　病床機能の分担・連携のために，一般病床・療養病床をもつ病院・診療所の管理者は，基準日の病床の機能・一定期間後の病床の機能の予定・入院患者の医療の内容などの情報を都道府県知事に報告しなければならない。

地域医療構想●　都道府県は，医療計画において二次医療圏を単位に病床の機能の区分ごとの将来の病床数などの医療提供体制に関する構想・その達成のための病床の機能分化・連携の推進に関する事項を定める。

　　　地域医療構想を実現するために，都道府県知事は病院開設等許可に際して，必要量に達していない病床機能を提供するように条件を付することなどができ，達しているときは病床機能を変更しないことなどを要請することができる。公的医療機関に対しては命令することができる。必要量を確保するため開設者などに要請し，公的医療機関には指示するほか，業務を行っていない病床の削減を要請・勧告・公表することができる。

救急医療●　消防法（昭和23年法律第186号）に基づく**救急病院等を定める省令**（昭和39年厚生省令第8号）により，厚生労働省が休日夜間急患センターなどの初期，病院群輪番病院などの第2次，救命救急センターなどの第3次の各医療体制を整備している。

⑦ 安全な医療を提供するためのしくみ

広告の規制●　医療を受ける国民に対して正確で適切な情報を提供することは，国民が医

1）糖尿病の用語をダイアベティスに変更する動きがある。英語の diabetes に由来する。
2）6事業となるのは2024年度からであり，2023年度までは5事業である。
3）医療圏：病床の数など医療の提供体制を確保するうえで基準とする地域的単位。複数の市区町村からなる二次医療圏（特殊な医療を除く一般的な医療サービスを提供する），都道府県全域である三次医療圏（高度な技術を提供する特殊な医療を行う）は医療法の規定により都道府県が設定する。
4）基準病床数：医療圏ごとに設定される。病床の整備目標であるが，増加を抑制する規制の意味ももつ。

療機関・医療内容を選択するうえで重要なことである。しかし，医師・歯科医師・助産師の業務または病院・診療所・助産所についての広告を自由にできることとすると，生命・身体にかかわることだけに，虚偽・誇大な広告がなされ国民に多くの迷惑をかけるおそれがある。そのため，**標榜科目**や**広告事項**を定めるほか，ほかと比較して優良である旨の広告など，インターネットを含めた広告の内容・方法が規制されている。

医療の安全の確保●　医療の安全を確保するため，病院等の管理者は，指針を定めるなど医療の安全管理のための体制を確保しなければならない。院内感染防止，医薬品安全管理，医療機器の保守点検・安全使用の方策を実施することとされている。

事故発生時●　病院等の管理者は，医療事故が発生した場合に医療事故調査・支援センター[1]に報告し，調査を行い，結果をセンターに報告するとともに遺族に説明しなければならない。センターは事故発生病院の管理者と遺族から依頼があれば必要な調査を行い，結果を管理者と遺族に報告しなければならない。

報告対象事故●　勤務する医療従事者が提供した医療に起因し，またはその疑いがある死亡・死産であって，管理者がその死亡・死産を予期しなかったもの。

医療法人●　病院・診療所の開設者には，自然人のほか法人もなることができる。医療法は，医療機関を設置するための法人として**医療法人**という制度を設けている。とくに公益性が高いものは**社会医療法人**と称する。

医師の働き方改革●　働き方改革における医師の勤務時間については，本来は労働基準法が適用されるべきである。しかし，医師の業務に鑑み，同法附則第 141 条で勤務医については当分の間除外すると定めている。このため，長時間労働の是正のため暫定的な措置が必要である。医療法の本則に規定すべき重要な内容であるが，暫定的措置であるから附則において，厚生労働大臣の指針による勤務環境の改善策，評価，医療機関の類型ごとの働き方などを定めている。

B　医療関係資格法

いままで述べた以外の医療職の資格法を学ぶ。栄養士・精神保健福祉士・社会福祉士・介護福祉士などは次の C 項(➡184 ページ)で紹介する。

1　薬剤師法（昭和 35 年法律第 146 号）

薬剤師●　調剤・医薬品などの薬事衛生をつかさどることによって，公衆衛生の向上・増進に寄与し，国民の健康な生活を確保することを任務とする者。

免許●　大学で 6 年以上の薬学の課程を修め，厚生労働大臣が行う薬剤師国家試験に合格した者に与えられる。免許の絶対的欠格事由・相対的欠格事由・免許

---

1 ）一般社団法人日本医療安全調査機構が厚生労働大臣からセンターとして指定されている。

の取消し・業務の停止・再免許などは，医師の場合とほぼ同様である。

業務独占・ ● 薬剤師でない者は，販売・授与の目的で**調剤**してはならない。ただし，医
名称独占 師・歯科医師は一定の場合に限って自己の処方箋で調剤できる。獣医師も自
己の処方箋で調剤できる。

薬剤師でなければ，薬剤師・まぎらわしい名称を用いてはならない。

業務・義務 ● 業務に関して次の義務が課せられている。

①**調剤の求めに応ずる義務** 調剤に従事する薬剤師は，調剤の求めがあっ
た場合には，正当な理由がなければこばんではならない。

②**調剤の場所の制限** 薬剤師は，薬局・病院・診療所・飼育動物診療施設
の調剤所以外で調剤してはならない。

③**処方箋による調剤** 薬剤師は，医師・歯科医師・獣医師の処方箋によら
なければ，販売・授与の目的で調剤してはならない。処方箋に記載された医
薬品については，その処方箋を交付した医師・歯科医師・獣医師の同意を得
ないで変更して調剤してはならない。

④**処方箋中の疑義** 薬剤師は，処方箋に疑義があるときは，処方箋を交付
した医師・歯科医師・獣医師に確かめたあとでなければ調剤してはならない。

⑤**薬剤の用法などの表示** 調剤した薬剤の容器・被包には，患者の氏名，
用法・用量・調剤年月日，薬剤師の氏名，薬局・病院・診療所・飼育動物診
療施設の名称・所在地を記載しなければならない。

⑥**情報の提供等** 調剤したときは，患者または看護を行う者に対し，薬剤
の適正な使用のために必要な情報を提供しなければならない。そのほか，患
者の薬剤使用状況の把握や服薬指導，医師への服薬情報提供などを行う。

⑦**処方箋に関する義務** 調剤したときは，処方箋に調剤済みであること・
調剤年月日などの一定の事項を記入し，記名押印または署名しなければなら
ない。また，薬局の開設者は，調剤済みとなった処方箋を **3年間保存**して
おかなければならない。

2 診療放射線技師法（昭和26年法律第226号）

診療放射線技師 ● 厚生労働大臣の免許を受け，医師または歯科医師の指示のもとに，①アル
ファ線・ベータ線，②ガンマ線，③100万電子ボルト以上のエネルギーを有
する電子線，④エックス線，などの放射線を人体に照射することを業とする
者。診療の補助として，磁気共鳴診断装置，超音波診断装置，眼底写真撮影
装置を用いた検査，造影剤の血管内投与，下部消化管検査に関しカテーテル
挿入などを行うことができる。名称独占・業務独占である。

なお，新型インフルエンザ等対策特別措置法により，厚生労働大臣と都道
府県知事が医療関係者の確保困難時に，ワクチン注射行為を診療放射線技
師・臨床検査技師・臨床工学技士・救急救命士に要請し，これら職種は保健
師助産師看護師法の規定にかかわらず診療の補助として注射行為を行える。

免許● 　高等学校卒業後，文部科学大臣・都道府県知事の指定した学校・養成所において 3 年以上課程を修め，厚生労働大臣の行う診療放射線技師試験に合格した者に与えられる。

3 臨床検査技師等に関する法律（昭和 33 年法律第 76 号）

臨床検査技師● 　厚生労働大臣の免許を受け，臨床検査技師の名称を用いて，医師・歯科医師の指示のもとに人体から排出され，または採取された検体の検査として厚生労働省令で定める生理学的検査[1]を行うことを業とする者。診療の補助として，採血（検査のための採血であって医師・歯科医師の具体的な指示を受けて行うものに限る）やインフルエンザ検査のための鼻腔拭い液等による検体の摂取などを行うこともできる。

　診療の補助は看護師・准看護師の業務独占であるため，採血や生理学的検査は保健師助産師看護師法の例外である。名称独占である。

免許● 　高等学校卒業後，文部科学大臣・都道府県知事の指定した学校・養成所において 3 年以上課程を修め，厚生労働大臣の行う臨床検査技師国家試験に合格した者に与えられる。2005（平成 17）年の法改正により，かつての衛生検査技師[2]の制度は経過措置を設けて廃止された。

4 理学療法士及び作業療法士法（昭和 40 年法律第 137 号）

理学療法士● 　厚生労働大臣の免許を受け，理学療法士の名称を用いて，医師の指示のもとに，身体に障害のある者に対し，主としてその基本的動作能力の回復をは

Column

なぜ他職種についての規定を学ぶのか

　看護職は業務上，多くの専門職種とかかわる。保健師助産師看護師法の理解に加え，他の職種の業務範囲・内容を知ることは，よりよい職種間の分担・連携と対象者に最適な医療サービスを提供するために不可欠である。加えて，法律を知ることは看護職自身をまもることにもつながる。たとえば，人体への放射線照射は診療放射線技師の業務独占であり，診療補助行為＊だからといって看護職がすべての行為を行えるわけではない。看護職が担える範囲を正しく理解し，患者に最も適切な医療を提供することが重要である。

＊診療補助行為の範囲は，個々に適用される場面・組織などによって解釈が異なることがあり，つねに議論されている。

1 ）省令では次のものが定められている。①心電図検査，②心音図検査，③脳波検査，④筋電図検査，⑤基礎代謝検査，⑥呼吸機能検査，⑦脈波検査，⑧熱画像検査，⑨眼振電図検査，⑩重心動揺計検査，⑪超音波検査，⑫磁気共鳴画像検査，⑬眼底写真検査，⑭毛細血管抵抗検査，⑮経皮的血液ガス分圧検査，⑯聴力検査
2 ）大学で臨床検査に関する所定の単位を修得した者に厚生労働大臣から与えられた資格で，検体検査のうち，診療の補助である採血業務・生理検査を除くものを行うことができる。

かるため治療体操などの運動を行わせたり電気刺激・マッサージ・温熱などの物理的手段を加えることを業とする者。保健師助産師看護師法の規定にかかわらず，診療の補助として理学療法を行うことができる。名称独占である。

免許● 高等学校卒業後，文部科学大臣・都道府県知事の指定した学校・養成所において3年以上課程を修め，厚生労働大臣の行う理学療法士国家試験に合格した者に与えられる。

作業療法士● 厚生労働大臣の免許を受け，作業療法士の名称を用いて，医師の指示のもとに，身体または精神に障害のある者に対し，応用的動作能力あるいは社会的適応能力の回復をはかるため手芸・工作などの作業を行わせることを業とする者。保健師助産師看護師法の規定にかかわらず，診療の補助として作業療法を行うことができる。名称独占である。

免許● 高等学校卒業後，文部科学大臣・都道府県知事の指定した学校・養成所において3年以上課程を修め，厚生労働大臣の行う作業療法士国家試験に合格した者に与えられる。

相互の関係● 理学療法士は文部科学大臣等の指定した学校・養成所において2年以上作業療法に関する教育を受ければ，作業療法士国家試験を受験できる。作業療法士も同様の要件で理学療法士国家試験を受験できる。

5 視能訓練士法（昭和46年法律第64号）

視能訓練士● 厚生労働大臣の免許を受け，視能訓練士の名称を用いて，医師の指示のもとに両眼視機能に障害のある者に対し，両眼視機能の回復のための 矯正訓練・必要な検査・眼科検査を行うことを業とする者。視能訓練士の業務は診療の補助であり保健師助産師看護師法の例外である。名称独占である。

免許● 高等学校卒業後，文部科学大臣・都道府県知事の指定した学校・養成所において3年以上課程を修めた者などで，厚生労働大臣の行う視能訓練士国家試験に合格した者に与えられる。

6 言語聴覚士法（平成9年法律第132号）

言語聴覚士● 厚生労働大臣の免許を受け，言語聴覚士の名称を用いて，音声機能・言語機能，または聴覚障害者に対して機能の維持向上をはかるため言語訓練その他の訓練，必要な検査・助言・指導，その他の援助を行うことを業とする者。診療の補助として，医師の指示を受けて嚥下訓練や人工内耳の調整などを行うことができる。名称独占である。

免許● 高等学校卒業後，文部科学大臣・都道府県知事の指定した学校・養成所において3年以上課程を修めた者などで，厚生労働大臣の行う言語聴覚士国家試験に合格した者に与えられる。

7　臨床工学技士法（昭和 62 年法律第 60 号）

臨床工学技士 ● 厚生労働大臣の免許を受け，臨床工学技士の名称を用いて，医師の指示のもとに，生命維持管理装置の操作・保守点検を行うことを業とする者。生命維持管理装置とは，人の呼吸・循環・代謝の機能の一部を代替し補助することが目的とされている装置をいう。臨床工学技士は，保健師助産師看護師法の規定にかかわらず診療の補助として生命維持管理装置の操作を行うことを業とすることができる。名称独占である。

免許 ● 高等学校卒業後，文部科学大臣・都道府県知事の指定した学校・養成所において 3 年以上課程を修めて厚生労働大臣の行う臨床工学技士国家試験に合格した者に与えられる。

8　義肢装具士法（昭和 62 年法律第 61 号）

義肢装具士 ● 厚生労働大臣の免許を受け，義肢装具士の名称を用いて，医師の指示のもとに，義肢・装具の装着部位の採型，義肢・装具[1]の製作および身体への適合を行うことを業とする者。義肢装具士は，保健師助産師看護師法の規定にかかわらず診療の補助として義肢・装具の装着部位の採型や義肢・装具の身体への適合を行うことを業とすることができる。名称独占である。

免許 ● 高等学校卒業後，文部科学大臣・都道府県知事の指定した学校・養成所において 3 年以上課程を修めて厚生労働大臣の行う義肢装具士国家試験に合格した者に与えられる。

9　救急救命士法（平成 3 年法律第 36 号）

救急救命士 ● 厚生労働大臣の免許を受け，救急救命士の名称を用いて，重度傷病者を病院・診療所に搬送する救急用自動車・船舶・航空機の中と入院するまでの間に，医師の指示のもとに，気道の確保・除細動[2]・輸液など一定の救急救命処置を行うことを業とする者。名称独占である。

業務 ● 救急救命士は，保健師助産師看護師法の規定にかかわらず診療の補助として，救急救命処置を行うことを業とすることができる。救急救命処置を行ったときは，遅滞なく一定の事項を救急救命処置録に記載し，5 年間保存しておかなければならない。

免許 ● 高等学校卒業後，文部科学大臣・都道府県知事の指定した学校養成所で 2

1）義肢とは，上肢または下肢の全部または一部が欠けている部分を補塡し，または失われた機能の一部を代替するための器具器械をいう。また，装具とは，上肢または下肢の全部または一部または体幹の機能に障害のある者に装着して，その機能を回復させ，または低下を抑制し，またはその機能を補完するための器具器械をいう。

2）心房または心室の細動（不整脈の一種）を除去すること。一般的に除細動器を用いた直流通電による電気的除細動をさす。

⇨ 表 3-3　その他の医療職の資格法

歯科衛生士法 (昭和 23 年法律第 204 号)	**定義**　厚生労働大臣の免許を受け，歯科医師の直接の指導のもとに，①歯牙(しが)・歯茎(しけい)の付着物および沈着物を機械的操作によって除去する，②歯牙と口腔に薬物を塗布する，などの歯牙・口腔疾患の予防処置を業とする者。名称独占。 **業務**　歯科衛生士は，保健師助産師看護師法の規定にかかわらず歯科診療の補助を行うことを業とすることができる。また，歯科衛生士の名称を用いて，歯科保健指導を行うことを業とすることができる。 **免許**　高等学校卒業後，文部科学大臣・都道府県知事の指定した学校・養成所(修業年限 3 年以上)を卒業し厚生労働大臣が行う歯科衛生士国家試験に合格した者に与えられる。
歯科技工士法 (昭和 30 年法律第 168 号)	**定義**　厚生労働大臣の免許を受け，歯科技工を業とする者。歯科技工とは，歯科医療の用に供する補綴物(ほてつぶつ)・充填物(じゅうてんぶつ)・矯正装置を作成・修理・加工すること。 **免許**　高等学校卒業後，文部科学大臣・都道府県知事の指定した学校・養成所(修業年限 2 年以上)を卒業した者，歯科医師国家試験・予備試験の受験資格のある者などで，厚生労働大臣が行う歯科技工士国家試験に合格した者に与えられる。
あん摩マッサージ指圧師，はり師，きゅう師等に関する法律 (昭和 22 年法律第 217 号)	**定義**　あん摩マッサージ指圧師，はり師，きゅう師は，厚生労働大臣から各免許を受けて，あん摩・マッサージ・指圧・鍼(はり)・灸(きゅう)を業とする者。名称独占。 **免許**　高等学校卒業後，文部科学大臣の認定した学校・厚生労働大臣・都道府県知事の認定した養成施設において 3 年以上修業し厚生労働大臣が行うそれぞれの国家試験に合格した者に与えられる。 ○あん摩・マッサージ・指圧・鍼・灸以外のいわゆる医業類似行為(電気・光線・刺激・温熱・手技などによるもの)は，原則として業として行うことは禁止されている。
柔道整復師法 (昭和 45 年法律第 19 号)	**定義**　厚生労働大臣から免許を受け，柔道整復を業とする者。名称独占。 **免許**　高等学校卒業後，文部科学大臣の指定した学校・都道府県知事の指定した養成施設において 3 年以上修業し厚生労働大臣が行う柔道整復師国家試験に合格した者に与えられる。

年以上課程を修めて一定の実務経験を有する救急隊員であって所定の期間，救急救命士として必要な知識・技能を修得した者などで，厚生労働大臣の行う救急救命士国家試験に合格した者に与えられる。

◇

以上のほか，医事法分野の資格法として⇨ 表 3-3 がある。

保健福祉関係資格法

栄養士法(昭和 22 年法律第 245 号)

栄養士●　都道府県知事の免許を受け，栄養士の名称を用いて栄養の指導に従事することを業とする者。栄養士でなければ名称を用いて業務を行ってはならない。

免許●　高等学校卒業後，都道府県知事が指定する養成施設において 2 年以上修業した者などに与えられる。

管理栄養士●　厚生労働大臣の免許を受け，管理栄養士の名称を用いて①傷病者に対する療養のために必要な栄養の指導，②個人の身体の状況・栄養状態などに応じ

た高度の専門的知識・技術を要する健康の保持・増進を目的とした栄養の指導，③特定多数の人に対して継続的に食事を提供する施設で特別の配慮を必要とする給食管理・施設に対する栄養改善上に必要な指導などを行うことを業とする者。管理栄養士でなければ名称を用いて業務を行ってはならない。

免許● 　管理栄養士の免許は，修業年限４年の管理栄養士養成施設を卒業した者・一定の要件を満たす栄養士などで厚生労働大臣の行う管理栄養士国家試験に合格した者に与えられる。

　管理栄養士は，傷病者に対する療養のために必要な栄養の指導を行うにあたっては，主治の医師の指導を受けなければならない。また，医療法施行規則により，病床数100以上の病院では栄養士１人，特定機能病院では管理栄養士１人以上をおくことが定められている。

２ 公認心理師法（平成 27 年法律第 68 号）

心理職の● 国家資格 　心理職について，公認心理師の資格を定めて，その業務の適正をはかり，もって国民の心の健康の保持増進に寄与する法律。

公認心理師● 　厚生労働大臣・文部科学大臣の**登録**を受け，公認心理師の名称を用いて，保健医療・福祉・教育などの分野において，心理学に関する専門的知識・技術をもって，心理に関する支援を要する者の心理状態を観察・分析し相談に応じ助言・指導などの援助業務を行う者。名称独占である。

登録● 　大学・大学院で６年間心理学等を学んだあとなどに公認心理師国家試験に合格し登録することを要件とする。

３ 精神保健福祉士法（平成 9 年法律第 131 号）

精神保健福祉士● 　精神保健福祉士登録簿に登録を受け，精神保健福祉士の名称を用いて，精神障害者の保健と福祉に関する専門的知識・技術をもって精神科病院などにおいて医療を受けている者や社会復帰施設を利用する精神障害者の社会復帰・精神保健に関する相談に応じ，助言・指導・訓練などの援助を行うことを業とする者。名称独占である。

登録● 　大学などにおいて文部科学大臣・厚生労働大臣の指定する精神障害者の保健・福祉に関する科目を修めて卒業した者，指定の要件を満たして精神保健福祉士短期養成施設などにおいて６か月以上修業した者などで，厚生労働大臣が行う精神保健福祉士試験に合格した者は，厚生労働省に備えられた精神保健福祉士登録簿に登録することができる。

４ 社会福祉士及び介護福祉士法（昭和 62 年法律第 30 号）

概要● 　社会福祉で活躍する社会福祉士と介護福祉士の資格を定めた法律。いずれも名称独占である。

社会福祉士● 　身体上・精神上の障害や環境上の理由で日常生活を営むのに支障がある人

に対して，専門的知識・技術により福祉に関する相談・助言・指導を行うことを業とする者。大学において必要な科目を修了するなどして社会福祉士国家試験に合格し，厚生労働大臣の**登録**を受けなければならない。

介護福祉士● 身体上・精神上の障害があるため日常生活を営むのに支障がある人に対して，専門的知識・技術により入浴・排泄・食事などの介護や指導と診療の補助の一部である喀痰の吸引などを行うことを業とする者。高等学校卒業後に2年以上の必要な教育を受けた者または3年以上実務経験があり実務者研修を修了した者などが介護福祉士国家試験に合格し，厚生労働大臣の**登録**を受けなければならない。養成施設卒業者の試験には経過的に免除措置がある。

D 医療を支える法

1 臓器の移植に関する法律（平成9年法律第104号）

概要● 移植医療の適正な実施をはかるため，臓器移植についての基本理念，移植に使用される臓器の摘出の要件，臓器売買の禁止など，移植医療に必要な事項を定めた法律。2009（平成21）年7月に一部が改正され，親族への優先提供や15歳未満の者の臓器提供が認められた。

なお，眼球・腎臓の移植については，従来は**角膜及び腎臓の移植に関する法律**があったが，本法律の制定に伴い廃止された。

臓器の摘出の● 要件 医師は，以下に該当する場合には，移植術に使用するため，死体（脳死した者の身体を含む）から臓器（心臓・肺・肝臓・腎臓・膵臓・小腸・眼球）を摘出することができる。

①本人が生前に臓器提供の意思を書面によって表示しており，かつ遺族がこばまないとき，または遺族がいないとき。

②遺族が臓器摘出について書面で承諾したとき（本人が生前に臓器提供の意思がないことを表示している場合は除く）。

脳死した者● 脳幹を含む全脳の機能が不可逆的に停止するにいたったと判定された者。

脳死判定● 脳死判定は，必要な知識と経験のある2人以上の医師の判断が一致することにより行われる。ただし，脳死した者から臓器を摘出したり移植術を担当する医師は脳死判定に加わることはできない。脳死は，臓器移植のためだけに認められる**例外的**なものである。

2 死産の届出に関する規程（昭和21年厚生省令第42号）

概要● この規程は，終戦直後に定められたため形式は省令であるが，内容は法律であり改正も法律によらなければならない。公衆衛生とくに母子保健の向上のため，死産の実情を明らかにする必要な規定をしている。

死産● 　妊娠 4 か月以後における死児の出産。死児とは，出産後において心臓拍動，随意筋の運動，呼吸のいずれをも認めないものをいう。

届出の期間● 　医師または助産師の死産証書・死胎検案書を添えて，**死産後 7 日以内に**市町村長（東京都と一定の大都市では区長）に届け出なければならない。

死産届書● 　届出は，父母の氏名，父母の婚姻直前の本籍（外国人の場合は国籍），死産児の性別，嫡出（ちゃくしゅつ）であるかないか，死産の年月日時分・場所などを記載した死産届書によって行う。

③ 医療の基盤整備に関する法

1 地域における医療及び介護の総合的な確保の促進に関する法律（平成元年法律第 64 号）

目的● 　地域における創意工夫をいかし効率的かつ質の高い医療提供体制と地域包括ケアシステムを構築し医療と介護の総合的な確保を促進すること。

総合確保方針● 　厚生労働大臣が定める医療法の基本方針と介護保険法の基本指針の基本となる事項，公正性と透明性の確保，基金で実施する都道府県事業の基本的な事項等を内容とする。

都道府県計画・● 市町村計画 　総合確保方針に即し地域の実情に応じ，都道府県・市町村が地域医療構想の達成に向け作成する計画。医療機関・介護施設の施設・設備の整備，居宅等における医療の提供，医療従事者・介護従事者の確保などを内容とする。

基金● 　都道府県計画に掲載された事業の経費のために，国が 3 分の 2 を負担する基金。財源は消費税増税分をあてる。

地域包括ケア● システム 　地域の実情に応じて，高齢者が可能な限り住み慣れた地域で能力に応じ自立した日常生活を営むことができるよう，医療・介護・介護予防・住まいおよび自立した日常生活の支援が包括的に確立される体制。

2 独立行政法人国立病院機構法（平成 14 年法律第 191 号）等

　旧国立病院・療養所の大部分は，2004（平成 16）年 4 月に，独立行政法人国立病院機構の病院となり，機構の目的や組織・業務を規定したものである。また，国立がん研究センターなどナショナルセンターである各国立高度専門医療研究センターは，2010（平成 22）年 4 月に，**高度専門医療に関する研究等を行う独立行政法人に関する法律**（平成 20 年法律第 93 号）により，それぞれ国立研究開発法人となった。これらの病院は，法人組織のもとで，全国ネットワークを組織し，がんや難病など政策的に国が担うべき医療の提供，調査・研究・技術者の研修などを行い，公衆衛生の向上・増進に寄与する。

　なお，独立行政法人といえども国の仕事を担っており，災害が発生するなどの事態・公衆衛生上重大な危害が発生する緊急の事態に対処するため必要があると認めるときは，厚生労働大臣は各法人に対し医療の実施などを求めることができる。

3 国立健康危機管理研究機構法(令和 5 年法律第 46 号)

感染症などの調査研究, 医療の提供, 国立看護大学校の運営などを総合的に実施するため, 国立感染症研究所と国立研究開発法人国立国際医療研究センターを統合して本機構をつくった。

4 独立行政法人地域医療機能推進機構法(平成 17 年法律第 71 号)

かつての社会保険病院・厚生年金病院・船員保険病院等を改組(かいそ)して運営し, 地域における医療等の重要な担い手としての役割を果たす地域医療機能推進機構の目的・組織・業務などを定めた法律である。

5 再生医療を国民が迅速かつ安全に受けられるようにするための施策の総合的な推進に関する法律(平成 25 年法律第 13 号)

急速に発展する再生医療について, 国民が迅速・安全に受けられるように, 研究開発・提供・普及促進に関し, 基本理念を定め, 国・医師等・研究者・事業者の責務を明らかにし, 再生医療の研究開発から実用化までの施策の総合的な推進をはかる法律である。

6 良質かつ適切なゲノム医療を国民が安心して受けられるようにするための施策の総合的かつ計画的な推進に関する法律(令和 5 年法律第 57 号)〔略称：ゲノム医療法〕

個人の身体的な特性・病状に応じ最適な医療を提供するため, ゲノム医療の普及にあたり個人の権利・利益の擁護と尊厳の保持を目ざす法律。

ゲノム医療● 個人細胞の核酸を構成する塩基配列と核酸機能の各特性に応じた医療。

7 臨床研究法(平成 29 年法律第 16 号)

臨床研究は, 医薬品等の有効性・安全性を明らかにする研究であり, これを適切に推進する法律。治験は医薬品医療機器等法で規制されるので除かれる。

8 医療分野の研究開発に資するための匿名加工医療情報に関する法律(平成 29 年法律第 28 号)〔略称：次世代医療基盤法〕

医療分野の研究開発のために患者個人などが特定されず復元できないようにした匿名加工医療情報(いわゆるビッグデータ)に関し, 国の責務, 基本方針の策定, 作成事業を行う者の認定, 匿名加工医療情報の取扱い等に関する規制等について定め, 健康・医療に関する先端的研究開発などを目ざす法律。

9 緊急時の医療に関する法

事故などの緊急時に医療を確保するために関係する法律として, **消防組織法**(昭和 22 年法律第 226 号), **消防法**(昭和 23 年法律第 186 号), **救急医療用ヘリコプターを用いた救急医療の確保に関する特別措置法**(平成 19 年法律第 103 号)などがある。

ドクターヘリ● 救急用医療ヘリコプターのことで, 必要な機器と医薬品を搭載し, 高度な救急医療を行う病院の敷地内など医師がただちに搭乗(とうじょう)できる場所に配備されている。医師が搭載機器や医薬品を用いて, 現地やヘリコプター機内で治療を行い, 医療機関などに搬送することを目的としている。

まとめ

- 病院・診療所の管理者は，医師・歯科医師でなければならない。
- 診療の補助としてでも准看護師が行ってはならない行為に，内診，放射線の照射，歯石の除去・フッ素の塗布がある。
- 看護記録などの診療に関する諸記録は，医療法で2年間の保存が義務づけられている。診療録（カルテ）は医師法で5年間の保存が義務づけられている。

復習問題

❶ 次の表の空欄を埋めなさい。

施設種別	入院・入所施設規模
診療所	〔①　　〕人以下
病院	〔②　　〕人以上
地域医療支援病院	〔③　　〕人以上
特定機能病院	〔④　　〕人以上
臨床研究中核病院	〔⑤　　〕人以上
助産所	〔⑥　　〕人以下

❷ 次の文章の空欄を埋めなさい。

▶ 病床には一般病床，〔①　　〕病床，〔②　　〕病床，〔③　　〕病床，感染症病床の5つの種別がある。

▶ 医療計画では〔④　　〕，〔⑤　　〕，急性心筋梗塞，〔⑥　　〕，精神疾患の5疾病の予防治療事業を定める。

▶ 病院の一般病床・感染症病床では，入院患者〔⑦　　〕人に1人以上の看護師・准看護師をおかなければならない。

第4章 保健衛生法

A 保健衛生の基盤となる法

1 地域保健法（昭和22年法律第101号）

保健所法を● 　地域住民の健康の保持・増進をはかるため，国や地方公共団体の責務，地
改名　域保健対策を進めるための基本指針の策定，**保健所**や**市町村保健センター**の
設置・運営などについて規定した法律である。

　従来，保健衛生行政の第一線機関は保健所とされてきたが，母子保健のよ
うな住民に密着した，いわゆる**対人サービス**が市町村に委譲され，地域保健
対策の総合的な推進がはかられることになったことから，1994（平成6）年に
全文が改正され，法律名も保健所法から改正された。

　また，都道府県知事・保健所設置市長は，新型インフルエンザ感染症等発
生時などの健康危機のときに，あらかじめ承諾を得ている地域保健の専門的
知見を有する保健師・医師などの業務支援員に地域保健対策業務に従事し，
助言することを要請することができる。

地域保健対策の● 　厚生労働大臣が地域保健対策推進の基本的方向，保健所・市町村保健セン
基本指針　ターの基本的事項，人材確保や資質向上の基本的事項などを感染症蔓延など
に配慮して定めた指針。

1 保健所

1 設置・職員

　都道府県，地方自治法の指定都市，中核市，地域保健法施行令で定める政
令市と東京都の特別区（東京23区）は**保健所**を設置する（●表4-1）。

　旧保健所法の規定では，人口10万人に1か所を基準として保健所が設置
されることになっていたが，地域保健法では医療法の医療計画で規定する区
域を考慮して保健所を設置することとされた。

保健所の職員● 　保健所は，3年以上公衆衛生の実務経験があるなど一定の資格をもつ医師
が所長を務めるほか，医師，歯科医師，薬剤師，獣医師，保健師，助産師，

◯ 表 4-1　保健所を設置する市（保健所設置市）の一覧（2024〔令和 6〕年 4 月 1 日時点）

種別	市名*
政令指定都市（指定都市） （20 市）	大阪・名古屋・京都・横浜・神戸・北九州・札幌・川崎・福岡・広島・仙台・千葉・さいたま・静岡・堺・新潟・浜松・岡山・相模原・熊本
中核市（62 市）	宇都宮・金沢・岐阜・姫路・鹿児島・秋田・郡山・和歌山・長崎・大分・豊田・福山・高知・宮崎・いわき・長野・豊橋・高松・旭川・松山・横須賀・奈良・倉敷・川越・船橋・岡崎・高槻・東大阪・富山・函館・下関・青森・盛岡・柏・西宮・久留米・前橋・大津・尼崎・高崎・豊中・那覇・枚方・八王子・越谷・呉・佐世保・八戸・福島・川口・八尾・明石・鳥取・松江・山形・福井・甲府・寝屋川・水戸・吹田・松本・一宮
保健所政令市（5 市）	小樽・町田・藤沢・茅ヶ崎・四日市

＊政令指定都市と中核市は指定順で市名を掲載し，保健所政令市は地理的に北に位置する市から掲載した。

◯ 表 4-2　保健所の事業

①地域保健に関する思想の普及・向上 ②人口動態統計など地域保健の統計 ③栄養の改善・食品衛生 ④住宅，水道，下水道，廃棄物の処理，清掃など環境の衛生 ⑤医事・薬事 ⑥保健師に関すること ⑦公共医療事業の向上・増進	⑧母性・乳幼児・老人の保健 ⑨歯科保健 ⑩精神保健 ⑪治療方法が確立していない疾病などの特殊な疾病により長期に療養を必要とする者の保健 ⑫感染症などの疾病の予防 ⑬衛生上の試験・検査 ⑭その他，地域住民の健康の保持・増進

看護師などの専門職をおく。なお，地域保健法施行令で医師の確保が困難なときは，期間を限れば医師でない者を保健所長にすることができる。

２事業

保健所は，◯ 表 4-2 の事項について企画・調整・指導を行う。このほか，必要に応じて所轄区域の地域保健に関する情報収集と調査研究，歯科疾患や指定された疾患の治療，試験や検査なども事業として行うことができる。都道府県が設置する保健所は，区域内の地域保健対策に関し，市町村間の連絡調整や技術的助言，職員の研修などの援助を行うことができる。

これら以外にも，ほかの衛生法などによって，保健所または保健所長の業務とされているものは少なくない。また，衛生行政に関する各種の届出・申請については，保健所が実際の窓口になっている場合が多い。

❷ 市町村保健センター

市町村は，住民の健康相談・保健指導・健康診査などのために，市町村保健センターを設置することができる。設置促進のため，国は助成を行う。

❷ 健康増進法（平成 14 年法律第 103 号）

健康づくりと●
疾病予防　　高齢化の進展や疾病構造の変化により，健康づくりや疾病の予防活動を進めるための環境を整える必要があることから，健康増進に関する基本指針を策定するとともに，健康診査の実施に関する指針を策定し，国民の栄養の改

◯ 表 4-3　健康増進法により進められる施策

施策	内容
健康増進基本指針・都道府県健康増進計画	**厚生労働大臣**が定める国民の健康増進の推進をはかるための基本指針。都道府県は基本指針を勘案して都道府県健康増進計画を定め，市町村は住民の健康増進計画を定めるよう努める。
健康診査実施指針	**厚生労働大臣**は，健康診査の実施や結果の通知，健康手帳の交付など，健康診査の実施に関する共通の指針を定める。
国民健康・栄養調査	**厚生労働大臣**が国民の身体の状況，栄養摂取量，生活習慣の状況を明らかにするため，毎年，調査地区を定めて行う調査。
保健指導等	**市町村**は，医師，歯科医師，保健師，助産師，看護師，准看護師などの職員に生活習慣改善に関する相談や保健指導を行わせる。**都道府県・保健所設置市**は，専門的な保健指導や給食施設に対する栄養管理上の指導・助言を行う。
受動喫煙の防止	学校，病院，官公庁など多数の者が利用する施設の**管理者**は，受動喫煙[1]を防止するため必要な措置を講ずるよう努める。**都道府県知事等**は禁止場所での喫煙の禁止を命ずることができる。罰則もある。
特別用途表示と栄養表示基準	販売する食品に，乳幼児・妊婦・病人などの特別の用途に適しているという表示をつける場合には，**内閣総理大臣**の許可を必要とする。また，栄養成分や熱量に関する表示をつける場合には，内閣総理大臣の定める栄養表示基準によらなければならない。

1) 他人のタバコの煙にさらされることをいう。

善，**受動喫煙の防止**などの施策を進めるために制定された法律である（◯ **表4-3**）。この制定により従来の栄養改善法は廃止された。

B 分野別の保健法

1 精神保健及び精神障害者福祉に関する法律〔略称：精神保健福祉法〕（昭和 25 年法律第 123 号）

歴史● 　本法は 1900（明治 33）年につくられた精神病者監護法などを廃止して，1950（昭和 25）年に**精神衛生法**として制定された。その後，精神障害者の人権を擁護し，適正な医療の確保と社会復帰の促進をはかるため，1987（昭和62）年に大幅な改正が行われ，名称も**精神保健法**に改められた。さらに 1995（平成 7）年には，精神障害者の自立と社会経済活動への参加の促進をはかるため，精神障害者保健福祉手帳など**福祉**を充実し大幅に改正され，名称も現行のものに改められた。

　1999（平成 11）年には，精神医療の充実・適正化等のため，医療保護入院・応急入院の要件の明確化，緊急入院時における移送制度の創設などの改正が行われている。通院と障害福祉サービスは障害者総合支援法のもとで運用されている。

　　　　2022（令和4）年に，入院措置を講じた者への退院後の医療等の援助と支援の強化をはかり，虐待の防止などを内容とする改正が行われた。

❶ 目的・定義・指針

医療と福祉●　障害者基本法の基本理念にのっとり，精神障害者の権利擁護をはかり精神障害者の医療・保護を行い，障害者総合支援法とともに，社会復帰の促進・自立と社会経済活動への参加の促進のために必要な援助を行うこと，精神障害の発生の予防と国民の精神的健康の保持・増進に努めることにより，精神障害者の福祉の増進と国民の精神保健の向上をはかること。

精神障害者●　統合失調症，精神作用物質による急性中毒またはその依存症，知的障害などの精神疾患を有する者。本法は患者という言葉を使わない。

指針●　精神障害者の障害の特性その他の心身の状態に応じた良質かつ適切な精神障害者に対する医療の提供を確保するために厚生労働大臣が定める。

❷ 精神保健福祉センター・精神科病院

精神保健福祉●　都道府県は，精神保健の向上と精神障害者の福祉の増進をはかるため，**精**
センター　　**神保健福祉センター**を設置し，①精神保健と精神障害者の福祉に関する知識の普及，②調査研究，③複雑・困難な相談，④通院医療の公費負担の申請，⑤精神障害者保健福祉手帳の申請に関する専門的な審査，⑥精神医療審査会[1]の事務を行う。

精神科病院●　都道府県は精神科病院を設置しなければならない。ただし，都道府県知事は，国立・都道府県立以外の精神科病院・精神科病室を設置者の同意を得て，都道府県が設置する精神科病院にかわる**指定病院**とすることができる。

❸ 精神保健指定医

厚生労働大臣●　厚生労働大臣は，次の①〜④の要件を満たす医師の申請に基づき，必要な
指定　　知識・技能を有すると認められる者を，**精神保健指定医**に指定する。
　　　　①診断・治療に5年以上従事した経験，②精神障害の診断・治療に3年以上従事した経験，③厚生労働大臣が定める精神障害について厚生労働大臣が定める程度の診断・治療に従事した経験，④厚生労働大臣の登録を受けた者が行う厚生労働省令で定める研修（申請前3年以内のもの）の課程を修了。
　　　　精神保健指定医は，指定後5年ごとに厚生労働省令で定める研修を受けなければならない。

精神保健指定医●　精神保健指定医は，精神障害者やその疑いがある者について，①入院が必
の職務

1）精神医療審査会：精神科病院の管理者から医療保護入院の届出，措置入院者・医療保護入院者の定期病状報告があったとき，入院が必要かどうかに関する審査を行うほか，精神科病院に入院中の患者・保護者から退院請求・処遇改善請求があったとき，入院が必要かどうか，処遇が適当であるかどうかを審査する機関で，都道府県知事が委員を任命する。

要であるか，②入院を継続する必要があるか，③隔離などの行動制限を必要とするか，などを判定するほか，法律で定められた職務を行う。また，自身が勤務する病院の入院患者の処遇が適正でないと認める場合，処遇の改善のために必要な措置がとられるように努力しなければならない。

精神障害者を入院させている精神科病院（任意入院のみを行う精神科病院を除く）は，常勤の精神保健指定医をおかなければならない。

 ## 医療と保護

■保護の申請など

精神障害者またはその疑いがある者を知った者は誰でも，都道府県知事に対し，その者を精神保健指定医に診察させ，必要な保護をするよう申請することができる。また，警察官は，精神障害のために自身を傷つけたり，他人に害を及ぼす（**自傷他害**）おそれがあると認められる者を発見したときは，ただちに最寄りの保健所長を経て，都道府県知事に通報しなければならない。

■通院

障害者総合支援法による自立支援医療のうち，精神通院医療である。

■入院

精神科病院の管理者は，精神障害者を入院させる場合，本人の同意に基づいて行われるように努めなければならない。この本人の同意に基づく入院を**任意入院**という。

任意入院の場合，入院者から申し出があれば，退院させなければならないが，精神保健指定医の診察の結果，医療・保護のために入院継続の必要があると認められた場合は，理由を示し **72 時間**に限り退院させないことができる。この場合，緊急やむをえない理由があるときには，指定医にかえて，4 年以上の従事経験をもつなどの特定医師に診察を行わせることができる。

入院の形態● 任意入院がむずかしい場合に，理由を示したうえで次の形態がとられる。

①**措置入院** 都道府県知事は，精神障害者に対する保護の申請，警察官からの通報などに基づき，必要があると認めたときは，精神保健指定医に診察をさせなければならない。その結果，**2 人以上の精神保健指定医**が一致して，

Column

身体拘束禁止をきちんと理解する

身体拘束禁止は，精神保健福祉法以外にも多くの法律で規定されている。身体拘束とは手足を縛ることだけではない。ミトン型手袋の着用，椅子などからの起立の抑制，行動意欲をそぐ過剰な薬剤使用，自由意思で出られない居室への隔離もすべて身体拘束にあたる。これらは対象者に身体・精神・社会的弊害をもたらすため，安全確保・危険回避という大義名分だけで安易に行うことはできない。各法律でどのように規定されているかを知り，対象者の安全と尊厳をまもらなくてはならない。

入院させなければ自傷他害のおそれがあると認めた場合には，国・都道府県立の精神科病院または指定病院に入院させることができる。

②**緊急措置入院**　都道府県知事は，自傷他害のおそれがあり急を要する場合には1人の精神保健指定医の診察で入院させることができるが，入院後72時間以内にほかの精神保健指定医に診察させ，措置入院の可否を決定しなければならない。

③**医療保護入院**　精神科病院の管理者は，精神保健指定医の診察の結果，精神障害者であり，医療と保護のために入院が必要と認めたにもかかわらず任意入院が行われない場合は，家族等[1]の同意があれば，本人の同意がなくとも入院させることができる。

④**応急入院**　都道府県知事が指定する要件が厳格な応急入院指定病院の管理者は，急を要し，家族等の同意が得られないときに，精神保健指定医が診察の結果，ただちに入院させる必要を認め任意入院が行われない場合は，本人の同意がなくとも **72時間**に限り入院させることができる。

4 移送

都道府県知事は，精神保健指定医の診察の結果，精神障害者であり，ただちに入院させなければ医療と保護のうえで著しい支障があるが任意入院が行われる状態にないと判定される場合は，自傷他害のおそれがあるときは措置入院・緊急措置入院させ，そのおそれがなく家族等の同意があれば医療保護入院を，家族等の同意がなくても急を要するときは応急入院をさせるため，応急入院指定病院に理由を示して移送することができる。

5 入院者の処遇と虐待防止研修

必要な制限と● 　精神科病院の管理者は，医療・保護に欠くことができない限度で，入院者
人権擁護　 の行動について必要な制限をすることができる。ただし，入院者の隔離・身体の拘束は，精神保健指定医が必要と認める場合でなければ行うことはできない。また，信書の発受の制限，人権擁護に関する行政機関の職員または入院者の代理人である弁護士との面会・電話の制限は行うことができない。さらに，管理者は従事者に虐待防止研修を行う。

6 地域生活移行促進

退院後の● 　措置・医療保護入院者を入院させている精神科病院の管理者は，精神保健
生活指導　 福祉士などのうちから退院後生活環境相談員を選任し，入院者の退院後の生活などの相談指導をしなければならない。

7 退院などの請求

入院者の請求● 　入院者・家族等は，都道府県知事に対し次の請求を行うことができる。
①退院させること，②精神科病院の管理者に退院を命じること，③管理者

1）①配偶者，②親権を行う者，③扶養義務者，④後見人または保佐人の順位で義務を行うが，いずれもいない場合は市町村長が行う。

に対し処遇の改善に必要な措置をとるよう命じること。

精神医療審査会● 請求を受けた都道府県知事は，精神医療審査会の審査を求め，審査の結果，
の審査 必要と認められれば，上記①〜③の措置を講じなければならない。

5 保健・福祉

精神障害者● 精神障害者（知的障害者を除く）は，都道府県知事に**精神障害者保健福祉手**
保健福祉手帳 **帳**の交付を申請することができる。精神障害者保健福祉手帳の交付により，
障害等級（障害の程度によって1〜3級に区分される）に応じて税制上の優遇
措置，各種の行政サービスなどを受けることができる。都道府県知事は，申
請者が政令で定める精神障害の状態と認めた場合，手帳を交付する。交付を
受けた者は，2年ごとに，精神障害の状態について都道府県知事の認定を受
けなければならない。また，精神障害の状態がなくなったときは，すみやか
に手帳を返還しなければならない。

精神保健福祉● 保健所や精神保健福祉センターには，精神保健と精神障害者の福祉に関す
相談員 る相談を担当し，自宅療養中の精神障害者や家族に対して訪問し，情報提
供・助言などを行う**精神保健福祉相談員**がおかれている。精神保健福祉相談
員は，精神保健福祉士や厚生労働大臣が指定する講習会を修了した精神保健
の経験をもつ保健師などで，都道府県知事または市町村長が任命する。

6 秘密の保持

守秘義務と罰則● 精神保健指定医，精神科病院の管理者と職員，精神医療審査会の委員，精
神障害者の相談や指導に従事する医師，精神障害者社会復帰促進センターの
役職員やその職にあった者などは，本法の規定に基づく職務の執行，業務に
関して知り得た秘密をもらしてはならず，違反した場合は罰則がある。

2 母子保健法（昭和40年法律第141号）

母子保健の基本● 母性と乳幼児の健康の保持・増進をはかるため，母子保健に関する原理を
明らかにするとともに，母性と乳幼児に対する保健指導・健康診査・医療そ
の他の措置を講じ，国民保健の向上に寄与するための法律である。

1 用語の定義

①**妊産婦** 妊娠中または出産後1年以内の女子。
②**乳児** 1歳に満たない者。
③**幼児** 満1歳から小学校就学の始期に達するまでの者。
④**新生児** 出生後28日を経過しない乳児。
⑤**未熟児** 身体の発育が未熟のまま出生した乳児であって，正常児が出生
時に有する諸機能を得るにいたるまでの者。

② 母子保健の向上に関する措置

妊娠の届出●　妊娠した者は，すみやかに市町村長（保健所がある市区は保健所長経由）に**妊娠の届出**をしなければならない。

母子健康手帳●　妊娠の届出をした者には，市町村長から**母子健康手帳**が交付される。妊産婦または乳幼児の保護者は，健康診査・保健指導を受けたときは，そのつど母子健康手帳に必要な事項の記載を受けなければならない。

妊産婦の●訪問指導　市町村長は，健康診査の結果，保健指導を必要とする場合は，医師・助産師・保健師その他の職員に妊産婦を訪問指導させる。

新生児の●訪問指導　市町村長は，育児上必要がある場合は，医師・助産師・保健師その他の職員に新生児の保護者を訪問指導させる。

産後ケア事業●　市町村は，病院や助産所などの産後ケアセンター等で，産後 1 年以内の女子と乳児に対し，心身のケアや育児のためのサポート等の事業を行うよう努めなければならない。

低出生体重児の●届出　体重が 2,500 g 未満の乳児（いわゆる**低出生体重児**）が出生したときには，保護者は，出生の日時，場所，出生時の体重その他一定の事項を，すみやかにその乳児の現在地の市町村に届け出なければならない。

未熟児の●訪問指導　市町村長は，その区域内の未熟児について，養育上必要があると認めるときは，医師・保健師・助産師その他の職員に訪問指導をさせる。

養育医療●　市町村は，養育のため病院・診療所に入院することを必要とする未熟児に対し，養育に必要な**養育医療**の給付を行うか，またはその費用を支給することができる。養育医療の給付は，指定養育医療機関に委託して行われる。

健康診査●　市町村は，満 1 歳 6 か月をこえ満 2 歳に達しない幼児・満 3 歳をこえ満 4 歳に達しない幼児に対して，毎年一定の事項について健康診査（**1 歳 6 か月児健診，3 歳児健診**）を行わなければならない。また，必要に応じ，妊産婦・乳幼児に対して健康診査を行い，または健康診査を受けることを勧奨しなければならない。

こども家庭●センター　支援が必要な子ども・妊産婦・乳幼児の実情を把握し，各種相談や支援プランの策定，関係機関との連絡調整を行い，児童福祉・母子保健・子育て支援の一体的提供を行う。妊娠期から子育て期にわたる切れ目ない支援を行い，市町村が設置する。かつて子育て世代包括支援センターや母子健康センターとよばれていた。

③ 成育過程にある者及びその保護者並びに妊産婦に対し必要な成育医療等を切れ目なく提供するための施策の総合的な推進に関する法律（平成 30 年法律第 104 号）

理念と方針●　成育基本法と略し，成育過程にある者の尊厳を重んじ，心身の健やかな成育が確保されるよう，必要な成育医療等を切れ目なく提供する施策を総合的に推進するための法律。基本理念を定め，行政や保護者，医療関係者等の責

務等を明らかにし，成育医療等基本方針などを定める。

成育医療等● 妊娠・出産・育児の問題，成育過程各段階の健康問題等を包括的にとらえ
対応する医療・保健・教育・福祉サービス等。

④ 生殖補助医療の提供等及びこれにより出生した子の親子関係に関する民法の特例に関する法律（令和 2 年法律第 76 号）

概要● 人工授精・体外受精・体外受精胚移植を用いた生殖補助医療に関し，適切
な医療提供や女性の健康保護，子どもの健やかな成長の基本理念と国や医療
関係者の責務などを定める。生殖補助医療により出生した子の親子関係は民
法の特例として，出産した女性を母，同意した夫を父とする。

⑤ 医療的ケア児及びその家族に対する支援に関する法律（令和 3 年法律第 81 号）

概要● 医療技術の進歩に伴い増加する，痰の吸引，人工呼吸器管理，胃瘻の管理
などを必要とする医療的ケア児と家族に適切な支援を行うために，基本理念
を定め，国・地方の責務を明らかにし，保育・教育の拡充や公私の医療的ケ
ア児支援センターについて定める。

③ 母体保護法（昭和 23 年法律第 156 号）

優生保護法を● 母性の生命・健康を保護することを目的とし，不妊手術・人工妊娠中絶・
改正 受胎調節の実地指導について定めた法律である。

戦前の国民優生法の流れをくみ，戦後に優生保護法として制定された。当
初は，障害をもつ人に対する本人が望まない不妊手術が認められていたが，
いまは改正されている。手術等の被害を補償する法律ができている。

① 不妊手術・人工妊娠中絶

不妊手術● 生殖腺を除去しないで生殖を不能にする手術。医師は，妊娠・分娩が母体
に危険を及ぼすおそれがある場合，またはすでに数人の子どもがあって，分
娩のたびに母体の健康が著しく低下するおそれがある場合には，本人と配偶
者の同意を得て，不妊手術を行うことができる。

人工妊娠中絶● 胎児が母体外において生命を保ちつづけることのできない時期に，人工的
に胎児とその付属物を母体外に排出すること。生命の保護を最優先とする近
代国家においては，胎児といえどもまもられ，人工妊娠中絶いわゆる堕胎は
刑法の堕胎罪で禁止されているが，本法によって例外的に認められる。

医師は，妊娠・分娩が，**身体的・経済的理由**により母体の健康を著しくそ
こなうおそれがある場合・**暴行や脅迫**などによって妊娠させられた場合には，
本人と配偶者の同意を得て人工妊娠中絶を行うことができる。人工妊娠中絶
を行うことができるのは，都道府県の医師会が指定する医師である。

❷ 受胎調節の実地指導

保健師・
助産師・看護師 ● 　女子に対して避妊用の器具を使用する受胎調節の実地指導は，医師のほか
は都道府県知事の指定を受けた**受胎調節実地指導員**でなければ業として行う
ことはできない。この指定を受けることができる者は，厚生労働大臣の定め
る基準に従って都道府県知事が認定する講習を修了した助産師・保健師・看
護師である。実地指導に際して子宮腔内に避妊用の器具を挿入することは，
医師でなければ行うことができない。

4 学校保健安全法（昭和 33 年法律第 56 号）

保健と安全 ● 　学校教育の円滑な実施とその成果の確保を目的に，幼児・児童・生徒・学
生・職員の健康の保持・増進をはかるため，学校における保健管理に関して
必要な事項を定めている法律である。学校における教育活動が安全な環境に
おいて実施され，児童生徒等の安全の確保がはかられるよう，安全管理に関
して必要な事項も定めている。

学校 ● 　学校教育法第 1 条による学校，すなわち小学校・中学校・高等学校・中等
教育学校・大学（短期大学を含む）・高等専門学校・特別支援学校・幼稚園。

内容 ● 　①**学校保健計画**　学校において児童生徒等・職員の心身の健康の保持・増
進をはかるため，健康診断・環境衛生検査，児童生徒等に対する指導など保
健に関する計画を策定し実施しなければならない。安全については学校安全
計画をつくる。

　②**学校環境衛生基準**　文部科学大臣は，換気・採光・照明・保温・清潔保
持その他の学校環境衛生基準を策定する。学校の設置者は，環境衛生の維
持・改善に努めなければならない。

　③**保健室**　健康診断・健康相談・保健指導・救急処置などの保健に関する
措置を行うため，保健室を学校に設ける。

　④**健康診断**　市町村（特別区）の教育委員会は，小学校入学前の児童に対し
て健康診断を行う。結果に基づいて治療の勧告，保健上必要な助言を行い，
就学の猶予・免除，特別支援学校への就学などに関して指導を行わなけれ
ばならない。学校は，毎学年，定期に児童生徒等・職員の健康診断を行わなけ
ればならない。

　⑤**感染症予防**　校長は，感染症にかかっているか，その疑いのある者，ま
たはかかるおそれのある児童生徒等に対して，その理由・期間を明示して出
席を停止することができる。出席停止の期間は，疾病によって異なる。学校
の設置者は，感染症予防上必要があるときは，臨時に学校の全部・一部を休
業することができる。

　学校でとくに予防すべき感染症として定められているのは，**感染症の予防
及び感染症の患者に対する医療に関する法律**で定められた一類から三類感染

症のほかに，新型コロナウイルス感染症・百日せき・流行性耳下腺炎・風しん・水痘・咽頭結膜熱・流行性角結膜炎・急性出血性結膜炎などである。

⑥学校医・学校保健技師等　学校における保健管理に関する業務を行うため，すべての学校には学校医がおかれており，さらに大学以外の学校には学校歯科医・学校薬剤師がおかれている。

⑦学校安全　児童生徒等の安全をおびやかす事件・事故・自然災害に対応した総合的な学校安全計画の策定による学校安全の充実，各学校における危険発生時の対処要領の策定による的確な対応の確保，警察等関係機関，地域のボランティアなどとの連携による学校安全体制の強化が定められている。

5 分野ごとの保健法

1 原子爆弾被爆者に対する援護に関する法律(平成6年法律第117号)

概要●　1957(昭和32)年制定の**原子爆弾被爆者の医療等に関する法律**と1968(昭和43)年制定の**原子爆弾被爆者に対する特別措置に関する法律**によって行われてきた被爆者援護諸施策を充実・発展させ，被爆者に対する保健，医療，福祉にわたる総合的な援護施策を講ずるため，1994(平成6)年にこの2つの法律を一本化して制定されたものである。「被曝」ではないことに注意する。

被爆者健康手帳●　被爆者には，申請によって都道府県知事(広島市と長崎市にあっては市長)から**被爆者健康手帳**が交付される。

医療の給付●　厚生労働大臣は，原子爆弾に起因する負傷・疾病に対して必要な医療の給付を行う。

福祉事業●　都道府県は，①被爆者相談事業(健康・日常生活などの相談)，②被爆者居宅生活支援事業(居宅での日常生活の支援)，③被爆者養護事業(施設の入所・養護)などの福祉事業を行うことができる。

2 自殺対策基本法(平成18年法律第85号)

概要●　自殺による死亡者数が高い水準で推移しているため，対策に関し基本理念を定め，国や地方公共団体などの責務を明らかにし，対策の基本を定める法律である。対策を総合的に推進し，防止，親族への支援などを行い，国民が健康で生きがいをもって暮らすことのできる社会の実現を目的とする。

基本理念●　(1) 個人的な問題だけでなく，背景がさまざまな社会的な要因を受けたものであり，対策を社会的な取り組みとして実施する。

(2) 多様かつ複合的な原因・背景を有するものであることから，精神保健的観点からのみならず自殺の実態に即して実施する。

(3) 事前予防，発生の危機への対応，発生したあと，未遂の事後対応の各段階に応じた，効果的な施策として実施する。

自殺総合● 　政府は，内閣官房長官を会長とする**自殺総合対策会議**をおき，対策の大綱
対策会議など を定め，調査研究の推進，国民理解の増進，人材の確保，医療提供体制の整
備，未遂者などに対する支援などを行う。**自殺対策の総合的かつ効果的な実**
施に資するための調査研究及びその成果の活用等の推進に関する法律（令和
元年法律第 32 号）により，調査研究と成果の活用等の推進の基本方針を定め，
体制の整備と指定調査研究等法人の指定などが行われている。

③ がん対策基本法（平成 18 年法律第 98 号）

概要● 　がんが国民の生命と健康にとって重大な問題であるため，がん対策の一層
の充実をはかる法律。がん対策について基本理念を定め，国，地方公共団体，
医療保険者，国民，医師などの責務を明らかにし，がん対策の推進に関する
計画の策定などを定める。

がん対策推進● 　政府は，がん対策の総合的・計画的な推進のため**がん対策推進基本計画**を
基本計画等 策定し，都道府県は，それをもとに**都道府県がん対策推進計画**を策定する。

がん対策推進● 　厚生労働省に，がん対策推進基本計画に関する審議の場として，がん患
協議会 者・家族・遺族の代表者・がん医療の従事者・学識経験者で構成される**がん**
対策推進協議会をおく。

がん登録等● 　**がん登録等の推進に関する法律**（平成 25 年法律第 111 号）で，がん対策を
実施するため，全国がん登録の実施，院内がん登録等の推進，がん登録など
により得られた情報の活用について定めている。がん対策の一層の充実のた
め，患者情報の匿名化や情報漏洩（ろうえい）に対する罰則なども規定している。

④ ハンセン病問題の解決の促進に関する法律（平成 20 年法律第 82 号）

概要● 　らい予防法（1953 年〜1996 年）が廃止される前に患者であった者と家族な
どの福祉の増進，名誉の回復のために，ハンセン病の患者に対する隔離政策
に起因する問題解決の基本理念を定め，国・地方公共団体の責務を明らかに
し，問題解決促進に関する事項を定めた法律である。

　■**ハンセン病元患者家族に対する補償金の支給等に関する法律**（令和元年法
　律第 55 号）

概要● 　ハンセン病元患者家族等が，偏見と差別により長年にわたり多くの苦痛と
苦難をしいられてきたため，その苦痛に対して厚生労働大臣が認定した一定
の家族に対し国が補償金を支給するための法律である。

⑤ 肝炎対策基本法（平成 21 年法律第 97 号）

概要● 　肝炎の蔓延（まんえん），薬害肝炎事件や予防接種禍事件などを背景に誕生した法律で
ある。肝炎対策に関し，基本理念を定め，国や地方公共団体，医療保険者・
国民・医師などの責務を明らかにしている。対策の推進に関する指針を策定
し，対策の基本事項を定め，肝炎対策を総合的に推進する。

❻ アルコール健康障害対策基本法(平成 25 年法律第 109 号)

概要● 不適切な飲酒はアルコール健康障害の原因となり，本人・家族への深刻な影響や重大な社会問題を生じさせる危険性が高い。このため，アルコール健康障害対策に関し，発生・進行・再発の各段階に応じた防止対策を適切に実施し，アルコール健康障害を有する者等に対する支援の充実をはかり，国民の健康を保護するものである。

**アルコール●
健康障害** アルコール依存症その他の多量の飲酒，未成年者の飲酒，妊婦の飲酒等の不適切な飲酒の影響による心身の健康障害。

❼ 難病の患者に対する医療等に関する法律(平成 26 年法律第 50 号)

概要● 難病の患者への医療費助成に関し定めた法律である。難病医療費用に消費税の収入をあて，公平で安定的な難病医療制度を確立し，難病医療の基本方針の策定や調査研究の推進，療養生活環境整備事業などの措置を講じる。小児慢性特定疾病の患児に対する医療費助成については児童福祉法で対応する。これらにより難病患者の医療について，患者の権利が法で保障され，国等の責任が明らかとなった。

難病● 発病の機構が明らかでなく，かつ治療方法が確立していない希少な疾病であって，当該疾病にかかることにより長期にわたり療養を必要とすることとなるものをいう。多くの難病のうち，医療費助成の対象となるものを指定難病といい，ベーチェット病など 338 疾患が政令で指定されている。

基本理念● 難病の患者に対する医療等は，患者の社会参加の機会が確保され地域において尊厳を保持しつつ，ほかの人々との共生を妨げられないことを旨として，難病の特性に応じて，社会福祉その他の関連施策との有機的な連携に配慮しつつ，総合的に行われなければならない。

医療● 都道府県知事は，申請に基づき指定難病の患者に対し，重症時にさかのぼって特定医療費を支給する。健康保険等が優先であるが，自己負担の 3 割が 2 割に軽減される。負担が一定額をこえると軽減措置がある。医療機関は都道府県知事が指定する。

基本方針等● 厚生労働大臣は，難病の医療など施策の総合的な推進のための基本的な方針を策定する。国は，難病に関し，発病の機構，診断と治療方法などの調査研究を推進し，都道府県は，難病相談支援センターの設置や訪問看護の拡充・実施等，療養生活環境整備事業を実施する。

❽ アレルギー疾患対策基本法(平成 26 年法律第 98 号)

概要● アレルギー疾患が国民生活に多大な影響を及ぼし，生活環境の多様かつ複合的な要因によって発生し重症化することから，疾患対策を総合的に推進することを目的として本法がつくられた。

アレルギー疾患● 気管支ぜん息，アトピー性皮膚炎，アレルギー性鼻炎，アレルギー性結膜炎，花粉症，食物アレルギー，その他アレルゲンに起因する免疫反応による人の生体に有害な局所的・全身的反応に係る疾患。

⑨ 健康寿命の延伸等を図るための脳卒中，心臓病その他の循環器病に係る対策に関する基本法（平成 30 年法律第 105 号）

概要● 脳卒中，心臓病など循環器病は死亡・要介護状態の主要原因として国民の生命健康にとり重大な問題である。その予防に取り組み国民の健康寿命を延伸し，医療・介護負担を軽減する法律。基本理念や行政・医療保険者・国民・関係者の責務と対策の基本事項を定める。

C 感染症に関する法

① 感染症の予防及び感染症の患者に対する医療に関する法律〔略称：感染症法〕（平成 10 年法律第 114 号）

歴史● 感染症の予防と感染症患者に対する医療に関し必要な措置を定めることにより，感染症の発生予防や蔓延防止をはかることを目的に制定された法律である。以前は，1897（明治 30）年に制定された**伝染病予防法**があり，感染症の予防に関する強力な施策がとられていたが，患者の人権に配慮し，保健医療を取り巻く環境の変化をふまえた総合的な感染予防対策の推進をはかる必要が生じたため，本法に改められた。その際，性病予防法，エイズ予防法など各種感染症の個別の対策法は廃止された。

構成● 対象となる感染症に類型を設け，それに応じた対策をとる。予防のための基本指針の策定，予防計画の情報の収集や公表，人権に配慮した健康診断，就業制限，入院，蔓延防止のための消毒，医療の提供などを規定する。

近年のおもな● 感染症予防に関する国際的な動向に鑑み，生物テロに使用される病原体の管理体制を整備するため 2006（平成 18）年に改正された。このとき，従来の**結核予防法**が**廃止**され，結核は二類感染症と位置づけられ，結核予防対策として必要な定期健康診断，通院医療などに関する規定が盛り込まれた。2008（平成 20）年には鳥インフルエンザ・新型インフルエンザ対策の強化のため，検疫法とともに一部改正された。2014（平成 26）年には，特定鳥インフルエンザと中東呼吸器症候群を二類感染症とし，都道府県知事・厚生労働大臣が患者へ検体採取の要請や医療機関へ検体提出を要請できるよう改正された。

2021（令和 3）年に新型コロナウイルス感染症を新型インフルエンザ等感染症とし，2022（令和 4）年には予防計画の充実，医療機関との協定など医療体制強化のための改正が行われた。

　新型コロナウイルス感染症のうち 2020（令和 2）年から発生したもの[1]は，当初は指定感染症，ついで新型インフルエンザ等感染症として 2 類相当の対策をとっていたが，国民の大部分が免疫を獲得したとして 5 類とされた。

① 感染症の定義と医療機関

■1 感染症の類型

　感染症を，一類感染症，二類感染症，三類感染症，四類感染症，五類感染症，新型インフルエンザ等感染症，指定感染症，新感染症に分類（◯表 4-4）。

疑似症患者・● 　感染症の疑似症を呈している者を**疑似症患者**，感染症の病原体を保有している者で症状を呈していないものを**無症状病原体保有者**と定義し，一類感染
無症状病原体
保有者 症，二類感染症のうち政令で定める感染症，新型インフルエンザ等感染症の疑似症患者，一類感染症，新型インフルエンザ等感染症の無症状病原体保有者は，それぞれ当該疾患の患者とみなして法律の規定を適用する。

■2 感染症指定医療機関

　①**特定感染症指定医療機関**　新感染症の所見がある者，一・二類・新型インフルエンザ等感染症の患者の入院を担当する医療機関として**厚生労働大臣**が指定した病院。

Column

今回の新型コロナウイルス感染症対策

　あらゆる法律を使って対策を推進する。各法律の関係は次のとおりである。

①**感染症法**　2020 年 2 月に新型コロナウイルス感染症を，指定感染症とし，2021 年 2 月からは新型インフルエンザ等感染症として，2 類相当までの予防・医療対策を進め，感染の状況をみて入院のかわりに宿泊施設や自宅での療養を認めてきた。2023 年 5 月からは 5 類となり，対策がゆるめられた。

②**新型インフルエンザ等対策特別措置法**　2020 年 2 月から同感染症を対象にして社会経済面でも対応がとれるようにし，対策を強化した。同年 4 月から数次にわたり緊急事態宣言・まん延防止等重点措置を発出してきたが，5 類となったために本法の対象ではなくなった。

③**予防接種法**　2020 年 12 月に同感染症のワクチン接種を，国が費用全額を負担する市町村実施の臨時の予防接種としてきたが，2024 年 4 月からは高齢者等を重点とする定期の予防接種となる。接種による健康被害を補償する。

④**検疫法**　2020 年 2 月に同感染症を検疫感染症としたが，5 類となったために同法の対象ではなくなった。

1）新型コロナウイルス感染症には類型があり，2020 年から世界的に大流行しているものは，法令上は「新型コロナウイルス感染症（病原体がベータコロナウイルス属のコロナウイルス〔令和 2 年 1 月に，中華人民共和国から世界保健機関に対して，人に伝染する能力を有することが新たに報告されたものに限る。〕であるものに限る。）」とされており，COVID-19 と表記することがある。これは英語名の Corona Virus Infection Disease, emerged in 2019 に由来する。なお，ウイルス名は SARS-CoV-2 であり SARS の仲間である。

◯ 表 4-4　感染症の類型

類型	対象疾患
一類感染症	エボラ出血熱，クリミア・コンゴ出血熱，痘そう，南米出血熱，ペスト，マールブルグ病，ラッサ熱（計 7 疾病）。
二類感染症	急性灰白髄炎，結核，ジフテリア，重症急性呼吸器症候群（病原体がベータコロナウイルス属 SARS コロナウイルスであるものに限る），中東呼吸器症候群（病原体がベータコロナウイルス属 MERS コロナウイルスであるものに限る），鳥インフルエンザ（病原体がインフルエンザウイルス A 属インフルエンザ A ウイルスであってその血清亜型が新型インフルエンザ等感染症の病原体に変異するおそれが高いものの血清亜型として政令で定めるものに限る。特定鳥インフルエンザ）（計 6 疾病）。
三類感染症	コレラ，細菌性赤痢，腸管出血性大腸菌感染症，腸チフス，パラチフス（計 5 疾病）。
四類感染症	E 型肝炎，A 型肝炎，黄熱，Q 熱，狂犬病，炭疽，鳥インフルエンザ（特定鳥インフルエンザを除く），ボツリヌス症，マラリア，野兎病，その他のすでに知られている感染性の疾病であって，動物またはその死体，飲食物，衣類，寝具などを介して人に感染し，国民の健康に影響を与えるおそれがあるとして政令で定めるもの。 **政令**では，つつが虫病，日本脳炎，レジオネラ症など 34 疾病（計 44 疾病）。
五類感染症	インフルエンザ（鳥インフルエンザと新型インフルエンザ等感染症を除くいわゆる季節性インフルエンザ），ウイルス性肝炎（E 型肝炎，A 型肝炎を除く），クリプトスポリジウム症，後天性免疫不全症候群，性器クラミジア感染症，梅毒，麻しん，メチシリン耐性黄色ブドウ球菌感染症，その他のすでに知られている感染性の疾病（四類感染症を除く）で，国民の健康に影響を与えるおそれがあるとして厚生労働省令で定めるもの。 **省令**では，薬剤耐性緑膿菌感染症，風しん，百日せき，2020 年から発生した新型コロナウイルス感染症など 40 疾病（計 48 疾病）。
新型インフルエンザ等感染症[1]	①新たに人から人に伝染する能力を有することになったウイルスを病原体とするインフルエンザで，国民に免疫がないため，生命と健康に重大な影響を与える新型インフルエンザ。 ②かつて世界的規模で流行したが，その後流行することなく長期間が経過していた厚生労働大臣が定めるインフルエンザが再度流行するもので，国民に免疫がないため，生命と健康に重大な影響を与える再興型インフルエンザ。 ③新たに人から人に伝染する能力を有することとなったコロナウイルスを病原体とする感染症で，国民に免疫がないため，生命と健康に重大な影響を与える新型コロナウイルス感染症。 ④かつて世界的規模で流行したが，その後流行することなく長期間が経過していた厚生労働大臣が定めるコロナウイルス感染症が再度流行するもので，国民に免疫がないため，生命と健康に重大な影響を与える再興型コロナウイルス感染症。（計 4 疾病）。
指定感染症	すでに知られている感染性の疾病（一～三類感染症と新型インフルエンザ等感染症を除く）であり，感染症の発生の予防および蔓延防止の措置をとらなければ，国民の生命および健康に重大な影響を与えるおそれがあるとして政令で定めるもの。一時，新型コロナウイルス感染症を指定。（0 疾病）。
新感染症	人から人に伝染すると認められる疾病であり，すでに知られている感染性の疾病と病状または治療の結果が明らかに異なるもので，病状の程度が重篤であり，蔓延によって国民の生命および健康に重大な影響を与えるおそれがあると認められるもの。いまは指定されたものはない。（0 疾病）。

1）いずれの疾病にも何類型かあると理論的に想定され，なかでも国民の生命と健康に重大な影響を与えるおそれがあると厚生労働大臣が認めるものが対象である。

（2024 年 2 月現在）

　　②**第 1 種感染症指定医療機関**　一・二類・新型インフルエンザ等感染症の患者の入院を担当する医療機関として**都道府県知事**が指定した病院。

　　③**第 2 種感染症指定医療機関**　二類・新型インフルエンザ等感染症の患者の入院を担当する医療機関として**都道府県知事**が指定した病院。

　　④**第 1 種指定協定医療機関**　新型インフルエンザ等感染症・指定感染症・新感染症の医療のため都道府県知事が協定に基づき指定する病院・診療所。

⑤**第2種指定協定医療機関**　新型インフルエンザ等感染症の自宅療養者の医療のため都道府県知事が協定に基づき指定する病院・診療所・薬局。

⑥**結核指定医療機関**　結核患者に対する適正な医療を担当させる医療機関として**都道府県知事**が指定した病院・診療所・薬局。

② 情報の収集・公表

■医師の届出

ただちに行う●
届出

医師は，一〜四類・新型インフルエンザ等感染症の患者・無症状病原体保有者，新感染症にかかっていると疑われる者を診断したときは，ただちに氏名，年齢，性別，住所，職業，感染症の名称・症状，感染年月日，感染原因などを，保健所長を経由して都道府県知事に届け出なければならない。

7日以内に●
行う届出

医師は，厚生労働省令で定める五類感染症の患者・無症状病原体保有者を診断したときは，風しん等[1]はただちに，ほかは7日以内に同様に都道府県知事に届け出なければならない。

②感染症の発生の状況・動向の把握

届出●

都道府県知事は，開設者の同意を得て，感染症のうち厚生労働省令で定めるものの発生の状況の届出を担当する病院・診療所（指定届出機関）を指定する。指定届出機関は，指定された感染症の患者を診断したときは，患者の年齢，性別などの事項を都道府県知事に届け出なければならない。

③情報の公表

放送・●
インターネット

厚生労働大臣・都道府県知事は，届出や調査などにより収集した情報について分析を行い，感染症の発生状況，予防・治療などのための情報を，新聞・放送・インターネットなどにより，積極的に公表しなければならない。また，公表にあたっては，個人情報の保護に留意しなければならない。

③ 健康診断，就業制限・入院などの措置

健康診断●

都道府県知事は，一〜三類・新型インフルエンザ等感染症の蔓延を防ぐため必要があるときは，医師の健康診断を受けるべきことを勧告することができ，勧告に従わない場合は健康診断を行わせることができる。

就業制限●

都道府県知事は，医師の届出を受けた場合，一〜三類・新型インフルエンザ等感染症の患者・無症状病原体保有者に対し，届出の内容などを書面で通知する。通知を受けた者は，感染症を蔓延させるおそれがあるとして厚生労働省令で定める業務には，そのおそれがなくなるまで従事してはならない。

入院●

都道府県知事は，一・二類・新型インフルエンザ等感染症の蔓延を防止するため必要があるときは，72時間を限度に感染症指定医療機関への入院を勧告することができ，それに従わない場合は入院させることができる。その

1）五類感染症のうち，侵襲性髄膜炎菌感染症，風しん，麻しんはただちに届け出る。

後，各保健所におかれる感染症の診査に関する協議会の意見を聞いたうえで，10 日以内（結核患者については 30 日以内）の入院を勧告することができ，従わない場合は入院させることができる。さらに入院を継続する必要があるときは，上記の協議会の意見を聞いたうえで，10 日以内の期間ごとに入院期間を延長することができる。

医療関係者への協力要請　すべての感染症に関して緊急時に，厚生労働大臣・都道府県知事は医療関係者と医療機関に協力を求めることができ，正当な理由なく応じなかったときは勧告し，勧告に応じなかったときはその旨を公表することができる。感染症危機に備え，都道府県は特定機能病院・地域医療支援病院などと発生・蔓延時の対応について医療措置協定を結ぶ。協定にそった対応をしないときには各病院の指定を取り消すことができる。

新型インフルエンザ等感染症と新感染症の療養方式　入院勧告と入院措置は厚生労働大臣が定める程度以上の重い症状を対象とし，宿泊療養（一定の基準を満たす宿泊施設での療養）と自宅療養（居宅等での療養）の形態もある。その場合，都道府県知事は食事等必要なサービスと物品の提供に努めなければならない。入院措置に応じない場合・入院先から逃げた場合は 50 万円以下の過料にすることができる。なお，過料は行政罰であり刑事罰でないので，看護師免許取消事由に該当せず選挙権などの公民権は停止されない。

質問拒否等　新型インフルエンザ感染症等の患者等が積極的疫学調査の質問に対して正当な理由なく答えない等の場合に 30 万円以下の過料にすることができる。

④ 医療提供と費用負担

都道府県の負担　都道府県は，入院の勧告・入院の措置を実施した場合・患者から申請があったときは，①診察，②薬剤・治療材料の支給，③医学的処置・手術・その他の治療，④病院への入院・療養に伴う世話などの看護に要する費用を負担する。医療保険制度などによる給付がまず適用される。なお，結核については都道府県が 95％ の負担を 6 か月以内で行うことができる。

⑤ 新型インフルエンザ等感染症・新感染症への対応

厚生労働大臣の公表　厚生労働大臣は，新型インフルエンザ等感染症，新感染症が発生したと認めたときは，すみやかに，その旨や地域，状況，動向，原因，病原体の型，検査方法，症状，治療，感染防止方法，実施措置などを，放送・インターネットなどで公表しなければならない。その際，個人情報の保護に留意する。

新型インフルエンザ等感染症　都道府県知事は，蔓延防止の必要があるとき，感染症にかかっている疑いのある者に対し，体温などの健康状態について報告を求めることができる。その結果，外出しないよう協力を求めることができ，当該者はこれに応ずるよう努めなければならない。

　国は，新型インフルエンザ等感染症の発生を予防し，蔓延を防止するため

にとくに必要があるときは，2年以内（1年の延長可）の期間，一類感染症に対するのと同様の建物に対する措置などを実施することができる。

新感染症● 都道府県知事は，蔓延防止の必要があるとき，感染症にかかっている疑いのある者に対して，医師の健康診断を受けることを勧告し，それに従わないときは健康診断を行わせることができる。また，新感染症の所見がある者に対し，10日以内の期間を定めて，特定感染症指定医療機関への入院を勧告し，それに従わないときは入院させることができる。

なお，発生予防，蔓延防止のために必要があるときは，消毒など一類感染症と同様の措置を講ずることができる。

⑥ 結核への対応

健康診断● 事業所や学校は，結核の定期健康診断を行わなければならない。また，健康診断の対象者は受診しなければならない。

届出● 結核患者の届出を受けた都道府県知事は，居住地以外の保健所長からの場合は，ただちに居住地の保健所長に通知する。また，結核患者が入退院した場合，病院の管理者は7日以内に保健所長に届け出る。

保健師の訪問● 保健所長は，結核登録票を備えて，管轄区域内に居住する結核患者・結核回復者に関する事項を記録し，必要があれば登録されている者に保健師を訪問させ，処方された薬剤を確実に服用することなど必要な指導を行う。医師が結核患者を診療したときは，治療・感染防止に必要な事項を指示する。

⑦ 指定動物・特定病原体等

指定動物● 政令で定める感染症を人に感染させるおそれが高い**指定動物**については，感染症発生状況などの事情を考慮し，厚生労働省令・農林水産省令で定める地域から発送されたもの，そこを経由したものを輸入してはならない。

特定病原体等● 病原体等は，病原性や国民の生命・健康に与える影響に応じて，1種病原体等から4種病原体等までに分類し，所持・輸入の禁止・許可・届出・基準の遵守などを規定し適正な管理体制を確立する。

② 新型インフルエンザ等対策特別措置法（平成24年法律第31号）

社会全体への● 前述の感染症法における新型インフルエンザ等感染症と新感染症は，国民
対策 の大部分が現在その免疫を獲得していないことなどから，全国的かつ急速に蔓延し，かかった場合の病状が重篤となり，国民生活と経済に重大な影響を及ぼすおそれがある。これについては，個々の感染者を特定しその医療等を確保するという前提で構成されている感染症法や検疫法など既存の法律では対応できない事態が想定される。そこで社会全体にわたる統一的な対策をとるために，病原性の程度が高い疾病を緊急事態措置の対象とし，程度が不明な時期においても緊急対策本部を設置して感染症法をこえる対策をとる。

新型コロナウイルス感染症対策のために数次にわたり改正された。

対象疾病● 新型インフルエンザ等感染症と新感染症。

発生前対策● 国などの行動計画策定や公共機関の指定，訓練，医薬品の備蓄と研究開発。

発生時対策● 厚生労働大臣からの発生報告により，政府対策本部・都道府県対策本部が設置され，都道府県本部長は事業者に営業時間短縮などの要請ができる。

また，政府対策本部は緊急の必要があるときは，臨時の予防接種の期間と対象者を定め，特定接種として予防接種を行うよう厚生労働大臣に指示し，都道府県や市町村にかわって国や都道府県が接種をすることができる。さらに，厚生労働大臣と都道府県知事は医療関係者の確保困難時に，検体採取とワクチン注射行為を歯科医師に，注射行為を診療放射線技師・臨床検査技師・臨床工学技士・救急救命士に要請することができる。この場合は保健師助産師看護師法の規定にかかわらず診療の補助として行う。

緊急事態宣言● 国内で発生し国民生活や経済に甚大な影響があるおそれがあるときは，内閣総理大臣は緊急事態を宣言し緊急対策本部を設置する。地方公共団体も同様に本部を設置して，予防接種の実施，医療機関の確保などを行う。そのほか，緊急事態宣言下では各種規制措置がとられ，都道府県知事は宣言中に施設の使用制限等の要請に応じない事業者に命令ができる。命令に応じない場合は 30 万円以下の過料とすることができる。

まん延防止等● 緊急事態にはいたらないが，まん延を防止するために内閣総理大臣が発す
重点措置 る。都道府県知事は区域内の事業者に営業時間の変更要請と命令ができる。命令に違反した場合は 20 万円以下の過料とすることができる。

差別の防止● 国と地方公共団体は患者等への差別の防止措置を講ずる。

看護師の役割● 都道府県知事は患者の医療のために，看護師・医師に必要な医療協力を要請することができる。その際には看護師等に危険が及ばないようにする。

そのほかの罰則● 都道府県知事の命令に反して必要物資を隠したり，土地建物への立ち入りを拒んだりした者には罰則がある。

3　予防接種法（昭和 23 年法律第 68 号）

予防接種と● 伝染のおそれがある疾病の発生・蔓延を予防するために公衆衛生の見地か
健康被害救済 ら，予防接種の実施などの措置を講じて国民の健康の保持に寄与するとともに，予防接種による健康被害の迅速な救済をはかるための法律である。

予防接種● 疾病に対して免疫の効果を得させるため，疾病の予防に有効であると確認されているワクチンを人体に注射または接種すること。

分類● 予防接種には，本法に基づく標準的な実施時期がある**定期**・蔓延予防上緊急の必要がある**臨時**のものと法律に基づかない**任意**のものがある。基本的に法による予防接種は，公費と一部自己負担で行われ，任意のものは自己負担であるが地方自治体が負担する場合もある。健康被害が発生した場合，法律に基づくものは予防接種法の体系で，任意のものは医薬品副作用被害救済制

　度の体系でそれぞれ救済が行われる。また，B 型肝炎のように母子感染予防
　は任意で，それ以外の水平感染予防は定期のものもある。読者の便のために
　⮕ **表 4-5** には任意接種の一部も掲載している。

⮕ **表 4-5　定期の予防接種の分類・疾病・標準的な実施期間など（参考として任意接種の一部）**

分類		疾病	標準的な実施期間・対象者
予防接種法	定期接種（A類）	ジフテリア	●生後 2 月から 90 月までの間（4 回） ●11 歳から 13 歳（1 回）
		百日せき	●生後 2 月から 90 月までの間（4 回）
		急性灰白髄炎（ポリオ）	●生後 2 月から 90 月までの間（4 回）
		麻しん	●生後 12 月から 24 月までの間（1 回） ●5 歳以上 7 歳未満の者で，小学校就学前 1 年間（1 回）
		風しん	●生後 12 月から 24 月までの間（1 回） ●5 歳以上 7 歳未満の者で，小学校就学前 1 年間（1 回）
		日本脳炎	●生後 6 月から 90 月までの間（3 回） ●9 歳から 13 歳（1 回）
		破傷風	●生後 2 月から 90 月までの間（4 回） ●11 歳から 13 歳（1 回）
		結核	●1 歳までの間
		Hib 感染症	●生後 2 月から 60 月（1 回～4 回に分けて接種）までの間
		小児の肺炎球菌感染症	●生後 2 月から 60 月（1 回～4 回に分けて接種）までの間
		ヒトパピローマウイルス感染症	●12 歳になる年度から 16 歳になる年度（小学 6 年生から高校 1 年生）の女子（6 月間で 3 回に分けて接種）。2022（令和 4）年 3 月まで積極的勧奨を控えていたので，定期接種の対象年齢の間に接種を逃した者も希望すれば接種対象とする。
		水痘	●生後 12 月から 36 月までの間（2 回）
		B 型肝炎（水平感染予防）	●1 歳までの間（3 回）
		ロタウイルス感染症	●経口弱毒生ヒトロタウイルスワクチンの場合，生後 6 週～24 週の間に 2 回 ●5 価経口弱毒生ロタウイルスワクチンの場合，生後 6 週～32 週の間に 3 回
	定期接種（B類）	インフルエンザ	●65 歳以上の者 ●60 歳以上 65 歳未満であって，心臓，腎臓もしくは呼吸器の機能またはヒト免疫不全ウイルスによる免疫の機能に障害を有する者として，厚生労働省令で定めるもの
		新型コロナウイルス感染症（COVID-19）	●インフルエンザの対象者に同じ
		高齢者の肺炎球菌感染症	●インフルエンザの対象者に同じ
任意接種		B 型肝炎（母子感染予防）	●生後 12 時間から 6 月までに 3 回
		流行性耳下腺炎（おたふくかぜ）	●1 歳以上（2 回）
		A 型肝炎	●1 歳以上（3 回）

注 1）新型コロナウイルス感染症は，2024（令和 6）年 3 月までは臨時のものとして全額を国費で接種していた。
注 2）疾病にかかっていたりして接種できなかった者には特例がある。
注 3）対象者をあらわすのに「月」と「歳」が混在しているのは原文表記に合わせたためである。
注 4）ジフテリア，百日せき，急性灰白髄炎，破傷風の 4 種混合ワクチンなどのかたちで実施されることが多い。

① 対象疾患

法に基づき予防接種を行う疾病は，次のとおり定期のものである A 類・B 類と臨時のものがある。

①**A 類疾病**　集団予防をおもな目的とし，発生と蔓延の予防のために予防接種を行う，**ジフテリア**，**百日せき**，**急性灰白髄炎**(小児まひ，ポリオ)，**麻しん**，**風しん**，**日本脳炎**，**破傷風**，**結核**，**Hib 感染症**，**小児の肺炎球菌感染症**，**ヒトパピローマウイルス感染症**，新型インフルエンザ等感染症・指定感染症・新感染症のうち全国的かつ急速な蔓延により国民の生活・健康に重大な影響を与えるとして政令で定める疾病，政令により**痘そう**，**水痘**，**B 型肝炎**，**ロタウイルス感染症**。

②**B 類疾病**　個人の発病と重症化を防止し，あわせて蔓延の予防に資するためとくに予防接種を行う必要があるとみとめられる疾病(**インフルエンザ**)，A 類疾病以外の新型インフルエンザ等感染症・指定感染症・新感染症のうち政令で定める疾病，政令で定める**肺炎球菌感染症で高齢者**がかかるもの。

② 予防接種

予防接種●
基本計画等　厚生労働大臣は，予防接種に関する施策の総合的・計画的な推進をはかるため，予防接種基本計画・個別予防接種推進指針を定めなければならない。個別予防接種推進指針は，A 類疾病・B 類疾病のうち，とくに総合的に予防接種を推進する必要があるものについて定める。

定期の予防接種●　市町村長が，A 類疾病・B 類疾病のうち政令で定める疾病について，政令で定める者に対して行う。その疾病と対象者は➡**表 4-5** のとおりである。ただし，ヒトパピローマウイルス感染症については，副反応症例等について十分に情報提供できないことから，希望者の接種機会は確保しつつ積極的な接種勧奨を一時的に差し控えていたが，2022(令和 4)年から再開した。

なお，都道府県知事は，これらの疾病のうち政令で定める日本脳炎について，発生状況などからみて予防接種を行う必要がないと認められる区域を指定することができる。

臨時の予防接種●　臨時の予防接種は次の場合に指示・実施される。ただし，**新型コロナウイルス感染症**[1]など新たに対策が必要なものについては，厚生労働大臣の指示と都道府県知事の協力で市町村が実施してきた。

(1) 都道府県知事は，A 類疾病・B 類疾病のうち，厚生労働大臣が定める緊急の必要を認める場合には，対象者・期日・期間を指定して臨時の予防

---

1) 新型コロナウイルス感染症の予防接種は，従来は予防接種法附則により臨時のものとされていたが，2022(令和 4)年秋の法改正により，臨時に行う A 類疾病とし厚生労働大臣が指定と指示を行ったものとみなされ，2024(令和 6)年 4 月からは基本的に高齢者などを対象とする定期のものとされた。

接種を行うか市町村長に行うよう指示することができる。

(2) 厚生労働大臣は，蔓延予防上緊急の必要があると認めるときは，都道府県知事に予防接種を行うよう指示することができる。

(3) 病原性の高くない新型インフルエンザに対応する臨時接種は市町村が実施し行政は接種を受けるよう勧奨する。

対象者の責務● A類疾病接種の対象者は，定期・臨時の予防接種を受けるよう努めなければならない。対象者が16歳未満の者または成年被後見人であるときは，保護者が予防接種を受けさせるよう努めなければならない。B類疾病接種の対象者は，定期・臨時の予防接種を受けるよう努めなければならない。

適正な実施の●
ための措置 病院・診療所の開設者または医師は，定期の予防接種等を受けた者が，定期の予防接種等を受けたことによるものと疑われる症状を呈していることを知ったときは，厚生労働大臣に報告しなければならない。また，報告を受けた厚生労働大臣・厚生科学審議会・独立行政法人医薬品医療機器総合機構などの任務についても定めている。

③ 健康被害の救済措置

厚生労働大臣●
認定・市町村長
給付 市町村長は，定期・臨時の予防接種を受けた者が，疾病・障害の状態となり，または死亡した場合に，被害が予防接種を受けたことによるものと厚生労働大臣が認定したときは，医療費・医療手当・障害児養育年金・障害年金・死亡一時金・遺族年金・遺族一時金・葬祭料などの給付を行う。なお，任意の予防接種による被害は医薬品副作用被害救済制度により補償する。

④ 検疫法（昭和26年法律第201号）

海外からの●
感染症防止 国内に常在しない感染症が船舶や航空機を介して国内に侵入するのを防止するため，船舶・航空機の検疫を義務づけるなど，必要な措置を講ずることを定めた法律である。

検疫感染症● **感染症法**の一類感染症・新型インフルエンザ等感染症と，政令で定める特定鳥インフルエンザ（H5N1・H7N9），デング熱，マラリア，ジカウイルス感染症，チクングニア熱，中東呼吸器症候群である。

検疫● 外国から船舶・航空機が国内に入る場合には，最初の港・飛行場で**検疫**を受けなければならない。検疫所長は，検疫感染症の病原体で汚染された船舶などについて，必要に応じて患者の隔離・移送・入院，汚染者の停留，汚染場所や物件の消毒・廃棄・移動の禁止，汚染死体の火葬などを行うことができる。新型インフルエンザ等感染症にあっては自宅待機も認められている。

検疫所● 全国の主要な港・飛行場には，検疫所・支所・出張所がおかれ，検疫官が配置されており，多くの看護師が検疫官として働いている。

食品の衛生等に関する法

① 食品衛生法（昭和22年法律第233号）

食品の安全対策●　食品の安全性の確保のため，公衆衛生の見地から飲食による衛生上の危害を防止し，国民の健康の保護をはかる法律である。

規制●　食品・添加物・器具・容器包装について必要な規制を行う。一部は厚生労働大臣が指定するおもちゃ・洗浄剤，大規模施設にも準用される。

①**販売等の禁止**　厚生労働大臣は，食品衛生上の危害の発生を防止するため，必要があるときは，食品販売を禁止し，とくに必要があるときは，特定の食品などの販売・製造・輸入などを禁止することができる。

②**基準・規格等**　販売する食品などに，内閣総理大臣は必要な基準・規格を定める。これに適合しないものの製造・販売などをしてはならない。

③**製造業・営業等の規制**　乳製品・衛生上考慮が必要な食品・添加物として政令で定めるものを製造・加工する者は，医師・薬剤師などの資格をもつ食品衛生管理者をおく。また，厚生労働大臣・都道府県知事（保健所設置市長・特別区長）は，食品営業者などから報告を求め，食品衛生監視員[1]に営業所などへの立入検査と食品などの無償収去をさせることができる。

④**検査・法律違反に対する措置**　厚生労働大臣・都道府県知事は，食品衛生上の危害の発生を防止するために，食品等の製造・輸入業者などに検査を受けることを命じ，この命令を受けた者は，検査結果の通知を受けたあとでなければ，販売・陳列・使用ができない。違反した場合は，食品等の廃棄，営業の許可の取消し，営業の禁止・停止を行うことができる。

⑤**医師の届出**　医師は，食品などに起因する中毒患者や疑いのある者を診断したとき，死体を検案したときは，ただちに保健所長に届け出る。

**広域的食中毒●
対応など**　広域的な食中毒への対策強化，事業者による衛生管理の向上，食品による健康被害情報などの把握や対応などを的確に行う。

② 食品に関するその他の法律

概要●　牛海綿状脳症（BSE）問題，遺伝子組換え食品の使用問題など，食の安全をおびやかす事件が相ついで発生したことから，**食品安全基本法**（平成15年法律第48号）が制定された。また，**食品表示法**（平成25年法律第70号），**調理師法**（昭和33年法律第147号），**製菓衛生師法**（昭和41年法律第115号）などがある。と畜場や食鳥処理などの衛生管理については，第6章（●225ペー

1）医師・歯科医師・薬剤師・獣医師・2年以上食品衛生行政に従事した栄養士などが食品衛生監視員になることができる。

ジ)で紹介する。

食品安全基本法●　食品の安全性の確保のため，基本理念を定め，国・地方公共団体・食品関連事業者の責務と消費者の役割を明らかにし，安全確保を総合的に推進する法律で，内閣府に食品安全委員会をおき，食品安全行政体制を構築する。

食品表示法●　食品に関する表示は，安全性や自主的・合理的な食品の選択の確保に重要であり，販売・譲渡食品の表示基準の策定・表示違反食品の回収などを定めて，消費者の利益の増進をはかる。

調理師法●　調理師とは，都道府県知事の免許を受け，調理師の名称を用いて調理の業務に従事する者をいう。病院・学校・寄宿舎（きしゅくしゃ）・多数人に飲食物を調理して供与する施設・営業などには調理師をおくよう努めなければならない。

製菓衛生師法●　製菓衛生師とは，都道府県知事の免許を受け，製菓衛生師の名称を用いて菓子製造業に従事する者をいう。

まとめ

- 地域保健法により，都道府県，指定都市などに保健所，市町村に市町村保健センターが設置されている。ただし，市町村保健センターの設置は義務ではない。
- 市町村は母子保健法の規定により，1歳6か月児健診，3歳児健診を行う義務がある。
- 精神科病院の管理者は必要最小限度に入院患者の行動を制限することができるが，①信書の発受，②人権擁護に関する行政機関の職員または患者の代理人である弁護士との面会，③電話は制限することができない。また，虐待防止研修を行う。
- 感染症の予防及び感染症の患者に対する医療に関する法律が対象とする感染症は，一〜五類感染症，新型インフルエンザ等感染症，指定感染症，新感染症に分類される。

復習問題

❶ 次の表の空欄にあてはまる接種の分類を枠内から選びなさい。

定期・臨時・任意

対象疾患	接種の分類
A型肝炎	〔①　　　　〕接種
日本脳炎	〔②　　　　〕接種
急性灰白髄炎	〔③　　　　〕接種
流行性耳下腺炎	〔④　　　　〕接種

❷ 次の文章の空欄を埋めなさい。

▶保健所や市町村保健センターの設置等を規定している法律は，〔①　　　　　　〕法である。

▶精神障害者の障害等級は，1級から〔②　　〕級に分けられる。

▶低出生体重児は，体重〔③　　　　〕g未満の乳児をいう。

▶結核の定期予防接種は，生後〔④　　〕歳までに実施する。

第5章 薬務法

A　医薬品,医療機器等の品質,有効性及び安全性の確保等に関する法律〔略称:医薬品医療機器等法,旧称:薬事法〕(昭和35年法律第145号)

目的と経緯●　2014(平成26)年までは薬事法とよばれていた。**医薬品・医薬部外品・化粧品・医療機器・再生医療等製品**の品質・有効性・安全性の確保などのために必要な規制を行うとともに,**指定薬物**の規制や医療上とくに必要性が高い医薬品・医療機器の研究開発の促進のために必要な措置を講じ,保健衛生の向上をはかることを目的とした法律である。

1　定義

医薬品●　医薬品とは,次のものをいう。

(1) **日本薬局方**(⊕217ページ)に収められているもの

(2) 人や動物の疾病の**診断・治療・予防を目的**とするもので,医薬部外品・機械器具等(機械器具,歯科材料,医療用品,衛生用品)でないもの

(3) 人や動物の身体の**構造・機能に影響を及ぼすことを目的**とするもので,医薬部外品・化粧品・機械器具等でないもの

医薬部外品●　医薬部外品とは,次の**人体に対する作用が緩和**なものをいう。

(1) 吐きけその他の不快感・口臭・体臭の防止,あせも・ただれなどの防止,脱毛の防止,育毛または除毛の目的のために使用される物であって,機械器具等でないもの

(2) 人または動物の保健のために行う,ネズミ・ハエ・カ・ノミなどの防除のために使用されるものであって,機械器具等でないもの

(3) 人または動物の疾病の診断・治療・予防目的,人・動物の身体の構造・機能に影響を及ぼす目的のために使用される物のうち,厚生労働大臣が指定するもの

化粧品●　化粧品とは,人の身体を清潔にし,美化し,魅力を増し,容貌をかえ,皮膚・毛髪を健やかに保つため,身体に塗擦・散布などの方法で使用することを目的とし,人体に対する作用が緩和で,医薬部外品でないものをいう。

◯ 表 5-1　医療機器・生物由来製品等の定義

用語	定義
医療機器	人や動物の疾病の診断・治療・予防・人や動物の身体の構造・機能に影響を及ぼすことを目的とする機械器具等で，政令で定めるもの
高度管理医療機器	副作用・機能の障害が生じた場合，人の生命・健康に重大な影響を与えるおそれがある医療機器で，厚生労働大臣が指定するもの(透析器，心臓ペースメーカー，放射線治療装置など)
管理医療機器	副作用・機能の障害が生じた場合，人の生命・健康に影響を与えるおそれがある医療機器で，厚生労働大臣が指定するもの(MRI，電子式血圧計，消化器用カテーテルなど)
一般医療機器	副作用・機能の障害を生じた場合に人の生命・健康に影響を与えるおそれがほとんどない医療機器で，厚生労働大臣が指定するもの(メス，ピンセット，X線フィルムなど)
特定保守管理医療機器	保守点検，修理その他の管理に専門的な知識・技能を必要とし，適正な管理が行われなければ疾病の診断・治療・予防に重大な影響を与えるおそれがある医療機器で，厚生労働大臣が指定するもの(心臓カテーテル付検査装置，無呼吸モニターなど)
生物由来製品	人その他の生物(植物を除く)に由来するものを原料・材料として製造される医薬品・医薬部外品・化粧品・医療機器のうち，保健衛生上特別な注意を要するとして，厚生労働大臣が指定するもの(ワクチン，遺伝子組換え製剤，自己由来製品など)
特定生物由来製品	生物由来製品のうち，販売・賃貸・授与したあとで保健衛生上の危害の発生・拡大を防止するための措置を講ずることが必要として，厚生労働大臣が指定するもの(人血液製剤，人細胞組織医薬品，動物細胞組織医療機器など)
希少疾病用医薬品・希少疾病用医療機器	対象者の数が厚生労働省令で定める一定数に達せず用途に関してとくにすぐれた使用価値を有する医薬品・医療機器として，厚生労働大臣が指定するもの

指定薬物● 　興奮などの作用を有する蓋然性（がいぜんせい）が高く，保健衛生上の危害が発生するおそれがある薬物で，厚生労働大臣が指定するもの。いわゆる**危険ドラッグ**の成分のうち，健康被害が生じるおそれのある物質である。

治験● 　医薬品等の製造の承認などを申請する際に提出する臨床試験の成績に関する資料の収集を目的とする試験の実施。臨床研究とは異なる。

機器等の定義● 　各医療機器や生物由来製品などの定義は◯ 表 5-1 のとおりである。

② 薬局

定義と名称制限● 　薬局とは，**薬剤師**が販売・授与の目的で**調剤**の業務を行う場所であって，病院・診療所・飼育動物診療施設の調剤所を除いたもの。薬局・病院・診療所の調剤所以外は，名称を使用してはならない。

薬局の開設● 　薬局を開設するには，都道府県知事の許可を受け，6 年ごとに更新しなければならない。薬剤師でなくても薬局を開設できるが，薬剤師である管理者をおかなければならない。

情報の提供● 　薬局の開設者は，販売・授与する場合に，書面で適正な使用のために必要な情報を提供するか，薬剤師に必要な情報を提供させなければならない。

③ 医薬品等の製造・販売

許可と承認●　医薬品・医薬部外品・化粧品・医療機器(以下，医薬品等)の製造販売の業は，①処方箋医薬品，②それ以外の医薬品，③医薬部外品，④化粧品，⑤高度管理医療機器，⑥管理医療機器，⑦一般医療機器の 7 つの種類に応じ，厚生労働大臣の**許可**を受けなければならない。医薬品等の製造販売は，品目ごとに厚生労働大臣の**承認**を受けなければならない。その際に，小児用，難病用，緊急用など一定の場合の特例がある。

　　薬局では，すべての医薬品を販売することができるが，薬局開設者以外の者で，医薬品の販売業を営もうとする者は，都道府県知事(店舗販売業については保健所設置市長・特別区長)の許可を受け，6 年ごとに更新しなければならない。

販売業の種類●　薬局以外での医薬品の販売は，以下の 3 つの販売業で行われる。

　　①店舗販売業　要指導医薬品と**一般用医薬品(第一類～三類)**[1]を店舗で販売し授与する業務で，都道府県知事・保健所設置市長が許可する。

　　②配置販売業　あらかじめ消費者に一般用医薬品を預けておき，そのうち使用した分の代金をあとで受け取る販売方法で，配置区域の都道府県知事が厚生労働省令に従って許可する。

　　③卸売販売業　医薬品を薬局開設者，医薬品の製造販売業者・製造者・販売者，病院・診療所・飼育動物診療施設の開設者などに対して販売・授与する業務をいう。

販売方法の規制●　店舗による販売または配置販売以外の方法で，医薬品を販売することは禁止されている。なお，対面販売以外のインターネット等による通信販売では一般用医薬品のうちリスクの高くないものが認められている。また，配置販売業者は，医薬品の直接の容器・被包を開いて分割販売してはならない。

④ 医薬品等の基準と検定

日本薬局方●　厚生労働大臣は，医薬品の性状・品質の適正をはかるため，薬事・食品衛生審議会の意見を聞き，**日本薬局方**[2]を定め，これを公示する。日本薬局方

---

1) 要指導医薬品と一般用医薬品：医薬品のうち，処方箋医薬品から転換したものなど，薬剤師の対面による指導などが必要として厚生労働大臣が指定するものが要指導医薬品である。その効用および効果において人体に対する作用が著しくないもので，薬剤師その他の医薬関係者から提供された情報に基づく需要者の選択によって使用することが目的とされているものは，一般用医薬品として健康に被害が生じるおそれの程度により，重篤なものから順に**第一類・第二類・第三類**と分かれ，販売時の薬剤師の関与の度合いが異なる。2024 年以降の制度改正で，第一類から第三類までの販売方法の分類を見直し，薬剤師が販売する医薬品と薬剤師または登録販売者が販売する医薬品に分類し，一部は医薬部外品とし，また，20 歳未満の者への複数回・大容量の販売はしないなど規制を強化する。
2) 日本薬局方：医療に使用される重要な医薬品について，性状・品質の基準と，試験法などを国が定めたもの。最新の第 18 改正は 2021(令和 3)年 6 月に告示された。

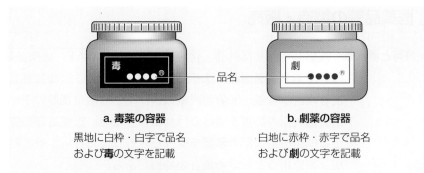

a. 毒薬の容器
黒地に白枠・白字で品名
および**毒**の文字を記載

b. 劇薬の容器
白地に赤枠・赤字で品名
および**劇**の文字を記載

●図 5-1　毒薬・劇薬の容器への記載例

は，法律上少なくとも 10 年ごとに検討が行われるが，近年の医学・薬学の急速な進歩に伴い，1976(昭和 51)年からは 5 年ごとに改定されている。

基準・検定●　厚生労働大臣は，保健衛生上特別の注意を要する医薬品について，その製法・性状・品質・貯蔵法などに関して必要な基準を設けることができる。また，医薬部外品・化粧品・医療機器の性状・品質・性能に関しても必要な基準を設けることができる。なお，厚生労働大臣の指定する医薬品・医療機器は，厚生労働大臣の指定する**検定**に合格しなければ販売・授与はできない。

❺ 医薬品等の取り扱い

■1 毒薬・劇薬

人の生命・健康への影響を及ぼす毒性が強いものとして，厚生労働大臣が指定する医薬品を**毒薬**，ついで作用が激しく劇性が強いものとして厚生労働大臣が指定する医薬品を**劇薬**という。具体的には本法施行規則別表 3 で定められている。

毒薬の容器には，黒地に白枠・白字で品名と**毒**の文字を，劇薬の容器には白地に赤枠・赤字で品名と**劇**の文字を記載しなければならない(●図 5-1)。毒薬・劇薬の販売・授与にあたっては，毒薬・劇薬をゆずり受けた人から一定の事項を記載した文書の交付を受けなければならない。また，毒薬・劇薬は 14 歳未満の者，そのほか安全な取り扱いに不安のある者には交付してはならない。毒薬・劇薬の貯蔵・陳列は，ほかの物と区別し，毒薬については**鍵**をかけておかなければならない。

なお，毒薬と毒物は異なり，劇薬と劇物は異なる。法律も異なる。

■2 処方箋医薬品

厚生労働大臣の指定する処方箋医薬品は，医師・歯科医師・獣医師から処方箋の交付を受けた者以外には，正当な理由なく販売・授与してはならない。

■3 販売・授与の禁止

日本薬局方の基準に合わない医薬品，承認を受けた内容と異なる医薬品，厚生労働大臣の定める基準に合わない医薬品，その他の危害を生ずるおそれ

のある一定の医薬品は，販売・授与が禁止されている。

6 医薬品等の広告

誇大広告禁止●　医薬品・医薬部外品・化粧品・医療機器の名称・製造方法・効能・効果・性能に関しては，明示的・暗示的を問わず**虚偽**または**誇大**な記事を広告・記述・流布してはならない。

7 監督

薬事監視員●　厚生労働大臣・都道府県知事は，必要に応じて，①薬局・病院・診療所あるいは医薬品などの製造業・販売業に対する立入検査，②保健衛生上の危害の発生が予想される場合の販売停止，③法令違反の医薬品等に対する廃棄・回収命令・承認の取消し，④構造設備の改善・管理者の変更命令などを行う監督権限を有し，国や都道府県には**薬事監視員**がおかれている。

B 人等の組織の一部を用いた医療などの法

1 再生医療等の安全性の確保等に関する法律（平成 25 年法律第 85 号）

製造許可●　再生医療等の迅速・安全な提供等をはかるため，再生医療等を提供しようとする者が講ずべき措置を明らかにするとともに，特定細胞加工物の製造の許可等の制度等を定める法律である。具体的には，再生医療等について人の生命・健康に与える影響の大きさから，第一種再生医療等から第三種再生医療等に三分類し必要な手続きを定めている。

適正な再生医療の提供のために，インフォームドコンセント，個人情報保護措置，安全性確保の改善命令や保健衛生上の危害発生・拡大防止のための命令，医療機関が特定細胞加工物の製造を委託する場合は製造許可を受けた者等へ委託することなどが定められている。

2 安全な血液製剤の安定供給の確保等に関する法律（昭和 31 年法律第 160 号）

安定供給と●
適正利用　血液製剤の安全性の向上，安定供給の確保，適正な使用を推進するために必要な措置を講じるほか，人の血液の適正な利用，献血者などの保護をはかるための必要な規制を行うことにより，国民の保健衛生の向上に資することを目的とした法律である。いわゆる**売血**は禁止されている。

❸ 国民が受ける医療の質の向上のための医療機器の研究開発及び普及の促進に関する法律（平成 26 年法律第 99 号）

迅速実用化● 　有効で安全な医療機器の迅速な実用化等により国民が受ける医療の質の向上をはかるため，基本理念を定め，国等の責務を明らかにする法律である。

C　薬害被害者の救済等

● 独立行政法人医薬品医療機器総合機構法（平成 14 年法律第 192 号）

薬害救済と● 　①医薬品の副作用や生物由来製品を介した感染などによる健康被害に対す
承認審査　る**医薬品副作用被害救済制度**，②医薬品や医療機器などの品質・有効性・安全性の指導・**承認審査**，③市販後における安全性に関する情報の収集と分析・提供の**安全対策**などを行う**独立行政法人医薬品医療機器総合機構**の名称，目的，業務の範囲を定めた法律である。

■**特定フィブリノゲン製剤及び特定血液凝固第IX因子製剤による C 型肝炎感染被害者を救済するための給付金の支給に関する特別措置法（平成 20 年法律第 2 号）**

従来法の限界を● 　フィブリノゲン製剤・血液凝固第IX因子製剤に C 型肝炎ウイルスが混入
こえて救済　し多くの人々が感染するという事件がおき，感染被害者・遺族は長期にわたり肉体的・精神的苦痛をしいられている。従来の法律のもとでこれら感染被害者の一律救済の要請にこたえるには司法上・行政上に限界があったことから，立法による解決をはかるため制定された。

　独立行政法人医薬品医療機器総合機構が，特定 C 型肝炎ウイルス感染者・相続人に対し，請求に基づいて健康被害の救済をはかるために給付金を支給することなどを定めている。

D　麻薬・毒物・劇物に関する法

　麻薬や規制薬物とされる薬物は，激痛緩和や精神科医療分野で適正に使用されれば大きな役割を果たすものもあるが，使い方を誤るときわめて危険である。脳・神経に作用するものが多く，脳の機能を抑制するものには，ケシからつくるヘロイン，アヘン，モルヒネがある。脳機能を活性化するものには，コカインなどの麻薬（大麻を含む），向精神薬，漢方薬の麻黄からつくるヒロポンなどの覚醒剤，幻覚作用の合成薬 LSD などがある。一般的にはこれらを総称して麻薬ということもあるが，法律上は区別されている。

1 麻薬及び向精神薬取締法（昭和 28 年法律第 14 号）

規制と医療 ●　ヘロイン・モルヒネ・コカ葉・コデイン・コカイン・大麻などの**麻薬**, 睡眠薬などの**向精神薬**の輸出入・製造・製剤・譲渡などについての取り締まりと麻薬中毒者に対する必要な医療について規定した法律である。

1 免許

麻薬の取り扱い ●　麻薬を取り扱うには, 厚生労働大臣・都道府県知事の免許を受けなければならない。医師・歯科医師・獣医師が疾病の治療のために麻薬を使用し, 処方箋を交付するためには**麻薬施用者**の免許を受けなければならない。また, 病院・診療所・飼育動物診療施設で麻薬施用者が施用・交付する麻薬を管理するには**麻薬管理者**の免許が必要で, これには医師・歯科医師・獣医師・薬剤師の免許をもっている必要がある。

向精神薬の ●
取り扱い　向精神薬を取り扱うには, 病院などの開設者を除き, 厚生労働大臣・都道府県知事の免許・登録を受けなければならない。ただし, 医薬品医療機器等法の規定によって薬局・医薬品の卸売販売業の許可を得た者は, 向精神薬卸売業者・向精神薬小売業者の免許を受けた者とみなされる。

2 取り扱い上の規制

■1 麻薬

規制 ●　麻薬の輸出入・製造・製剤などには厚生労働大臣の許可が必要である。販売する麻薬の容器や包みには®の記号などの事項を記載しなければならない。

記録・届出の ●
義務　**麻薬を記載した処方箋**には, 患者の氏名, 麻薬の品名・分量・用法・用量, 麻薬施用者の氏名, 免許証の番号, その他厚生労働省令で定める事項を記載して, 記名押印または署名をしなければならない。また, 麻薬を施用・交付したときは, 一定の事項を**診療録**に記載しなければならない。

　2 人以上の麻薬施用者が診療に従事する麻薬診療施設の開設者は, 麻薬管理者 1 人をおき, 麻薬管理者は, 帳簿を備え所定の事項を記載し, 毎年 11 月 30 日までに一定の事項を都道府県に届け出なければならない。

　麻薬施用者・麻薬管理者は, 所有・管理する麻薬に減失・盗難・所在不明

Column

薬物と物質依存

　医薬品の治療以外での使用や化学物質の目的外使用は薬物濫用にあたり, 依存性の高い薬物は法律で規制されている。薬物依存症になる過程には「快」の体験があり, 快体験に動機づけられて使用を繰り返すうちに, 有害な事態にいたってもやめることができなくなる。規制薬物は一度でも使用すれば犯罪になるため, 治療薬として向精神薬や麻薬を用いる際は厳重に管理しなければならない。

などの事故が生じた場合は，すみやかに一定の事項を都道府県知事に届け出なければならない。

麻薬の保管● 麻薬は，業務所内において，麻薬以外の医薬品（覚醒剤を除く）と区別し，鍵をかけた堅固な設備内に保管しなければならない。

医師は，受診者が麻薬中毒者であると診断したときは，すみやかに患者の氏名・住所・年齢などの事項を都道府県知事に届け出なければならない。

2 向精神薬

向精神薬は，濫用を防止するため，輸出入・製造・製剤・小分け・譲渡について，法律で別段の規定がある場合を除き，免許を得た者でなければ行うことができない。また特定の場合には厚生労働大臣の許可を要するなど，厳重な規制が行われ，販売する向精神薬の容器や包みには⑩の記号など一定の事項を記載しなければならない。

3 監督・取り締まり

麻薬取締官等● 麻薬，向精神薬，大麻，あへん，覚醒剤など規制薬物に関する薬物犯罪に関しては，国際的な協力の下に規制薬物に係る不正行為を助長する行為等の防止を図るための麻薬及び向精神薬取締法等の特例等に関する法律（平成3年法律第94号）によって厳重な取り締まりが行われている。

麻薬に関する取り締まりを行うため，厚生労働省に麻薬取締官が，都道府県には麻薬取締員がおかれている。

4 入院措置

措置入院● 都道府県知事は，麻薬中毒者・疑いのある者について必要があると認めるときは，精神保健指定医に診察させることができる。診察の結果，必要を認めるときは，麻薬中毒者医療施設（国立・都道府県立の精神科病院）などに強制的に措置入院させて必要な医療を行うことができる。

② 大麻草栽培・あへん・覚醒剤を取り締まる法

① 大麻草の栽培の規制に関する法律（昭和23年法律第124号）

大麻（マリファナ）の原料植物となる大麻草の栽培を規制する法律である。医薬品製造，麻布製造，大麻研究などのために，厚生労働大臣・都道府県知事の免許を受けた各大麻草栽培者以外の者が，大麻草の栽培などを行うことを禁ずる。

② あへん法（昭和29年法律第71号）

医療・学術研究用の原料であるあへんを適正に供給し，密売による害を防ぐため，原料植物であるケシの栽培を厚生労働大臣の許可制としている。ま

た，国が独占的にあへんの輸出入・収納・売渡しを行うものとし，あへんや
ケシ殻の譲渡，譲受，所持などの取り締まりについて規定する法律である。

③ 覚醒剤取締法（昭和 26 年法律第 252 号）

覚醒剤の濫用を防止するため，その取り締まりについて規定している。覚
醒剤の製造については厚生労働大臣，使用・研究などについては都道府県知
事の指定を必要とする。覚醒剤の取り扱いについては，厳重な義務が課せら
れており，保管は**鍵**をかけた堅固な場所で行わなければならない。いわゆる
危険ドラッグの規制は本法ではなく，医薬品医療機器等法が担っている。

③ 毒物及び劇物取締法（昭和 25 年法律第 303 号）

登録と規制● 　農薬や工業薬品など医薬品・医薬部外品以外のもので人体に対して危険な
作用をするものを毒物または劇物として指定し，必要な取り締まりを行うこ
とを目的とする法律である。医薬品医療機器等法第 44 条で毒性が強い医薬
品を毒薬，劇性が強い医薬品を劇薬というが，毒物と劇物はこれらとは別の
概念である（**➡表 5-2**）。ただし，個々の物質は形態により，重複して指定さ
れているものもある。本法では毒物・劇物は別表で個別に指定されている。

　毒物・劇物の製造業・輸入業・販売業を営むには都道府県知事，または販
売業の店舗所在地の都道府県知事・保健所設置市長・特別区長の**登録**を受け
ることとし，取り扱いにあたっては盗難・紛失・流出の防止などについて必

➡表 5-2　毒薬・劇薬と毒物・劇物の例

毒薬	アトロピン，ストリキニーネ，パクリタキセル，モルヒネ	毒物	水銀，ニコチン，ヒ素，フッ化水素，パラチオン
劇薬	アトロピン生薬，ニコチン製剤，インターフェロン-アルファ，ワクチン類	劇物	アンモニア，塩化水素，過酸化水素，クレゾール

注）同じ物質でも態様によって分類が異なる。麻薬及び向精神薬取締法など他法でも規制される
　ものがある。

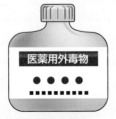

a. 毒物の容器
医薬用外の文字，赤地に白色
で毒物の文字を記載

b. 劇物の容器
医薬用外の文字，白地に赤色
で劇物の文字を記載

➡図 5-2　毒物・劇物の容器への記載例

要な措置をとることを義務づけている。

　容器・被包には**医薬用外**の文字を，毒物には赤地に白色，劇物には白地に赤色で，それぞれ**毒物**，**劇物**の文字を入れなければならない（◐ 223 ページ，図 5-2）。

- 医薬品医療機器等法は，医薬品，医薬部外品，化粧品，医療機器を対象としている。
- 病気の治療目的で麻薬を施用，または処方箋を交付できるのは，麻薬施用者の免許をもつ医師・歯科医師・獣医師のみである。

復習問題

❶〔　〕内の正しい語に丸をつけなさい。

▶毒薬の容器には，〔①白・黒・赤〕地に〔②白・黒・赤〕枠・〔③白・黒・赤〕字で品名と「毒」の文字を記載する。

▶劇薬の容器には，〔④白・黒・赤〕地に〔⑤白・黒・赤〕枠・〔⑥白・黒・赤〕字で品名と「劇」の文字を記載する。

▶毒物の容器には，〔⑦白・黒・赤〕地に〔⑧白・黒・赤〕字で「毒物」の文字を記載する。

▶劇物の容器には，〔⑨白・黒・赤〕地に〔⑩白・黒・赤〕字で「劇物」の文字を記載する。

❷ 次の文章の空欄を埋めなさい。

▶一般用医薬品は第一類から第〔①　　　〕類に分かれる。

▶医療に使用される医薬品の規格基準を〔②　　　　〕という。

▶麻薬を管理できるのは，麻薬管理者の免許をもつ医師・歯科医師・獣医師・〔③　　　　〕である。

▶ほかの医薬品と区別し，鍵をかけて堅固な設備内に保管しなければならない薬物は，〔④　　　　〕と〔⑤　　　　〕である。

第6章 環境衛生法・環境法

A 生活環境・環境衛生営業に関する法

1 生活環境衛生の整備などに関する法

1 水道法（昭和 32 年法律第 177 号）

安全な水●　国民に安全な水を豊富に安く供給するため，水道の布設・管理を適正・合理的に行うことを目的とする。水道は原則として市町村の事業であるが，国の許可を受け，民間事業者が運営することもできる。施設・水質・管理について厳しい基準を設けている。

2 下水道法（昭和 33 年法律第 79 号）

環境基準適合●　公共下水道・流域下水道・都市下水路の設置や管理基準などを定め，都道府県は，水質環境基準が設定された河川など公共の水域・海域を水質環境基準に適合させるために，流域別下水道整備総合計画を定める。

3 有害物質を含有する家庭用品の規制に関する法律
（昭和 48 年法律第 112 号）

水銀化合物規制●　水銀化合物など健康に被害を生ずるおそれのある有害物質を含有する家庭用品について，保健衛生上の見地から必要な規制を行うことにより，国民の健康の保護に資することを目的とした法律である。

4 建築物における衛生的環境の確保に関する法律（昭和 45 年法律第 20 号）

学校建物の衛生●　学校・店舗・事務所で相当程度の規模を有し多数の者が使用・利用する建

Column

公衆衛生の歴史と環境衛生法

　疫学の父といわれるイギリスの医師スノウ Snow, J. は，1850 年代に流行したコレラの感染源が井戸水にあることを特定し，感染を沈静化させた。ナイチンゲール Nightingale, F. は衛生問題に注力し，生活環境の重要性を説いた。健康と環境は密接に関連しており，安全な環境をまもることは生活者の健康をまもることにつながる。現代においては，環境の衛生が法律によってまもられている。

築物の維持管理に関し，環境衛生上必要な事項を定めた法律である。建築物の衛生的な環境を確保し，公衆衛生の向上・増進に資することを目的とする。**病院**は直接に適用されないが，衛生環境の確保に努力するとされている。

5 狂犬病予防法（昭和 25 年法律第 247 号）

予防注射 ● 四類感染症である狂犬病の発生と蔓延を防止し撲滅することを目的とした法律である。犬の所有者は，犬を取得したときは市町村長・特別区長に登録し鑑札を受け，犬に**毎年 1 回狂犬病の予防注射**を受けさせなければならない。

6 と畜場法（昭和 28 年法律第 114 号）

食肉の衛生 ● と畜場の構造設備などについて許可の基準を定め，食用に供するための獣畜（牛，馬，豚，羊など）の屠殺や解体が適正に行われるように必要な事項を規定した法律である。一定の疾病にかかった獣畜は屠殺や解体が禁止される。

7 牛海綿状脳症対策特別措置法（平成 14 年法律第 70 号）

飼料規制と検査 ● 牛海綿状脳症（BSE）の発生とまん延を防止するため，牛の肉骨粉を用いた飼料の禁止，と畜場での牛海綿状脳症検査などによる安全な牛肉の安定供給を内容とする法律である。

8 食鳥処理の事業の規制及び食鳥検査に関する法律（平成 2 年法律第 70 号）

鳥肉の衛生 ● 鶏，あひる，七面鳥など食鳥処理の事業について衛生上必要な規制を行い，食鳥検査の制度について規定した法律である。食鳥肉などに起因する衛生上の危害の発生を防止することを目的とする。

9 墓地，埋葬等に関する法律（昭和 23 年法律第 48 号）

国民感情と衛生 ● 墓地・納骨堂・火葬場の管理・埋葬などが，国民の宗教的感情に適合し，公衆衛生など公共の福祉の見地から支障なく行われることを目的とした法律である。埋葬・火葬は，感染症法などに規定する特別の場合を除き，**死亡・死産後 24 時間**を経過したあとでなければ行うことはできない。

2 環境衛生営業に関する法

場所の規制 ● 興行場（映画・演劇・音楽・スポーツ・演芸などを公衆に見せる施設），旅館・ホテル営業，公衆浴場について，人々の衛生をまもるためそれぞれ**興行場法**（昭和 23 年法律第 137 号），**旅館業法**（昭和 23 年法律第 138 号），**公衆浴場法**（昭和 23 年法律第 139 号）が定められている。いずれも開設には都道府県知事の**許可**と衛生的な措置が必要である。住宅宿泊事業法（平成 29 年法律第 65 号，いわゆる民泊法）による緩和措置がある。

資格と業の規制 ● 理容師・美容師は，**理容師法**（昭和 22 年法律第 234 号），**美容師法**（昭和 32 年法律第 163 号）の規定により，厚生労働大臣の**免許**を得なければ理容・美容を業としてはならない。理容所・美容所の開設については都道府県知事への届出が必要であり，衛生上必要な措置を講じなければならない。

クリーニング所は，**クリーニング業法**（昭和 25 年法律第 207 号）の規定により，都道府県知事の免許を受けたクリーニング師をおき，必要な衛生上の

措置をとることが義務づけられている。

適正化と振興●　上記の 6 業種に加え，食品営業のうちの飲食店・喫茶店・食肉販売・氷雪販売を対象とした**生活衛生関係営業の運営の適正化及び振興に関する法律**（昭和 32 年法律第 164 号）があり，都道府県ごとに業種別の環境衛生同業組合をつくり衛生措置の適正化をはかることなどが定められている。

B 環境法

① 環境基本法（平成 5 年法律第 91 号）

成立の経緯●　環境保全の基本理念，国・地方公共団体・事業者・国民の責務，施策の基本となる事項を定めるなどにより，環境保全に関する施策が総合的・計画的に進められることを目的として制定された法律である。1967（昭和 42）年に制定された**公害対策基本法**を改編充実したものである。

公害の定義●　環境の保全上の支障のうち，事業活動などに伴って生ずる相当範囲にわたる**大気の汚染，水質の汚濁，土壌の汚染，騒音，振動，地盤の沈下，悪臭**によって，人々の健康または生活環境に被害が生じることをいい，これらによる公害を**典型 7 公害**という。

環境基本計画●　政府は，環境の保全に関する基本的な**環境基本計画**と，人々の健康を保持
と環境基準　し生活環境を保全するうえで維持されることが望ましい**環境基準**を定める。

② 環境の保全と汚染対策に関する法

■1 大気汚染防止法（昭和 43 年法律第 97 号）

煤煙，粉塵，自動車の排気ガス，水銀，アスベスト飛散等を規制し，有害大気汚染物質対策を推進すること，大気汚染により健康に被害を及ぼした場合の事業者の損害賠償責任などを規定している。

■2 水質汚濁防止法（昭和 45 年法律第 138 号）

工場から公共用水域にカドミウム・水銀・ヘドロなどが排出されることを規制するほか，炊事・洗濯・入浴などによる生活排水の処理対策について定め，汚水や廃液により健康被害が生じた場合の事業者の損害賠償責任などについても規定している。

■3 土壌汚染対策法（平成 14 年法律第 53 号）

砒素，鉛などの特定有害物質による土壌汚染の状況の把握，汚染除去などの措置による健康被害の防止などについて規定している。

とくに農用地について，カドミウム・銅・砒素などによる汚染を防止し，汚染された農用地の利用の合理化をはかるために，**農用地の土壌の汚染防止等に関する法律**（昭和 45 年法律第 139 号）がある。

4 騒音規制法(昭和43年法律第98号)

工場や建設工事の騒音を規制し自動車騒音の許容限度を定めている。航空機騒音は対象外であるが環境基準はある。

5 振動規制法(昭和51年法律第64号)

工場や建設工事の振動について規制し，道路交通振動についての措置を規定している。

6 工業用水法(昭和31年法律第91号)・建築物用地下水の採取の規制に関する法律(昭和37年法律第100号)

工業用水や建築物の冷房用などのために用いる地下水のくみ上げによる地盤沈下を防止するための措置について規定している。

7 悪臭防止法(昭和46年法律第91号)

工場から発生するアンモニアなどの悪臭を規制する措置を規定している。

8 廃棄物の処理及び清掃に関する法律(昭和45年法律第137号)

排出抑制・再生利用● ごみ，粗大ごみ，燃え殻，汚泥，糞尿，廃油，廃酸，廃アルカリ，動物の死体など各種の廃棄物の排出を抑制し，再生利用を進めつつ適正に処理し，生活環境を清潔にするために必要な事項を定めた法律である。事業主は，事業活動で生じる**産業廃棄物**をみずからの責任で処理しなければならない。

病院など● 病院などから出される使用済み注射器やガーゼなど病原体が付着している・そのおそれがある廃棄物は，**感染性廃棄物**に区分され特定の場所に保管され，ほかの廃棄物と区別して表示し，厳重な取り扱いがなされる。

9 資源の有効な利用の促進に関する法律(平成3年法律第48号)

再利用● 事業者などが再生資源を利用して事業を行い，事業から出た廃棄物を再生資源として再利用するとともに，製品の省資源化・長寿命化による廃棄物の発生抑制，回収製品の部品再利用対策の促進を目的とする法律である。

10 容器包装に係る分別収集及び再商品化の促進等に関する法律(平成7年法律第112号)

再生資源● 容器包装廃棄物の分別収集と収集で得られた分別基準適合物の再商品化を促進し，廃棄物の減量と再生資源の有効利用をはかるための法律である。レジ袋の有料化を定める。

11 プラスチックに係る資源循環の促進等に関する法律(令和3年法律第60号)

海洋プラスチックごみ問題などの解決のために，上の法律とともにプラスチックの設計・製造から排出・回収・リサイクルまでの循環措置を講じる。

③ 公害健康被害の補償等に関する法律(昭和48年法律第111号)

指定● 相当広い範囲にわたる大気汚染や水質汚濁が原因でおきた健康被害に対する被害者の保護・健康の確保をはかることを目的とする。

①**第1種地域** 著しい大気汚染の影響による疾病(慢性気管支炎，気管支喘息，喘息性気管支炎，肺気腫など)が多発した地域。現在はない。

②**第 2 種地域**　著しい大気汚染・水質汚濁があり，原因物質が明らかで物質が原因でなければかかることがない疾病が多発している地域。疾病として，**水俣病**，**イタイイタイ病**，**慢性砒素中毒症**が地域ごとに指定されている。

補償●　指定地域を管轄する都道府県知事は，申請に基づいて疾患が大気汚染・水質汚濁の影響によると認定する。認定を受けた者には，**公害医療手帳**が交付され，①療養の給付・療養費，②障害補償費，③遺族補償費，④遺族補償一時金，⑤児童補償手当，⑥療養手当，⑦葬祭料などの補償給付が支給される。

❹ 自然と動物の保護

自然の保護と●　自然環境の保全のために**自然環境保全法**(昭和 47 年法律第 85 号)，自然の
利用　保護と利用のために国立公園などを定めた**自然公園法**(昭和 32 年法律第 161 号)，温泉の保護と利用のために**温泉法**(昭和 23 年法律第 125 号)などがある。

動物の保護●　鳥獣の保護・管理と狩猟鳥獣・期間などを定めた**鳥獣の保護及び管理並びに狩猟の適正化に関する法律**(平成 14 年法律第 88 号)がある。動物の虐待や遺棄を防ぎ適正な取り扱いを定めた**動物の愛護及び管理に関する法律**(昭和 48 年法律第 105 号)があり，医学研究などに使う場合の厳格な規定，販売の規制，動物を死ぬまで飼育すること，罰則つきの虐待禁止などを定めている。また，アミメニシキヘビやクマ，ゾウなど人命や身体に害を及ぼすおそれがある特定動物は飼育や保管をしてはならない。例外的に動物園などに都道府県知事が許可を与えることができる。

まとめ

- 大気の汚染，水質の汚濁，土壌の汚染，騒音，振動，地盤の沈下，悪臭は典型 7 公害とよばれる。
- 都道府県知事が公害健康被害と認定した者には，療養の給付や障害補償が行われる。

復習問題

❶ 次の文章の空欄を埋めなさい。

▶医師のスノウは 1850 年代に流行したコレラの感染源を〔①　　　　　〕と特定した。

▶感染症予防など特別な場合を除いて，死亡・死産後〔②　　　〕時間を経過しないと埋葬・火葬はできない。

▶公害対策基本法を改編充実して制定された法律は，〔③　　　　　　　〕法である。

▶公害健康被害の補償等に関する法律における第 2 種地域の指定疾病は，慢性砒素中毒症，〔④　　　　〕病，〔⑤　　　　〕病である。

社会保険法

A 医療保険に関する法

国内に居住するすべての人は，国民皆保険のため，健康保険（共済を含む），国民健康保険または後期高齢者医療制度のいずれか1つに加入しなければならない。ただし，生活保護受給者は除かれる。

1 健康保険法（大正11年法律第70号）

目的● 労働者（**被保険者**）の業務外の事由[1]による疾病・負傷・死亡・出産と，家族（**被扶養者**）の同様の事由に関して保険による給付を行い，国民の生活の安定と福祉の向上に寄与することを目的とする。

1 保険者・被保険者・被扶養者

保険者● 保険を運営し，事故が発生した被保険者等に必要な給付を行い，財源として保険料の徴収等を行う主体。健康保険には，**組合管掌**と**全国健康保険協会管掌（協会けんぽ）**の2つの形態がある。前者は，1事業所で従業員700人以上，複数事業所で3,000人以上の大企業が単独・共同で厚生労働大臣の認可を受けて別法人である**健康保険組合**を設立し，組合が保険者となる。

後者は2008（平成20）年10月から始まり，中小企業を対象とし都道府県を単位に保険料を算定する全国に1つの**全国健康保険協会**を保険者とする制度である。それまでは旧社会保険庁が管掌し政府管掌健康保険とよばれていた。管掌とは，つかさどることで，保険料を集め管理し給付を行うことである。

被保険者● 保険料を負担し保険事故に該当したときに必要な給付を受けることができる75歳未満の者。原則として，常時5人以上の従業員を使用する事業所の被用者は強制的に被保険者となる。5人未満の場合は，厚生労働大臣の認可

1）業務上の事由または通勤による疾病・負傷などについては，後述する労働者災害補償保険法によって給付が行われる。交通事故の傷害のように，原因者が明らかであるものは原則として関係するほかの法律で対応する。

を受けて任意に被保険者となることができる。

被扶養者● 保険料を負担せずに給付を受ける者。被保険者の直系尊属・配偶者・子・孫・兄弟姉妹，同一世帯に属する三親等内の親族などで主として被保険者により生計を維持されている者である。なお，年収106万円（月収8万8000円）以上・週20時間以上勤務などの条件を満たす者は被保険者となり被扶養者から外れ，別居の海外居住者も留学などを除いて被扶養者から外れる。

❷ 保険給付

被保険者● 被保険者については，**療養の給付**（または**療養費**の支給），入院時食事療養費・入院時生活療養費・保険外併用療養費・高額療養費・**訪問看護療養費**・傷病手当金・出産育児一時金・出産手当金・移送費・埋葬料の支給がある。

被扶養者● 被扶養者についても，被保険者に類似した家族療養費・入院時生活療養費・保険外併用療養費・高額療養費・**家族訪問看護療養費**・家族出産育児一時金・家族移送費・家族埋葬費の支給がある。

■1 療養の給付

被保険者が疾病にかかり負傷したときは，①診察，②薬剤・治療材料の支給，③処置・手術その他の治療，④居宅における療養上の管理・療養に伴う世話その他の看護，⑤病院・診察所への入院・療養に伴う看護，について療養の給付が行われる。

療養の給付には，入院時の食事の提供である**食事療養**は含まれない。

現物給付● 療養の給付は，保険医療機関・保険薬局において**現物給付**として行われる。そのため窓口では費用の一部を払えばよい。残りの保険者が負担しなければならない割合を**給付率**という。例外的に**償還払い**（しょうかん）という患者が窓口でいったん全額を払い，あとで払い戻しを受ける制度もある。

■2 給付率

基本7割● 給付率（給付の割合）は医療費の**7割**であり，**3割**の自己負担がある。

なお，70歳から74歳までの高齢者の自己負担は**2割**である。また，75歳以上の高齢者は後述の**後期高齢者医療**（長寿医療）制度で**1割**である。ただし，75歳以上であっても単身者年収200万円以上は2割，383万円以上の高額所得者は3割である。これら所得制限は見直されることがある。

■3 高額療養費

自己負担限度● 自己負担には高額療養費の制度があり，療養費が著しく高額であって自己負担額の合計が一定限度以上の月は，限度超過分が保険給付となる。

その額は，70歳未満は年収や標準報酬などで，25万2600円，16万7400円，8万100円，5万7600円，3万5400円と分かれる。たとえば月額8万100円の場合で医療費が26万7000円をこえると，こえた分の1%を加算する。70歳以上については，外来は8,000円，入院と合わせて1万5000円から25万2600円まで所得に応じて段階が分かれている。

　そのほか，多数回高額療養費を受けた者や，介護保険の自己負担がある者については，たとえば後期高齢者では年間負担額が 19 万円から 67 万円までを限度とするなど**高額医療・高額介護合算制度**が設けられている。

4入院時食事療養費

　被保険者が入院時に受けた食事療養については入院時食事療養費が支給される。その額は，食事療養に要する平均的な費用の額（670 円）から，厚生労働大臣が定める標準負担額を控除した額である。つまり，1 食につき 280 円を保険が負担し，390 円を患者が負担する。なお，所得などで違いがあり，高額療養費の対象にはならない。

5訪問看護療養費

　疾病・負傷により，居宅において厚生労働大臣が指定する指定訪問看護事業者による訪問看護を受けたときは，訪問看護療養費が支給される。給付率は療養の給付と同じであり高額療養費の適用がある。

6被扶養者の給付

本人と同じ●
自己負担
　家族（**被扶養者**）の疾病・負傷についても，被保険者と同じように現物給付を原則として家族療養費が支給される。給付率は，被保険者と同様 7 割であるが，義務教育就学前の児童については **8 割**となり，**2 割**の自己負担となる。また，被保険者と同様に高額療養費の制度がある。

7保険医療機関・診療報酬など

厚生労働大臣●
指定・登録
　療養の給付を担当する病院・診療所・薬局を**保険医療機関・保険薬局**といい，申請によって厚生労働大臣が指定する。この指定は不正請求など一定の事由に該当するときは取り消されることがある。保険医療機関・保険薬局において療養の給付としての診察・調剤に従事する厚生労働大臣に登録した医師・歯科医師・薬剤師を**保険医・保険薬剤師**という。

診療報酬●
　保険医療機関・保険薬局が療養の給付を行った場合の報酬（**診療報酬**）の額は，厚生労働大臣が**中央社会保険医療協議会**に諮問して定める健康保険法の規定による療養に要する費用の額の算定方法によって算定し**告示**する。これは，**診療報酬点数表**とよばれており，健康保険が適用されるすべての診療行為について点数が定められていて，診療報酬はこの点数に基づいて算定する。全国共通で **1 点**の単価は **10 円**である。保険医療機関等は，自己負担を除いた診療報酬を**社会保険診療報酬支払基金**に請求し審査を受け支払いを受ける。

8その他の給付

　①**傷病手当金**　療養のために労務に服することができない場合には，賃金日額の 3 分の 2 相当額が傷病手当金として 1 年 6 か月間支給される。

　②**移送費・家族移送費**　被保険者・被扶養者が療養の給付を受けるために病院・診療所に移送された場合に移送費・家族移送費が支給される。

　③**保険外併用療養費**　自己の希望で診療報酬点数表にのっていない特別なサービスを受けた場合などに適用される。この場合，保険では，前述の療養

の給付・家族療養費にかえて同じ範囲で同じ内容のものが，保険外併用療養費として給付される。たとえば，患者の選択によって特別の療養環境であるいわゆる差額ベッドや特別な歯科材料などの提供を受けた場合，大学病院で先進医療を受けた場合などは，通常の療養の給付に相当する一定部分は保険給付が受けられるが，差額ベッドや先進医療にかかる部分は自己負担となる。なお，これらの方法以外のいわゆる**混合診療**は認められていないので，全額自己負担となる。

　　④出産に対する給付　本人・被扶養者が出産したときは，**出産育児一時金**（**産科医療補償制度**加入なら 50 万円，そうでなければ 48 万 8000 円）または家族出産育児一時金が支給され，本人が出産のために労務に服することができなかった 14 週間は**出産手当金**が支給される。

　　⑤死亡に対する給付　本人・被扶養者が死亡したときは，埋葬料（5 万円）・家族埋葬料（5 万円）が支給される。

❸ 費用の負担

保険料●　保険料は給与（標準報酬）に基づいて決められ，被扶養者数には関係しない。原則として被保険者と事業主が **1/2** ずつ折半して負担する。被保険者の保険料は，賃金支給の際に差し引かれる。これをいわゆる**天引**という。組合管掌の場合は，事業主の負担割合を高くしているところが多い。健康保険組合などの保険者は，医療保険料とは別に介護保険法の介護納付金と感染症法の流行初期医療確保拠出金等を社会保険診療報酬支払基金に納付する。

補助●　国は，予算の範囲内で保険事業の事務に要する費用を負担するか，同じく予算の範囲内で事業の執行に要する費用の一部を補助している。

❷ 国民健康保険法（昭和 33 年法律第 192 号）

被用者以外を●
対象
　国民健康保険は，大部分は都道府県と市町村（特別区）を単位とし，被用者以外の一般国民を対象とする医療保険である。そのほか同業者などで組織する国民健康保険組合を単位とするものもある。

　　保険給付の対象となる保険事故は健康保険と同じで，被保険者の疾病・負傷・出産・死亡である。また，給付内容も同じである。

❶ 保険者・被保険者

2 種類の保険者●　原則として**都道府県・市町村**である。2018（平成 30）年度から都道府県も市町村国民保険の財政運営を担うことにより保険者となった。

　　別に**国民健康保険組合**も保険者である。国民健康保険組合は，医師・弁護士・建築業・理美容など同種の事業・業務ごとに従事する者を組合員とし，都道府県知事の認可を受けて設立された法人である。

被保険者●　被用者保険の被保険者・被扶養者または生活保護の受給者以外で，市町村

に住所をもつ75歳未満の者と上記組合員は，原則として国民健康保険の被保険者となる。健康保険と異なり世帯主もその**家族**も同じ被保険者である。

② 保険給付

健康保険に●
準じる
療養の給付の内容は一部を除き健康保険と同じである。**出産育児一時金**の支給，**葬祭費**の支給（または葬祭の給付）は義務であるが，内容は保険者が条例で定める。**傷病手当金**その他の給付については保険者の任意である。

保険医療機関等は，診療報酬を**国民健康保険団体連合会**に請求する。

③ 費用の負担

保険料と●
国庫負担
保険料は，世帯主・国民健康保険組合の組合員から全被保険者分を徴収する。なお，市町村では地方税である国民健康保険税とすることができる。保険料の額・納期などは条例・組合規約で定める。国は，国民健康保険の事務に要する費用を負担するほか，市町村・国民健康保険組合に対して，療養の給付などに要する費用などの一部（事実上半分近く）について補助を行う。

③ 高齢者の医療の確保に関する法律（昭和57年法律第80号）

経緯●
高齢者に対し，医療だけでなく予防からリハビリテーションまで一貫した保健サービスを行うことと保険者間の財政の調整を目的として，当初は老人保健法という名称で1982（昭和57）年に制定された。

2006（平成18）年に，国民皆保険を堅持し将来にわたり持続可能なものとするために全面的に改正され，現在の名称となった。医療費適正化を総合的に推進することと**長寿医療制度**とよばれる75歳以上の**後期高齢者医療制度**と65歳から74歳までの前期高齢者の**医療費調整**を規定している。

① 医療費適正化の総合的な推進

医療費適正化●
計画
厚生労働大臣は，高齢者の医療費適正化基本方針を定め，6年を一期として全国医療費適正計画を作成する。都道府県は基本方針に即して，6年を一期として都道府県医療費適正化計画を定める。医療法・介護保険法・健康増進法に基づく基本方針や各計画と調和のとれたものでなければならない。

医療費適正化計画作成では，生活習慣病対策・平均在院日数の短縮・地域機能の分化と連携・地域における高齢者の生活機能の重視などに配慮する。

② 特定健康診査

保険者の役割●
厚生労働大臣は，**特定健康診査**（糖尿病，高血圧症，脂質異常症などの生活習慣病に関する健康診査）と**特定保健指導**（特定健康診査の結果による必要な保健指導）を実施するための基本指針を定める。

保険者は，特定健康診査実施計画に基づき，40歳以上の加入者に対し特

定健康診査を行い，その結果発見された要保健指導者に対しては特定保健指導を行う。なお，被用者保険の被扶養者については，地元の市町村で健康診査や保健指導を受けることができる。

③ 後期高齢者医療制度

75 歳以上●　いわゆる長寿医療制度とよばれるもので，75 歳以上の後期高齢者の疾病などに関して，必要な給付を行う制度である。

保険者●　都道府県ごとにすべての市町村が加入する**後期高齢者医療広域連合**。ただし，保険料の徴収は市町村が行う。

被保険者●　住所を有する**75 歳以上の者・65 歳以上であって一定程度の障害**の状態にあるとして広域連合の認定を受けた者。生活保護法適用世帯は除外される。

医療の給付●　後期高齢者医療給付の種類は，療養の給付・入院時食事療養費・入院時生活療養費・保険外併用療養費・療養費・訪問看護療養費・特別療養費・移送費の支給である。これらは健康保険に準じるものであり，療養の給付であれば，①診察，②薬剤・治療材料の支給，③処置・手術その他の治療，④居宅における療養上の管理・療養に伴う看護，⑤病院・診療所への入院・療養に伴う看護，である。

給付率●　給付率は**9 割**であり，**1 割**の自己負担がある。ただし，年収 200 万円以上の所得者は 2 割，383 万円以上は 3 割の自己負担である。なお，医療や介護の費用が一定以上になると，それ以上は保険が負担する制度（高額療養費・高額介護合算療養費）がある。

保険医療機関等●　保険医療機関・保険医などが担当する。

訪問看護療養費●　被保険者が指定訪問看護事業者から訪問看護を受けたときには，訪問看護療養費が支給される。

費用の負担●　75 歳以上の後期高齢者の保険料と現役世代（国保・被用者保険）からの支援と公費（国と地方の税金）を財源とする。負担の割合は，保険料が 1 割，現役世代からの支援が約 4 割，公費が約 5 割である。

保険料●　市町村は広域連合内では均一の保険料を後期高齢者から徴収する。徴収方法は，年金から天引きする**特別徴収**と，被保険者・世帯主が納付する**普通徴収**の 2 種類がある。

④ 前期高齢者の医療費にかかる財政調整

65 歳から●
74 歳　前期高齢者の加入割合の差によって保険者の負担が不均衡になることを避けるため，65 歳から 74 歳までの前期高齢者の給付費・前期高齢者にかかる後期高齢者支援金については国保・被用者保険の加入者数に応じて負担する**財政調整**を実施する。

医療保険を含む共済組合などの法律

共済● 　国家公務員・地方公務員・私立学校教職員などを対象として，**国家公務員共済組合法**(昭和 33 年法律第 128 号)，**地方公務員等共済組合法**(昭和 37 年法律 152 号)，**私立学校教職員共済組合法**(昭和 28 年法律第 245 号)によりつくられた共済組合は，医療保険と年金保険のうち厚生年金部分を除く一部を行っている。医療保険の内容は，健康保険とほぼ同じである。かつての共済年金は厚生年金に相当するものであったので，厚生年金に統合された。

船員保険● 　船員を対象として，**船員保険法**(昭和 14 年法律第 73 号)がある。他の社会保険と異なり，医療保険・雇用保険・労働災害補償保険を包含した総合的な社会保険制度であったが，雇用保険・労働災害保険相当部分が切り離され医療保険のみとなり，運営主体は全国健康保険協会となった。

B　介護保険法(平成 9 年法律第 123 号)

目的● 　加齢に伴って生ずる心身の変化に起因する疾病などによって要介護状態となり，介護・機能訓練・看護・療養上の管理など医療を要する者などについて，これらの者が尊厳を保持し有する能力に応じて自立した日常生活を営むことができるよう，必要な保健医療サービスと福祉サービスを行い，国民の保健医療の向上・福祉の増進をはかることを目的とする法律である。

経緯● 　1997(平成 9)年に新たに制定され，2000(平成 12)年 4 月 1 日から施行された。法律施行後 5 年をめどとして全般に関して検討を加える，との附則により，数次にわたり大きな改正が行われた。介護保険前は市町村が税金により介護サービスを提供していた。

1　保険者と被保険者

保険者● 　**市町村**(特別区を含む)。これらの者が**広域連合**を組織してもよい。

被保険者● 　市町村に居住する 40 歳以上の者で，次の 2 種類がある。

　①**第 1 号被保険者**　65 歳以上の者

　②**第 2 号被保険者**　40 歳以上 65 歳未満の医療保険加入者

保険料の徴収● 　第 1 号被保険者については基本として**年金からの天引き**(特別徴収)とし，第 2 号被保険者については医療保険者が**医療保険料**とあわせて徴収する。

2　保険給付

要介護・要支援● 　被保険者の**要介護状態**または**要支援状態**に関して必要な保険給付と事業を行う。状態の軽減，悪化の防止に資するように行われるとともに，医療との連携に十分に配慮する。

● 表 7-1　介護保険制度による給付・事業の体系

	分類	対象・内容
Ⅰ保険給付	①介護給付	要介護 1〜5 の者 • 訪問看護などの居宅サービス，施設サービス，地域密着型サービス，住宅改修
	②予防給付	要支援 1・2 の者 • 介護予防訪問看護などの介護予防サービスや地域密着型介護予防サービス，住宅改修等（施設サービスはない）
	③市町村特別給付	• 市町村独自の判断で第 1 号保険料を使って行う，いわば横出し給付
Ⅱ地域支援事業	④介護予防・日常生活支援総合事業	要支援 1・2，それ以外の者 • 訪問型サービスなど介護予防・生活支援サービス事業，一般介護予防事業
	⑤包括的支援事業	• 地域包括支援センターの運営，在宅医療・介護連携推進事業，認知症総合支援事業など
	⑥任意事業	• 介護給付費適正化事業，家族介護支援事業など

＊このほかに，第 1 号保険料を財源とする市町村独自の保健福祉事業がある。

● 表 7-2　介護保険の対象施設

名称	内容
介護医療院	長期にわたる療養が必要な要介護者に療養上の管理・看護・介護・機能訓練などの医療と日常生活上の世話を行う施設。
介護老人保健施設	要介護者に心身の機能の維持・回復のため，看護・介護・機能訓練などの必要な医療と日常生活上の世話を行う施設。
介護老人福祉施設（老人福祉法の特別養護老人ホーム）	65 歳以上の者で，身体上・精神上著しい障害があるために常時の介護を必要とし，居宅においてこれを受けることが困難な者に対し，入浴・排泄・食事等の介護などの日常生活上の世話，機能訓練，健康管理と療養上の世話をする施設。
介護療養型医療施設	病院・診療所の療養病床のうち，介護報酬で運営されるもの。2024 年 3 月末に廃止。

体系● 　介護保険制度による給付・事業の体系は，● 表 7-1 のとおりである。このように複雑な体系になったのは，利用者の状況に合ったきめ細やかなサービスを地域の独自性を尊重し財源を効率的に使って行うためである。

3 種類の● 　介護給付と予防給付と市町村が独自の判断で行う市町村特別給付がある。
保険給付　介護給付には居宅サービス（在宅サービス）・施設サービス（介護老人福祉施設〔特別養護老人ホーム〕，介護老人保健施設，介護医療院など，● 表 7-2）・地域密着型サービスなどがあり，予防給付は居宅サービスだけである。

■1 介護給付

　被保険者の要介護状態に対する給付である。要介護状態とは，身体上または精神上の障害により入浴・排泄・食事など日常生活の基本的な動作について，継続して常時介護を要すると見込まれる状態であって，介護の必要の程度に応じて要介護 1 から 5 の順で重くなる 5 段階のどれかに該当するもの。

■2 予防給付

　被保険者の要支援状態に対する給付である。要支援状態とは，身体上また

は精神上の障害があるために，継続して日常生活を営むのに支障があると見込まれる状態であって，支援の必要の程度に応じて**要支援1から2の順で重くなる2段階**のどれかに該当するもの。

❸市町村特別給付

要介護状態の軽減・悪化防止・予防の給付。市町村が条例で定める。

3 地域支援事業

介護予防や認知症施策を推進する地域支援事業を実施するため，市町村などは地域包括支援センターを設置することができる。

介護予防・日常生活支援総合事業● 要支援1・2の者などに介護予防と日常での生活支援を行うものであり，訪問型サービス，通所型サービス，配食等生活支援サービス，ケアマネジメントといわれる介護予防支援事業などである。

包括的支援事業● 保健師・社会福祉士・主任ケアマネジャーがいる**地域包括支援センター**運営，在宅医療と介護の連携，認知症総合支援，生活支援体制整備などである。

任意事業● 介護給付費適正化事業，家族介護支援事業などである。

4 要介護認定・要支援認定

要介護者● 介護給付を受けようとする者は，要介護者に該当すること・該当する要介護状態区分について，市町村の**介護認定審査会**から要介護認定を受けなければならない。要介護者とは，次のいずれかに該当する者をいう。

(1) 要介護状態にある65歳以上の者

(2) 要介護状態にある40歳以上65歳未満の者で，その原因が政令で定める**特定疾病**[1]により生じた者

要支援者● 予防給付を受けようとする者は，要支援者に該当すること・該当する要支援状態区分について，市町村の要支援認定を受けなければならない。要支援者とは，次のいずれかに該当する者をいう。

(1) 要支援状態(要介護状態となるおそれがある状態)にある65歳以上の者

(2) 要支援状態にある40歳以上65歳未満の者で，その原因が特定疾病により生じた者

---

1) 政令で次の16疾患が定められている。①がん(医師が一般に認められている医学的知見に基づき回復の見込みがない状態にいたったと判断したものに限る)，②関節リウマチ，③筋萎縮性側索硬化症，④後縦靱帯骨化症，⑤骨折を伴う骨粗鬆症，⑥初老期における認知症，⑦進行性核上性麻痺，大脳皮質基底核変性症およびパーキンソン病，⑧脊髄小脳変性症，⑨脊柱管狭窄症，⑩早老症，⑪多系統萎縮症，⑫糖尿病性神経障害，糖尿病性腎症および糖尿病性網膜症，⑬脳血管疾患，⑭閉塞性動脈硬化症，⑮慢性閉塞性肺疾患，⑯両側の膝関節または股関節に著しい変形を伴う変形性関節症。

5　介護支援専門員（ケアマネジャー）

　　　　　　居宅介護支援事業者や施設サービスを行う施設には，介護支援専門員を配置しなければならない。

介護支援専門員●　要介護者・要支援者からの相談に応じ，要介護者などが適切なサービスを利用できるよう，市町村・居宅サービス事業者・介護保険施設などとの連絡調整を行う者である。都道府県知事などの行う介護支援専門員実務研修受講試験に合格して，実務研修を修了しなければならない。

受講資格●　実務研修の受講資格は，次の期間が通算して 5 年以上の者に与えられる。

　(1) 医師・保健師・助産師・看護師・**准看護師**・社会福祉士・介護福祉士など[1]の業務に従事した期間

　(2) 福祉施設などにおける相談援助の業務（生活相談員・支援相談員・相談支援専門員・主任相談支援員）に従事した期間

6　費用の負担

利用者負担●　介護保険サービスを受けた場合は，保険給付の対象費用の **1 割**を負担する。ただし，一定以上の所得者は **2 割**または **3 割**負担である。施設サービスの場合には居住費・食費も利用者負担となる。高額負担にならないよう，負担額の上限が設定されている。

保険料●　利用者負担分を除いた分を被保険者の保険料と税金など公費が負担する。

　　　　　　第 1 号被保険者は，サービス水準などにより市町村ごとに条例で決めた保険料を負担し，一定額以上の年金受給者は年金から天引きされる。

　　　　　　第 2 号被保険者の保険料は，医療保険の保険料と一括して徴収される。なお，医療保険加入者については事業主が保険料の 1/2 を負担する。

公費負担●　国の負担のうち 5% は，市町村間の高齢者の保険料の格差是正など財政を

Column

要介護認定と利用者の状況が一致するための支援システム

　市区町村の要介護認定の結果に納得がいかない場合，申請者は都道府県の介護保険審査会に不服申立てを行うことができる。また，すでに認定を受けていても心身状態の著しい変化がある場合は，市区町村に区分変更申請を行うことができる。不服申立ては認定後 60 日以内に行う必要があるが，区分変更申請はいつでも行うことができる。要介護度に応じて支給限度額が異なるため，利用者が状況に合った支援を適切に受けるための制度も知っておこう。

---

1) 厚生労働省令で，医師，歯科医師，薬剤師，保健師，助産師，看護師，准看護師，理学療法士，作業療法士，社会福祉士，介護福祉士，視能訓練士，義肢装具士，歯科衛生士，言語聴覚士，あん摩マッサージ指圧師，はり師，きゅう師，柔道整復師，栄養士，精神保健福祉士と定められている。

調整する調整交付金として使われ，見込みを上まわって給付費が増えたり保険料未納による財政不足を補うために，都道府県に国・都道府県・市町村の拠出による財政安定化基金が設けられている。

事業ごとの●
費用負担割合
利用者自己負担を除く財源構成は，介護給付・予防給付・介護予防・日常生活支援総合事業は，国が 1/4，都道府県が 1/8，市町村が 1/8，保険料が 1/2 である。保険料のうち 5 割は第 2 号被保険者からのものである。

市町村特別給付は，第 1 号被保険者からの保険料によってまかなわれる。包括的支援事業と任意事業は，第 2 号被保険者からの保険料を投入しないので，そのぶん国・都道府県・市町村の割合が高くなる。おおよそ国 4 割・都道府県 2 割・市町村 2 割・第 1 号被保険者保険料 2 割である。

C 年金・手当法

年金も手当も月を単位として支払われる給付である。実際は 2 か月分をまとめるなどして支払われる。保険原理を基本として一般的な生活費にあてるものを**年金**，それ以外の特定の需要にあてるものを**手当**というが，ここでは法律に基づく公的なもので，かつ国が給付するものを扱う。金額などは 2024（令和 6）年 4 月 1 日のものである。

1 年金に関する法

人はいつまで生きるかわからず，長い老後を個人の資産や預貯金だけで対応することはできない。そのため，稼働能力を失った老齢期の生活を生涯にわたり保障することを主目的に公的年金保険がつくられた。

国民年金・厚生年金などの**公的年金**は保険方式で運営される。保険者は**国**で，**日本年金機構**などに業務を委託している。被保険者は**国民**と日本在住の一定の**外国人**である。被保険者が厚生年金に加入すると，自動的に国民年金にも加入することになる。いずれも要件に該当する者は強制加入である。保険料をその年の年金支払いにあてる**賦課方式**を基本に運営されているが，一部に積立金ももっている。保険料や受給額は物価や制度の成熟度などにより変動する。民間企業が運営するのは**私的年金**で別制度である。

1 国民年金法（昭和 34 年法律第 141 号）

国民年金は，基本的には自営業者や学生などが 20 歳で加入し 60 歳まで保険料（月額 16,980 円）を支払う。基本は，65 歳から満額の**老齢基礎年金**（月額 68,000 円）を受給するが，60 歳からの繰り上げ，75 歳までの繰り下げ受給によって，また保険料を支払った期間などによって，受け取る金額が異なる。10 年の加入が必要である。被保険者は，自営業者や学生などの第 1 号，厚

生年金加入の第 2 号，第 2 号に扶養されている配偶者（専業主婦や主夫など）の第 3 号の各被保険者となる。第 3 号は保険料を負担することはない。

　また，障害をもった場合には**障害基礎年金**が支給される。障害基礎年金には，障害の程度によって 1 級と 2 級があり，1 級の額は 2 級の 25％ 増である。加入者が死亡し児童がいる場合などには**遺族基礎年金**が支給される。

❷ 厚生年金保険法（昭和 29 年法律第 115 号）

　厚生年金は，病院勤務准看護師などが入る保険であり，国民年金の基礎年金部分に加入したうえで，さらに報酬に応じて保険料が上乗せされ，保険料と加入期間に応じて受け取る年金である。2025 年（女性は 2030 年）に向けて年金の受給年齢が段階的に 65 歳へと引き上げられている。各種支給制限がある。**共済年金**も国家公務員共済組合法などにより事業が別に運営されていたが，基本はこの厚生年金と同じであったため，2 階部分といわれる共通部分は厚生年金に一元化され，3 階部分の職域部分を担当している。

❷ 手当に関する法

　児童手当などの各手当は，保険原理によらないで各需要に対応する。年金が支給されるまでの間あるいは年金をこえるニーズに対応する。

❶児童手当法（昭和 46 年法律第 73 号）

　家庭における生活の安定に寄与し，児童の健全な育成と資質の向上に資することを目的として制定された法律である。2024（令和 6）年から制度が拡充され，高等学校世代までの児童を養育している者に，子ども 1 人につき各種条件により月額 15,000 円，10,000 円または 30,000 円が支給される。

❷児童扶養手当法（昭和 36 年法律第 238 号）

　児童の福祉の増進をはかることを目的とし，離婚などにより父・母がいないひとり親家庭などの生活の安定と自立の促進に寄与するため，当該家庭の原則高等学校世代までの児童について，1 人の場合に月額 45,500 円などの**児童扶養手当**を支給することについて定めた法律である。

❸特別児童扶養手当等の支給に関する法律（昭和 39 年法律第 134 号）

　障害児・障害者の福祉の増進をはかることを目的とし，精神・身体に障害を有する児童（この法律では 20 歳未満の者）について，1 人月額最高 55,350 円の**特別児童扶養手当**を，精神・身体に重度の障害を有する在宅の児童に 1 人月額 15,690 円の**障害児福祉手当**を支給するとともに，精神または身体に著しく重度の障害を有する 20 歳以上の在宅の者に 1 人月額 28,840 円の**特別障害者手当**を支給することについて定めた法律である。

まとめ

- 医療保険には，組合健康保険，全国健康保険協会管掌健康保険，各種共済，国民健康保険，後期高齢者医療制度がある。
- 健康保険，国民健康保険とも給付率は 7 割であり，3 割が自己負担である。ただし，義務教育就学前の児童と 70 歳〜74 歳までの高齢者は給付率が 8 割である。
- 医療保険の自己負担には限度額があり，超過分は高額療養費として支払われる。
- 後期高齢者医療制度（長寿医療制度）の保険者は，都道府県ごとにすべての市町村が加入する後期高齢者医療広域連合であり，被保険者は住所を有する 75 歳以上の高齢者と一定程度の障害をもつ 65 歳以上の者である。
- 後期高齢者医療制度の給付率は 9 割であり，1 割が自己負担となる。ただし，一定以上の所得がある場合は 2 割または 3 割負担となる。
- 介護保険の法定給付は介護給付と予防給付がおもなものである。
- 介護給付には居宅サービス（在宅サービス）と施設サービスがあり，予防給付は在宅サービスだけである。

復習問題

❶〔 〕内の正しい語に丸をつけなさい。

▶被用者を被保険者とする公的医療保険は，〔①健康保険・国民健康保険〕である。

▶公的年金は基本的に〔②積立・賦課〕方式，〔③強制・任意〕加入で運営されている。

▶児童手当は，〔④小・中・高等〕学校修了前の子どもの養育者に支給される。

❷ 次の文章の空欄を埋めなさい。

▶診療報酬点数 1 点の単価は，〔① 〕円である。

▶特定健康診査の対象者は，〔② 〕歳以上である。

▶介護保険法の第 1 号被保険者は，〔③ 〕歳以上である。

▶要支援は〔④ 〕段階，要介護は〔⑤ 〕段階に分けられる。

▶介護給付を受けようとする者は，市町村の〔⑥ 〕の要介護認定を受けなければならない。

▶准看護師が介護支援専門員の実務研修の受講資格を得るには，〔⑦ 〕年以上の実務経験が必要である。

▶国民年金は，基本的に〔⑧ 〕歳で加入し，〔⑨ 〕歳まで保険料を支払う。

第8章 福祉・労働・生活・社会基盤に関する法

A 福祉の基盤に関する法

1 社会福祉法（昭和26年法律第45号）

**社会福祉の●
基本法**　社会福祉を目的とする事業に共通する基本事項を定め，社会福祉の各法律とともに福祉サービスの利用者の利益の保護と地域における社会福祉（**地域福祉**）の推進をはかる法律である。**地域共生社会**の実現，社会福祉事業の公明で適正な実施，社会福祉を目的とする事業の健全な発達をはかる。社会福祉事業の種類・経営，**福祉事務所**，社会福祉主事，**社会福祉法人**，社会福祉協議会，共同募金，社会福祉事業従事者の確保などについて規定している。

福祉事務所●　都道府県・市（特別区）は，生活保護を担当する**福祉事務所**を設置しなければならない。町村は，福祉事務所を設置することができる。

社会福祉主事●　都道府県・市・福祉事務所を設置する町村におかれ，福祉事務所において生活保護法など福祉諸法に定める援護・育成・更生の事務を行う。福祉事務所を設置しない町村も社会福祉主事をおくことができる。

**社会福祉事業●
従事者の確保**　社会福祉事業従事者の確保をはかるための措置に関する基本指針の策定と人材確保のための**都道府県福祉人材センター**と**中央福祉人材センター**，福祉

Ⓒolumn

福祉に関する法律と看護

　看護職がかかわるのは対象者の人生の一瞬である。看護職がかかわる時間が対象者のその後の生活に有益であるためには，その人の将来を考えて支援を行うことが重要である。傷病によって人々は生活の変化に直面する。対象者に必要な支援にいち早く気づき，複数の職種が介入することで対象者に適切なサービスを提供することが可能になる。医師や看護職といった医療専門職だけでなく，福祉・介護の専門職が互いの専門性をいかし，協働して対象者にはたらきかけることを，多職種連携という。これは医療施設内だけでなく，地域支援の場でもいかされている。看護職が福祉や生活に関する法律を知ることは，医療施設外でも生活を支援することに役だつ。

従事者のための**福利厚生センター**の指定や業務などについて定めている。

社会福祉法人● 保育所や特別養護老人ホームなどを運営するための公益性の高い法人。

■**孤独・孤立対策推進法**(令和 5 年法律第 45 号)

日常生活や社会生活で孤独をおぼえ，社会から孤立し心身に有害な影響を受けている者への支援等に関する法律。

2 生活保護法(昭和 25 年法律第 144 号)

憲法第 25 条● 生活に困窮しているすべての国民に対して，憲法第 25 条第 1 項が保障す
第 1 項 る**健康で文化的な最低限度の生活**が営めるようにすることを目的とする法律である。本人の労働能力・資産・扶養義務者などの努力があっても一定の基準の生活ができない場合に限り，公費による保護が行われる。国内に適法に在留する外国人も対象である。

保護の決定・実施は**福祉事務所**が行う。保護の適用と給付は，地域や世帯類型ごとに厚生労働大臣が定める生活保護基準に従って決められる。補足性の原則により，生活保護基準と本人の収入との差が給付される。

保護の種類● ①生活扶助，②教育扶助，③住宅扶助，④医療扶助，⑤介護扶助，⑥出産扶助，⑦生業扶助，⑧葬祭扶助があり，費用は国が 3/4，残りを都道府県・市・福祉事務所を設置する町村が負担する。

自立のための● 就労により自立するための給付金制度があり，受給者もみずから健康の保
給付金制度 持・増進に努め，収入・支出その他生計の状況を適切に把握することとされている。医療扶助を担当する指定医療機関について，指定更新制度や後発医薬品の使用を促すこととされている。

■**生活困窮者自立支援法**(平成 25 年法律第 105 号)

生活保護● 生活保護にいたる前の段階における自立支援策の強化をはかる法律である。
前対策 生活困窮者に対し，福祉事務所を設置する自治体は，自立支援事業を実施するとともに，住居確保給付金の支給を行うほか，就労準備支援事業・一時生活支援事業・家計相談支援事業を行うことができる。

3 民生委員法(昭和 23 年法律第 198 号)

社会福祉事業の推進に際し，保護指導にあたる民生委員の委嘱や職務などについて規定した法律である。

民生委員は，都道府県知事の推薦により**厚生労働大臣**が委嘱し，任期は 3 年であり，給与は支給されない。職務は，保護を受ける人の生活状態を把握して適切な保護指導や生活指導を行い，福祉事務所などの業務に協力することである。また，民生委員は児童福祉法に規定する**児童委員**も兼ねる。

業務遂行にあたっては，秘密の保持，人種・信条・性別・社会的身分・門地(いえがら)による差別的・優先的取り扱いをしてはならない。

B 分野別の福祉に関する法

1 児童福祉法（昭和 22 年法律第 164 号）

こども基本法（令和 4 年法律第 77 号）の理念とともに，18 歳未満の児童を対象に総合的な福祉施策を講ずる基本的な法である。

児童相談所など●　都道府県・政令指定都市・一部の中核市・特別区に児童の福祉に関する相談・指導・保護を行う**児童相談所**が設置され，指導を担当する専門家として**児童福祉司**がおかれている。また，市町村には，児童や妊産婦の福祉に関して援助・指導を行う**こども家庭センター**と**児童委員**がおかれている。

児童福祉施設●　助産施設，乳児院，母子生活支援施設，**保育所**，幼保連携型認定こども園，児童厚生施設，児童養護施設，障害児入所施設，児童発達支援センター，児童心理治療施設，児童自立支援施設，児童家庭支援センター，里親支援センター。このうち，保健衛生に関係の深いものとして**⊃ 表 8-1** がある。障害関係・施設体系の給付については**障害者総合支援法**で行われている。

福祉の保障●　医療関係のものとしては，①身体障害児・疾病のために長期療養を必要とする児童に対する健康診断・相談・療育の指導，②難病の児童のために小児慢性特定疾病医療費支援，③結核にかかっている児童に対する療養の給付（療育と学習に対する援助）がある。

保育所●　日々保護者の委託を受け，保育に欠ける乳児または幼児，とくに必要があるときは児童を保育する施設。**就学前の子どもに関する教育，保育等の総合的な提供の推進に関する法律**（平成 18 年法律第 77 号）に基づく，保育と教育を一体的に行う**認定こども園**もある。

教育・保育給付●
認定　教育・保育給付を受けるためには次の認定を受ける。

①**1 号認定（教育認定）**　満 3 歳から 5 歳で幼稚園・認定こども園を利用する。幼稚園などに直接利用を申し込む。

②**2 号認定（3 歳以上保育認定）**　満 3 歳から 5 歳で保育が必要な児童が保

⊃ 表 8-1　保健衛生に関係が深い児童福祉施設

施設	内容
助産施設	経済的理由で入院助産が困難な妊婦が入所し助産を受けるもの
乳児院	乳児（一部の幼児）を入院させて養育することを目的とするもの
障害児入所施設	福祉型障害児入所施設は，障害児の保護や日常生活の指導，独立自活に必要な知識・技能の付与を目的とするもの 医療型障害児入所施設は，これに治療が加わったもの
児童心理治療施設	軽度の情緒障害のある児童を短期間入所させ，または通寮させて，情緒障害を治すことを目的とするもの

育園・認定こども園を利用する。市区町村に利用を申し込む。

③**3 号認定（3 歳未満保育認定）** 2 歳までで保育が必要な児童が保育園・認定こども園・地域型保育を利用する。市区町村に利用を申し込む。

保育認定には，最長11時間の保育標準時間と，8時間の保育短時間がある。いずれも契約である。

無償化● 費用は一定の範囲内で無償である。3 歳から 5 歳までの子どもは，認可保育所，幼稚園，認定こども園，企業主導型保育所などの利用料が食費等を除き自己負担なく無償で，認可外の保育施設も質の確保などの要件により上限付き給付金の対象である。

保育士● 都道府県の保育士登録簿に登録を受け，保育士の名称を用いて，専門的知識と技術をもって，児童の保育と保護者に対する保育指導を行うことを業とする者。都道府県知事指定の修業年限 2 年以上の学校など養成施設を卒業した者，都道府県知事の保育士試験に合格した者に与えられる。

各種サービス● 子育て支援の拡充などのため，保育ママとよばれる家庭的保育事業，全児童対象の一時預かり事業，こんにちは赤ちゃん事業といわれる乳児家庭全戸訪問事業などが行われている。

② 母子及び父子並びに寡婦福祉法（昭和 39 年法律第 129 号）

概要● 母子・父子家庭と寡婦¹⁾の生活の安定と向上のために必要な福祉対策を定めた法律である。児童を保育している寡婦に対しては，経済的自立や児童の修学に必要な福祉資金の貸し付け，公共施設内の売店設置の許可，公営住宅の供給などの優遇措置がはかられている。就職希望の母子・父子のために職業訓練の実施，就職斡旋が行われ，身の上相談や自立のために必要な指導を行う母子・父子相談員が都道府県におかれる。

③ 老人福祉法（昭和 38 年法律第 133 号）

概要● 高齢者の心身の健康の保持・生活の安定のために必要な措置を講じ，高齢者の福祉をはかることを目的とする法律である。2000（平成 12）年の介護保険法の施行に伴い，それまで本法により行われてきた多くの介護サービスについて，介護保険法が優先して適用されるようになった。65 歳以上の者（とくに必要があると認められる 65 歳未満の者を含む）が対象である。

老人福祉施設● おもな老人福祉施設は，◐ 表 8-2 のとおりである。

有料老人ホーム● 高齢者を入所させ，食事の提供などの日常生活上必要な便宜を供与することを目的とする施設であって，老人福祉施設でないもの。設置者は都道府県知事へ事前の届出が義務となる。

1）配偶者のない女子で，かつて児童を扶養していたことのあるもの。

⬢ 表 8-2　老人福祉施設の種類

種類	目的
①老人デイサービスセンター	65 歳以上の者で，身体上・精神上の障害があるために日常生活を営むのに支障がある者・介護保険法による通所介護を必要とする者などを通わせ，入浴・排泄・食事などの介護，機能訓練，介護方法の指導などを供与するもの。
②老人短期入所施設	65 歳以上の者で，養護者の疾病などの理由により居宅において介護を受けることが一時的に困難となった者，介護保険法による短期入所生活介護を必要とする者などを短期入所させ養護するもの。
③養護老人ホーム	65 歳以上の者で，身体上・精神上・環境上の理由と経済的理由により，居宅において養護を受けることが困難な者を入所させ養護するもの。
④特別養護老人ホーム	65 歳以上の者で，身体上・精神上著しい障害があるために常時の介護を必要とし，居宅で介護を受けることが困難な者，介護保険法による介護老人福祉施設サービスを必要とする者などを入所させ養護するもの。介護保険法では**介護老人福祉施設**という。
⑤軽費老人ホーム	無料または低額な料金で，高齢者を入所させ，食事の提供などの日常生活上必要な便宜を供与するもの。
⑥老人福祉センター	無料または低額な料金で，高齢者の各種の相談に応ずるとともに，健康の増進，教養の向上，レクリエーションの便宜を総合的に供与するもの。
⑦老人介護支援センター	高齢者福祉の情報提供・相談・指導・介護の措置などについて，主として居宅において介護を受ける高齢者・養護者と，市町村・老人居宅生活支援事業を行う者・老人福祉施設・医療施設・老人クラブなどとの連絡調整などの援助を総合的に行うもの。

■**共生社会の実現を推進するための認知症基本法**（令和 5 年法律第 65 号）

　認知症の人が尊厳を保持し希望をもって暮らすことができるよう，認知症施策に関し，基本理念を定め，国・地方公共団体・サービス提供者・国民等の責務を明らかにし，認知症施策推進基本計画等の策定について定めるなど施策の基本を定める法律である。9 月 21 日を認知症の日とし 9 月を月間とする。内閣に内閣総理大臣を本部長とする認知症施策推進本部を設け，認知症の人や学識経験者で構成する認知症施策関係者会議をおく。

④　障害者基本法（昭和 45 年法律第 84 号）

目的●　障害者のための施策について基本となる事項を定め，施策を総合的・計画的に推進し，障害者の自立と社会・経済・文化などあらゆる分野の活動への参加を促進することを目的とする法律である。

個別法との関係●　障害者対策の具体的な福祉の施策については，障害者総合支援法・身体障害者福祉法・知的障害者福祉法・児童福祉法・老人福祉法などの福祉関係法により行われている。また，福祉以外の措置は各省庁が所管する個別の法律に基づいて行われている。

⑤　障害者の日常生活及び社会生活を総合的に支援するための法律〔略称：障害者総合支援法〕（平成 17 年法律第 123 号）

概要●　障害者基本法の基本的理念にのっとり，身体障害者福祉法・知的障害者福

　　　　　　祉法・精神保健及び精神障害者福祉に関する法律・児童福祉法そのほか障害者・障害児の福祉に関する法律と相まって，障害者・障害児が能力と適性に応じ，日常生活・社会生活を営むことができるよう，必要な障害福祉サービスの給付その他の支援を総合的に行うための法律である。

　　　　　　総合的な支援により障害者・障害児の福祉の増進をはかり，障害の有無にかかわらず国民が相互に人格と個性を尊重し，安心して暮らすことのできる地域社会の実現に寄与することを目的としている。従来の障害者自立支援法を 2012(平成 24)年に改正したものである。

障害者● ①身体障害者，②知的障害者のうち 18 歳以上である者，③精神障害者(知的障害者を除く)のうち 18 歳以上である者および発達障害者，④政令で定める難病による障害の程度が一定以上の者。

障害児● 18 歳未満で障害をもつ者。

1 市町村等の責務

役割分担● 市町村(特別区)は，以下のように基本的責務を負う。

(1) 障害者がみずから選択した場所に居住し，障害者・障害児(以下，障害者等)が能力・適性に応じて自立した日常生活・社会生活を営めるよう，必要な**自立支援給付・地域生活支援事業**を総合的・計画的に行う。

(2) 障害者等の福祉に関する必要な情報の提供・相談・調査・指導を行う。

(3) 障害者等が障害福祉サービスを円滑に利用することができるように必要な便宜を供与し，障害者等に対する虐待の防止と早期発見のために関係機関と連絡調整を行う。

　　　　　　都道府県は市町村への助言・援助と障害者等に関する専門的な相談・指導を担い，国は市町村・都道府県への助言・援助を担う。

2 自立支援給付

多様な給付● 自立支援給付は，①介護給付費，②特例介護給付費，③訓練等給付費，④特例訓練等給付費，⑤特定障害者特別給付費，⑥特例特定障害者特別給付費，⑦地域相談支援給付費，⑧特例地域相談支援給付費，⑨計画相談支援給付費，⑩特例計画相談支援給付費，⑪自立支援医療費，⑫療養介護医療費，⑬基準該当療養介護医療費，⑭補装具費，⑮高額障害福祉サービス等給付費である。

3 障害福祉計画

指針と計画● 厚生労働大臣は，障害福祉サービス，相談支援，市町村および都道府県の地域生活支援事業の提供体制を整備し，自立支援給付・地域生活支援事業の円滑な実施を確保するための基本指針を定める。都道府県・市町村は，基本指針に即し各障害福祉計画を定める。

6 身体障害者福祉法（昭和 24 年法律第 283 号）

概要●　障害者総合支援法と相まって身体障害者の自立と社会経済活動への参加を促進するため，身体障害者を援助し必要に応じて保護し福祉の増進をはかる法律である。

身体障害者●　一定の程度以上の身体上の障害（視覚障害，聴覚・平衡機能の障害，音声機能・言語機能・咀嚼機能の障害，肢体不自由，内部障害[1]）にある 18 歳以上の者であって，都道府県知事から**身体障害者手帳**の交付を受けたもの。18 歳未満の者については児童福祉法による。ただし，身体障害者手帳の交付については児童であっても本法により行われる。

身体障害者●
更生相談所　都道府県（政令指定都市）は**身体障害者更生相談所**を設け，専門的な知識・技能を必要とする相談・指導を行い，医学的・心理学的・職能的判定を行うとともに，必要に応じ補装具の処方・適合判定を行い，障害者総合支援法による介護給付費等の支給の決定に際し必要に応じて市町村に意見を述べる。

身体障害者手帳●　身体に障害がある者（18 歳未満の者を含む）には，申請によって都道府県知事から身体障害者手帳が交付される。

診査・更生相談●　市町村は，身体障害者の診査・更生相談を行い，必要に応じて医療保健施設・公共職業安定所への紹介を行い，更生について必要な指導を行う。

7 知的障害者福祉法（昭和 35 年法律第 37 号）

概要●　障害者総合支援法と相まって，知的障害者の自立と社会経済活動への参加を促進するため，援助と必要な保護を行い，知的障害者の福祉をはかることを目的とする法律である。知的障害者の定義は法律上書かれていない。

知的障害者更生●
相談所　都道府県（政令指定都市）は**知的障害者更生相談所**を設け，専門的な知識・技術を必要とする相談・指導を行い，18 歳以上の知的障害者[2]の医学的・心理学的・職能的判定と必要な指導を行う。また，障害者総合支援法による介護給付費等の支給の決定にあたって必要に応じ，市町村に意見を述べる。

更生援護●　市町村は，知的障害者の福祉をはかるため，必要に応じて知的障害者・保護者に対して，知的障害者福祉司・社会福祉主事による指導や更生援護を行い，適当と認める**職親**に委託するなどの措置をとらなければならない。職親とは，知的障害者を預かり更生に必要な指導訓練を行う者である。

8 発達障害者支援法（平成 16 年法律第 167 号）

概要●　自閉症，アスペルガー症候群その他の広汎性発達障害，学習障害，注意欠

---

1) 内部障害：心臓・腎臓・呼吸器・膀胱・直腸・小腸の機能障害，ヒト免疫不全ウイルスによる免疫の機能障害，肝臓機能障害。
2) 18 歳未満の知的障害者については，児童福祉法による援護が行われる。

陥多動性障害などの脳機能の障害があり，症状が通常低年齢において発現し，そのために日常生活・社会生活に制限を受ける者について，心理機能の適正な発達・円滑な社会生活を促進することを目的とする法律である。

発達障害を早期に発見し，支援を行うよう国・地方公共団体の責務を明らかにし，学校教育での障害者への支援，障害者の就労支援，発達障害者支援センターの指定などについて定めている。

C 労働法

1 労働基準法（昭和 22 年法律第 49 号）

概要● 労働者をまもるための最低限の労働条件を定めた法律である。労働者が働くときは**労働契約法**に基づいて契約を結ぶ。その際の労働条件は，労働者と使用者が対等の立場で決定すべきものであり，使用者は労働者の国籍・信条・社会的身分による差別待遇をしてはならないこと，性差による賃金の差別をしてはならないことが明記されている。

賃金については**最低賃金法**（昭和 34 年法律第 137 号）によっても保障されるが，その支払い，労働時間，休憩，休日，休暇，年少者・女性の保護，勤務中の災害補償（別途後述の**労働者災害補償保険法**がある）に対する雇用者責任などについて規定されており，厚生労働省の機関として各都道府県に労働局・**労働基準監督署**がおかれている。

労働時間● 原則として休憩時間を除き 1 日 8 時間，1 週 40 時間をこえてはならない。ただし，労働組合との協定や就業規則などによって取り決めをしたときは，特定の日または週に，これをこえることができる。働き方改革により，残業時間の基本は年 360 時間で上限 720 時間，1 か月では 45 時間で上限 100 時間未満とされ，違反した雇用主には罰則が適用される。勤務医は，当分の間本法の適用を除外され，医療法で規定される。

休憩● 労働時間が 6 時間をこえる場合は少なくとも 45 分，8 時間をこえる場合は少なくとも 1 時間の休憩時間を労働時間中に与えなければならない。休憩時間は労働組合との協定がある場合を除き，一斉に与えられる。ただし病院や診療所では，休憩を一斉に与える規定は適用されない。

休日● 毎週少なくとも 1 回の休日を与えなければならない。そのほか，勤務年数に応じた年次有給休暇がある。

母性保護規定● 妊娠・出産・育児に直接かかわる母性保護については，● 表 8-3 にあげた事項が定められているほか，生理日の就業が著しく困難な女性に対する休暇についても定められている。

⊃ 表 8-3　母性保護規定の内容

(1)妊婦の請求に基づく産前 6 週間(多胎の場合 14 週間)の休業
(2)産後 8 週間[1]の休業
(3)妊産婦の坑内業務，重量物を取り扱う業務その他危険有害業務への就業禁止
(4)妊産婦の請求による時間外労働や休日労働，深夜業の禁止
(5)妊婦の請求による軽易な業務への転換
(6)生後 1 年までの育児中の母親の請求による育児時間(1 日 2 回，少なくとも 30 分)の承認

1) 6 週間を過ぎて本人が請求した場合，支障がないと医師が認めた業務につくことができる。

2 労働安全衛生法(昭和 47 年法律第 57 号)

概要●　労働基準法とともに労働災害の防止のために危険防止基準の確立・責任体制の明確化・自主的活動の促進の措置を講ずるなど総合的・計画的な対策を推進し，職場における労働者の安全と健康の確保・快適な職場環境の形成を促進することを目的とする法律である。また，事業主は労働時間の状況を確認しなければならない。

安全管理者●　常時 50 人以上の労働者を使用する鉱業・建設業・運送業・製造業など一定の事業場では，**安全管理者**を選任し安全に関する技術的事項を管理させなければならない。

衛生管理者●　常時 50 人以上の労働者を使用する事業場は，保健師などの資格をもつ**衛生管理者**[1]を選任し衛生に関する技術的事項を管理させなければならない。

産業医●　常時 50 人以上の労働者を使用する事業場は，一定の要件を備えた医師のなかから**産業医**を選任し健康診断・衛生教育その他の労働者の健康の保持増進に関する事項を行わせなければならない。

安全衛生推進者・衛生推進者●　安全管理者・衛生管理者をおかない小規模で常時 10 人以上 50 人未満の労働者を使用する事業場は，安全衛生推進者または衛生推進者を選任する。

健康診断等●　事業者は，労働者を雇い入れたときと 1 年以内ごとに 1 回は定期に健康診断を行わなければならない。また，**ストレスチェック**を行う。

3 労働者災害補償保険法(昭和 22 年法律第 50 号)

概要●　業務上の事由または通勤による労働者の負傷・疾病・障害・死亡などは労働基準法により事業主の責任において補償されるものである。事業主にかわり迅速・公正な保護をするために必要な給付を行うことを定めた法律である。加えて，業務上の事由・通勤により負傷したり，疾病にかかった労働者の社会復帰の促進，労働者・遺族の援護，労働者の安全・衛生の確保などをはかり，労働者の福祉の増進に寄与することを目的とする。

　　労災保険は，**国**が保険者で政府(厚生労働省・労働基準監督署)が管掌し，

1) 医師，歯科医師，保健師，薬剤師その他の衛生管理者免許を受けた者。

被保険者は労働者であるが，保険料は**全額事業主**が事業の態様に応じた率で負担し，一部に国庫補助がある。

④ 多様な分野の労働法

❶雇用の分野における男女の均等な機会及び待遇の確保等に関する法律〔略称：男女雇用機会均等法〕（昭和 47 年法律第 113 号）

職場において男女が均等な機会・待遇を確保することを促し，とくに女性労働者について職業能力開発や職業生活と家庭生活の調和をはかるための措置を進めることを目的とする法律である。事業主は，女性労働者が母子保健法（⮕196 ページ）による**保健指導・健康診査を受けるために必要な時間**を確保できるようにするとともに，保健指導・健康診査に基づく指導事項をまもることができるように**勤務時間の変更**，**勤務の軽減**など必要な措置を講じなければならないことが定められている。

❷育児休業，介護休業等育児又は家族介護を行う労働者の福祉に関する法律〔略称：育児・介護休業法〕（平成 3 年法律第 76 号）

子育てや家族介護をする労働者の雇用の継続の促進を目的に，労働者が申し出たときは育児休業，介護休業，子の看護休暇，介護休暇を与えなければならないこと，育児休業をとらずに子育てをする労働者に勤務時間短縮の措置を講ずることなどを規定する法律である。育児休業・介護休業中には雇用保険から手当が出るほか，育児休業中は社会保険料が免除される。

①**育児休業**　1 歳まで。両親ともに取得した場合は 1 歳 2 か月まで。また，一定の事由に該当する場合は 2 歳まで。さらに，妊娠・出産を届け出た場合は，企業は育児休業の取得をはたらきかけ，父親は生後 8 週までに 4 週間の育児休業（いわゆる男性版産休）を取得できる。大企業は育休取得率を公表しなければならない。

②**介護休業**　要介護状態にある家族の介護のために 93 日まで取得できる。

③**子の看護休暇**　小学校就学前の子が負傷または疾病，健康診断などでその世話を行うため，1 年度に 5 労働日まで取得できる（子が 2 人以上の場合は 10 労働日まで）。

④**介護休暇**　要介護状態にある家族の介護のために 1 年度に 5 労働日まで取得できる（対象家族が 2 人以上の場合は 10 労働日まで）。

❸石綿による健康被害の救済に関する法律（平成 18 年法律第 4 号）

石綿健康被害救済制度を定めた法律である。石綿による健康被害の特殊性に鑑み，石綿による健康被害を受けた者と遺族で，労災補償などの対象とならない者の迅速な救済をはかるもの。さらに加えて慰謝料相当について，**特定石綿被害建設業務労働者等に対する給付金等の支給に関する法律**（令和 3 年法律第 74 号）により，石綿にさらされた建設労働者等が中皮腫を発症して精神上の苦痛を受けたことに対して国が給付金等を支給する。

4 過労死等防止対策推進法（平成 26 年法律第 100 号）

　過労死等が多発し大きな社会問題となり，過労死等が本人・遺族・家族と社会にとって大きな損失であることから，過労死等に関する調査研究等について定め，過労死等の防止対策を推進する法律である。

過労死等● 　業務における過重な負荷による脳血管疾患・心臓疾患を原因とする死亡，強い心理的負荷による精神障害が原因の自殺による死亡・疾患・障害。

5 雇用保険法（昭和 49 年法律第 116 号）

　労働者が失業した場合や労働者の雇用の継続が困難となる事由が生じた場合に必要な給付を行い，労働者の生活と雇用の安定をはかるものである。給付は**労働の意思**があることが前提である。求職者への基本手当，**育児休業給付**，教育訓練を受けた場合の給付なども行う。また，失業の予防・雇用状態の是正・雇用機会の増大・労働者の能力の開発・向上なども目的とする。**国**が**保険者**で厚生労働省・公共職業安定所（**ハローワーク**）が管掌し，保険料は企業と**被保険者**である被用者が分担して支払うが，企業負担割合が多い。

6 障害者の雇用の促進等に関する法律（昭和 35 年法律第 123 号）

　障害者の雇用を促進するために，民間企業であれば，基本的に従業員の 2.7％（2024・25 年度は特例で 2.5％）以上の数を雇用するなどの法定雇用率を設け，達成しなければ 1 人あたり月額 5 万円を徴収し，超過すれば 1 人あたり月額 2 万 7000 円を支給するなどにより障害者の職業の安定をはかる法律である。国や地方公共団体はさらに高い率となる。

D　社会基盤を整備する法

1　少子高齢化に対処する法

1 次世代育成支援対策推進法（平成 15 年法律第 120 号）

概要● 　対策の基本理念を定め，国・地方公共団体・事業主・国民の責務を明らかにし，国が行動計画策定指針を，地方公共団体・事業主が行動計画を策定することなどを定める法律である。

次世代育成● 　次代の社会を担う子どもの育成，家庭に対する支援，子どもが健やかに生
支援対策　まれ，育成される環境の整備のために，国・地方公共団体が講ずる施策・事業主が行う雇用環境の整備その他の取り組み。

2 少子化社会対策基本法（平成 15 年法律第 133 号）

　少子化に対処するための施策を総合的に推進し，国民が豊かに安心して暮らせる社会の実現に寄与することを目的とする。基本的施策として，雇用環境の整備，保育サービスなどの充実，子育て支援体制の整備，母子保健医療体制の充実などをあげて，これらを推進することとしている。

3 高齢社会対策基本法（平成 7 年法律第 129 号）

急速な高齢化の進展が，経済社会の変化とともに国民生活に広範な影響を及ぼしている。そのために高齢社会対策の基本理念，国民や地方公共団体の責務を定めることにより，経済社会の安定的発展と国民生活の安定の向上をはかることを目的とする。内閣に高齢社会対策会議が設置されている。

4 社会保障制度改革推進法（平成 24 年法律第 64 号）

消費税引き上げ● と社会保障改革 社会保障給付に要する費用の増大と生産年齢人口の減少に伴い，消費税率引き上げで安定した財源を確保し，受益と負担の均衡がとれた持続可能な社会保障制度の確立をはかるための法律である。

改革の基本● 社会保障制度改革について，①自助・共助・公助の最も適切な組み合わせ，②社会保障機能の充実と給付の重点化・制度運営の効率化，③年金・医療・介護は社会保険制度が基本，④社会保障給付に要する費用の主要な財源に消費税・地方消費税の収入を充当，という基本を定めている。社会保障制度改革国民会議において議論し，次の法律に結びついた。

5 持続可能な社会保障制度の確立を図るための改革の推進に関する法律（平成 25 年法律第 112 号）

社会保障制度改革国民会議の審議の結果等をふまえ，改革の全体像や進め方を明らかにした法律である。医療制度・介護保険制度等の改革について，検討項目・実施時期などを示している。

2 男女差別・虐待などに対処する法

1 男女共同参画社会基本法（平成 11 年法律第 78 号）

男女の人権が尊重され，社会経済情勢の変化に対応できる豊かで活力ある社会を実現することが求められている。基本理念を定めることなどによって男女共同参画社会の形成を総合的・計画的に推進することを目的とする法律であり，内閣府に男女共同参画会議が設置されている。

2 配偶者からの暴力の防止及び被害者の保護等に関する法律（平成 13 年法律第 31 号）

配偶者からの暴力の通報・相談・保護・自立支援などの体制を整備することにより，暴力の防止と被害者の保護をはかる法律である。

保護命令の対象● 身体に対する暴力，生命・身体・自由・名誉・財産に危害を及ぼすとの脅迫など心身に有害な言動で，婚姻中・同居中・離婚後なども続く暴力等。

配偶者暴力相談● 支援センター 都道府県は女性相談支援センターが配偶者暴力相談支援センターの機能を果たすようにし，相談・指導・安全確保・一時保護などの業務を行う。

3 児童虐待の防止等に関する法律（平成 12 年法律第 82 号）

概要● 児童虐待は，児童の人権を著しく侵害し，その心身の成長・人格の形成に重大な影響を与え，将来の世代の育成にも懸念を及ぼす。児童の権利・利益の擁護のため，刑法で禁止されている犯罪のみならず，児童に対する各種の

⭕ 表 8-4　児童虐待にあたる行為

①身体に外傷が生じ，または生じるおそれのある暴行
②わいせつな行為
③著しい減食または長時間の放置
④保護者としての監護を著しく怠ること
⑤著しい暴言または著しく拒絶的な反応
⑥同居する家庭における配偶者に対する暴力その他の児童に著しい心理的外傷を与える行為

⭕ 表 8-5　高齢者虐待にあたる行為

①外傷が生じ，または生じるおそれのある暴行を加えること
②衰弱させるような著しい減食または長時間の放置
③養護を著しく怠ること
④著しい暴言・著しく拒絶的な反応など高齢者に著しい心理的外傷を与える言動を行うこと
⑤わいせつな行為
⑥高齢者の財産を不当に処分することその他の当該高齢者から不当に財産上の利益を得ること

虐待の禁止，児童虐待の予防・早期発見，国・地方公共団体の責務，児童虐待を受けた児童の保護・自立の支援を行うことなどを定めた法律である。

児童虐待 ● 　保護者が監護する 18 歳に満たない児童について行う ⭕ 表 8-4 にあげる行為である。また，親権者は児童に体罰を加えてはならない。

4 児童買春，児童ポルノに係る行為等の規制及び処罰並びに児童の保護等に関する法律（平成 11 年法律第 52 号）

児童買春，児童ポルノに係る行為等を処罰し，児童の保護のための措置等を定める。児童ポルノを所持すること等を禁止する。そのほか，**教育職員等による児童生徒性暴力等の防止等に関する法律**（令和 3 年法律第 57 号）により児童をまもる措置がとられている。

5 いじめ防止対策推進法（平成 25 年法律第 71 号）

教育や心身の健全な成長と人格の形成に重大な影響を与え，生命・身体に危険を生じさせるいじめの防止・早期発見・対処のための対策を総合的かつ効果的に推進する法律である。

6 高齢者虐待の防止，高齢者の養護者に対する支援等に関する法律（平成 17 年法律第 124 号）

概要 ● 　高齢者の尊厳の保持，権利・利益の擁護のため虐待防止がきわめて重要であり，防止に関する国などの責務・高齢者保護のための措置・高齢者を養護する者の負担の軽減をはかるなどの支援を定めた法律である。

高齢者虐待 ● 　養護者・養介護施設従事者等による，⭕ 表 8-5 にあげる行為などをいう。

7 障害者虐待の防止，障害者の養護者に対する支援等に関する法律（平成 23 年法律第 79 号）

目的 ● 　虐待は障害者の尊厳を害するものであり，障害者の自立・社会参加にとって虐待を防止することがきわめて重要である。そのため，虐待の禁止，国などの責務，虐待を受けた障害に対する保護・自立の支援のための措置，養護

者に対する支援の措置等を定め，障害者虐待の防止，障害者に対する支援等に関する施策を促進し，障害者の権利・利益の擁護に資する法律である。

障害者虐待● 養護者・福祉施設従事者・使用者によるものがある。身体的虐待・ネグレクト・心理的虐待・性的虐待・経済的虐待の 5 類型がある。

具体的施策● 何人(なにびと)も障害者を虐待してはならない。国等の責務，早期発見の努力義務を規定し，虐待を発見した場合，養護者によるものは市町村への通報，施設従事者によるものは設置者の責務と市町村への通報，使用者によるものは都道府県・市町村への通報などを定めている。

就学，保育所等への通所，医療機関の利用などの際の虐待対応として，防止措置の実施をこれら機関の長や管理者に義務づけ，市町村・都道府県が虐待対応の窓口となる市町村障害者虐待防止センター・都道府県障害者権利擁護センターとしての機能を果たす。

各種スキームの関係● 虐待防止スキームについては，児童虐待防止法・児童福祉法・高齢者虐待防止法・障害者虐待防止法・刑法が重複して適用されることがある。

⑧障害を理由とする差別の解消の推進に関する法律(平成 25 年法律第 65 号)

概要● 障害を理由とする差別の解消の推進に関する基本的な事項，行政機関等・事業者における差別を解消するための措置等を定めた法律である。すべての国民が障害の有無によって分け隔てられることなく，相互に人格と個性を尊重し合いながら共生する社会を実現することを目的とする。

③ 社会基盤に共通する法

①個人情報の保護に関する法律(平成 15 年法律第 57 号)

概要● 個人情報の適正な取り扱いに関し，基本理念・政府による**個人情報の保護に関する基本方針**の作成など個人情報の保護に関する施策の基本となる事項を定めた法律である。国・地方公共団体の責務などを明らかにし，個人情報を取り扱う事業者の遵守すべき義務などを定め，個人の権利・利益を保護することを目的としている。

医療機関はとくに厳格な措置を講ずる事業者であり，2017(平成 29)年 4 月に厚生労働省から**医療・介護関係事業者**における個人情報の適切な取扱いのためのガイダンスが出されている。

なお，個人が特定されないビッグデータの利用は認められ，医療分野では**医療分野の研究開発に資するための匿名加工医療情報に関する法律**(平成 29 年法律第 28 号)で規制し管理して，利用することが認められている。

個人情報● 生存する個人に関する情報であり当該情報に含まれる氏名・生年月日その他の記述などにより個人を識別できるもの。

事業者の義務● 個人情報取扱事業者は，個人情報の収集にあたり以下の義務をもつ。

①利用目的の特定 利用の目的をできる限り特定しなければならない。

②**利用目的による制限**　あらかじめ本人の同意を得ないで, 特定された目的の達成に必要な範囲をこえて個人情報を取り扱ってはならない。

③**適正な取得**　偽りなど不正な手段により取得してはならない。

④**利用目的の通知**　利用目的をすみやかに本人に通知または公表しなければならない。

開示義務●　個人情報取扱事業者は, どのような個人情報をもっているかを本人に開示する義務を定めており, 医師が書いたカルテや看護職が書いた評価情報も本人の求めによる開示義務がある。ただし, 本人または第三者の生命・身体・財産その他の権利・利益を害するおそれがある場合などは, 全部または一部を開示しないことができる。

看護学生と●　情報化社会において, 個人情報の保護はきわめて大事であるが, 保健師助
個人情報保護　産師看護師法の守秘義務だけでまもられるものではない。法で規制されない資格取得前の**看護学生**などについては, 各大学・学校の**学則**等で厳格に定められているのが通例である。インターネット上に実習先の写真を含め患者の情報を漏えいするようなことがあってはならない。漏えいした場合, 学則による処分のほかに, 場合によっては民法による**損害賠償責任**も発生する。

不正アクセス等●　ハッキング行為などは**不正アクセス行為等の禁止に関する法律**(平成11年法律第128号)により処罰され, コンピュータウイルスなど不正ソフト・不正プログラムの作成は別に**刑法**で処罰される。

2 日本赤十字社法(昭和27年法律第305号)

日本赤十字社は, **赤十字に関する諸条約**と**赤十字国際会議**において決議された諸原則の精神にのっとり, 赤十字の理想とする人道的任務を実現することを目的とする。このため, 同社は赤十字諸条約に基づく業務, 非常災害時や伝染病流行時の救護, 健康の増進その他の社会事業, 国から委託を受けた業務を行い, これらの救護に従事する看護師などの**救護員**を養成する。養成された者は, 日本赤十字社から救護業務に従事することを求められたときには, 応ずるよう努めなければならないことを定めた法律である。

3 災害救助法(昭和22年法律第118号)

災害に際して, 国が地方公共団体, 日本赤十字社その他の団体・国民の協力のもとに, 応急的に必要な救助を行い, 被災者の保護と社会の秩序の保全をはかることを目的とする法律である。救助は都道府県知事が行い, 救助内容は, 施設・応急仮設住宅の供与, 炊き出し, 被服など生活必需品の給与・貸与, 医療・助産, 救出などである。

4 災害対策基本法(昭和36年法律第223号)

災害対策の基本であり, 1959(昭和34)年の伊勢湾台風の教訓から, 国土と国民の生命・身体・財産を災害から保護するために制定された。防災計画, 予防対策, 応急対策, 復旧対策, 財政金融措置をとることなどを定めている。独立行政法人国立病院機構・日本赤十字社などは指定公共機関として防災計

画を策定し実施する。国には中央防災会議が，都道府県には都道府県防災会議などが設置され各種防災計画を策定する。内閣総理大臣は災害時に必要があるときは非常災害対策本部や緊急災害対策本部などを設置する。

まとめ

- 生活保護法による保護は，生活扶助，教育扶助，住宅扶助，医療扶助，介護扶助，出産扶助，生業扶助，葬祭扶助の8種類であり，その決定と実施は福祉事務所が行う。
- 児童福祉法は，児童相談所，児童福祉施設，保育所，保育士などを規定している。
- 障害福祉サービスは，障害の種類(身体障害，知的障害，精神障害，発達障害)にかかわらず，障害者総合支援法による共通の制度のもとで市町村が実施する。
- 労働基準法には，産前6週間の休業，産後8週間の休業，妊産婦の危険有害業務の就業禁止，妊産婦の時間外労働・休日労働・深夜業の禁止など母性保護規定がある。
- 育児時間は労働基準法に，育児休業は育児・介護休業法に規定されている。

復習問題

❶ 〔 　〕内の正しい語に丸をつけなさい。

▶労働時間は，原則として休憩時間を除き，1日〔① 7・8・9〕時間，1週〔② 40・50・60〕時間をこえてはならない。

▶労働時間が8時間をこえる場合は，少なくとも〔③ 30・45・60〕分の休憩時間を労働時間中に与えなければならない。

▶毎週少なくとも〔④ 1・2〕回の休日を与えなければならない。

▶「健康で文化的な最低限度の生活」という文言は，日本国憲法第〔⑤ 9・13・25〕条第1項に記載されている。

❷ 次の文章の空欄を埋めなさい。

▶老人福祉法における特別養護老人ホームは，介護保険法における〔① 　　　　　　　〕と同じ施設をさす。

▶障害者総合支援法における障害者には，身体障害者・知的障害者・精神障害者（発達障害者を含む）のほか，一定の〔② 　　　　　〕患者が含まれる。

▶労働者の業務上の負傷の医療については〔③ 　　　　　　　　〕法が適用され，健康保険法に優先する。

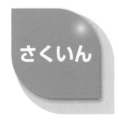

さくいん